现代冠心病防治系列丛书

冠心病影像学诊断

Imaging Diagnosis of Coronary Heart Disease

丛书主编　胡大一
本书主编　朱天刚　盖鲁粤　赵世华
　　　　　何作祥
参编人员　李　萍　丁　茜

北京大学医学出版社

图书在版编目(CIP)数据

冠心病影像学诊断/朱天刚,盖鲁粤,赵世华,何作祥主编. —北京:北京大学医学出版社,2009
(现代冠心病防治系列丛书/胡大一主编)
ISBN 978-7-81116-678-1

Ⅰ. 冠…　Ⅱ. ①朱…②盖…③赵…④何…　Ⅲ. 冠心病—影像诊断　Ⅳ. R541.404

中国版本图书馆 CIP 数据核字(2009)第 146338 号

冠心病影像学诊断

主　　编:朱天刚　盖鲁粤　赵世华　何作祥
出版发行:北京大学医学出版社(电话:010-82802230)
地　　址:(100191)北京市海淀区学院路 38 号　北京大学医学部院内
网　　址:http://www.pumpress.com.cn
E - mail:booksale@bjmu.edu.cn
印　　刷:北京画中画印刷有限公司
经　　销:新华书店
责任编辑:高　瑾　　**责任校对**:金彤文　　**责任印制**:张京生
开　　本:787mm×1092mm　1/16　　**印张**:10.5　　**字数**:257 千字
版　　次:2009 年 9 月第 1 版　2009 年 9 月第 1 次印刷
书　　号:ISBN 978-7-81116-678-1
定　　价:78.00 元

本书由
北京大学医学部科学出版基金
资助出版

序

冠心病是本世纪最影响人类健康的疾病之一，其发病率之高、后果之严重众所周知，在生活水平快速提高的中国，这种特点表现得更为突出。21 世纪是医学飞速发展的时期，在冠心病领域，从诊断到治疗，各种技术手段层出不穷、日益更新。然而技术的发展并不能解决临床的所有问题，并且在有些情况下，过度医疗和技术的滥用还会带来诸多临床问题。如过度依赖药物治疗以及介入、手术等手段，轻视预防环节，疏于疾病管理，使得临床医师更容易强调单一病变而忽视患者的整体状况。

本书的真正意义正是在这方面做出有益的探索，强调循证医疗规范化。在一定程度上体现人文科学主义行医态度以及重点突出冠心病的预防观念。中心精神在于体现科学的行医观念，使医生不仅要知道“做什么”更要知道“不做什么”，哪些检查手段或治疗是不能使患者受益的，以循证医学为指导代替以往经验行医的模式。提醒广大的临床医生在新医学模式下，首先具备良好的医德医风，重视人文素质的提高，时时考虑患者利益，一切为了公众健康，同时具备扎实的临床基本功，做好知识的系统更新，对交叉学科的知识进行整合，立体化、系统化、全方位地审视疾病，制定出合理的、积极的和更切实的治疗方案。本书从流行病学到治疗全面涵盖冠心病诊断及治疗相关知识，帮助心内科医师更全面地了解冠心病流行病学现状、更准确地分析和评价各项辅助检查结果，更专业地掌握各种治疗进而选择最为适宜的治疗手段，并进一步了解冠心病康复治疗的内容和意义。

最后，让我们认真学习和落实科学发展观，高举公益、规范、预防和创新四面旗帜，实现人文、临床和基本功的回归，开创我国心血管疾病防治的新局面。

胡大一

2009 年 8 月 19 日

目　　录

第一篇　冠心病超声心动图诊断 …………………………………… (1)

第一章　心脏的心液供应 …………………………………… (2)

第二章　超声检查心脏的方法 …………………………………… (5)

第三章　心脏功能检查 …………………………………… (16)

第四章　心绞痛 …………………………………… (27)

第五章　心肌梗死 …………………………………… (38)

第六章　心肌梗死的并发症 …………………………………… (41)

第七章　超声对冠心病诊断及其他应用的价值 …………………………………… (45)

第二篇　冠心病与多层螺旋 CT …………………………………… (49)

第一章　冠状动脉的 CT 影像解剖 …………………………………… (51)

第二章　冠状动脉影像 …………………………………… (55)

第三章　冠状动脉斑块 …………………………………… (58)

第四章　冠状动脉钙化积分 …………………………………… (63)

第五章　再血管化术后评价 …………………………………… (64)

第六章　心脏 MDCT 的新指征和适应证 …………………………………… (66)

第七章　MDCT 的局限性 …………………………………… (72)

第三篇　冠心病与磁共振成像 …………………………………… (77)

第一章　概述 …………………………………… (78)

第二章　心肌节段划分及其生理性功能 …………………………………… (79)

第三章　心肌缺血的病理生理学 …………………………………… (82)

第四章　心肌灌注显像 …………………………………… (85)

第五章　心肌灌注延迟扫描 …………………………………… (87)

第六章　药物负荷试验 …………………………………… (89)

第七章　心肌活力与瘢痕组织 …………………………………… (91)

第八章　磁共振频谱分析（MRS） …………………………………… (94)

第九章　冠状动脉磁共振成像 …………………………………… (96)

第十章　心肌缺血的 MRI 表现 …………………………………… (97)

第十一章　心肌梗死的 MRI 表现 …………………………………… (99)

第十二章　心肌梗死并发症 …………………………………… (106)

第十三章　影响 MRI 图像质量的因素 …………………………………………… (109)
第十四章　鉴别诊断 ……………………………………………………………… (111)
第十五章　比较影像学 …………………………………………………………… (116)
第十六章　冠心病影像学检查合理应用和优化组合 ……………………………… (119)
第四篇　冠心病核医学诊断 …………………………………………………… (125)
第一章　方法学 …………………………………………………………………… (126)
第二章　临床应用 ………………………………………………………………… (134)

第一篇　冠心病超声心动图诊断

概　　述

冠状动脉性心脏病（冠心病）是一种多发病、常见病，症状典型者诊断比较容易，但症状不典型者诊断比较困难。部分患者冠状动脉粥样硬化虽很明显，但可无临床症状。目前应用的心电图运动试验对冠心病的诊断虽有一定参考价值，但存在不同程度的假阳性和假阴性问题。冠状动脉造影近年来得到普及，成为诊断冠心病的金标准。超声心动图（echocardiography）在冠心病的诊断和并发症的评估方面有重要参考价值，尤其对心肌梗死及其并发症的诊断有其突出的优点。因这种方法操作简便，无损伤和痛苦，诊断迅速而被临床广泛应用。

第一章　心脏的心液供应

一、冠状动脉在心脏的分布

供应心脏血液的冠状血管有两支，即左主冠状动脉和右冠状动脉。左主冠状动脉开口于主动脉窦，长 0.2～4.0cm，然后分出前降支和左回旋支。右冠状动脉开口于右主动脉窦。冠状动脉及其分支走行于心室壁心外膜下，以直角分出小支深入心肌层。在心肌的分布有两种方式。一种是小支又分成许多更细的支，分布在心肌层外 3/4 处，细小的分支和肌束平行，然后再分支穿过肌束。另一种方式是不再分支，直接深入心肌层并达心内膜下，形成血管丛，供应心肌层近心内膜的部分。这种分支是冠状动脉的末梢，易受心内压力、冠状动脉内的压力和心肌收缩的影响，引起心内膜下心肌缺血。

二、冠状动脉的侧支吻合

在同一冠状动脉分支间、冠状动脉间、左右冠状动脉分支之间均有吻合，吻合支的直径一般大于 100μm，最大可达数百微米。冠状动脉吻合支在整个心脏均存在，但一般在室间隔、房间隔、心尖部、房室交界处、右室前壁、窦房结与心房动脉间吻合支最多、最丰富。心室心内膜下的血管吻合支比心外膜的吻合支要多和粗。吻合支能否及时形成有效的侧支循环和冠状动脉闭塞发展的速度、闭塞的部位（是在动脉的远端还是近端）以及邻近有无闭塞等因素有关。

三、冠状动脉对心脏各结构的血液供应

（一）左冠状动脉

1. 左前降支　供应左心室前壁中、下和室间隔的前 2/3，闭塞时可引起左室前壁及室间隔部分的心肌梗死。

2. 左回旋支 供应左心室前侧壁上部、心脏膈面的左半部或全部和左心房。闭塞时可引起左室下壁及高侧壁心肌梗死。

（二）右冠状动脉

供给右心室、室间隔的后 1/3 和心脏膈面的右半部或全部。右冠状动脉主干还分支到右心房、右心室前壁。右冠状动脉供血范围较大，心脏膈面大部分是右冠状动脉供血，后壁心肌梗死多数是由右冠状动脉闭塞引起的。

四、超声心动图诊断冠心病的基础

（一）二维超声心动图（two-dimensional echocardiography，2DE）

动物实验和临床证实，冠状动脉阻塞，引起心肌缺血，首先表现为心肌收缩异常，而 ECG 改变和心绞痛均发生在 2DE 显示室壁运动异常之后，Hausor 等证实这种可逆性左室运动异常可作为心脏急性暂时性缺血的一个早期标志，2DE 则是检测心肌缺血最敏感的临床工具。应用高灵敏度技术检测发现冠状动脉血流量下降 10%～20%，可出现心肌收缩功能异常，但 2DE 及其他非侵入性方法均无法检出，静息血流量减少 50%或以上时，2DE 才能显示收缩异常。缺血透壁程度达 20%以上时，2DE 可检出室壁运动异常。缺血区大小超过 18%，2DE 检出室壁运动异常的敏感性较高。临床及实验研究证实，2DE 显示室壁运动异常区的范围、大小与心肌梗死区解剖大小相关性良好，与心血管造影及核素造影结果明显相关。

（二）心肌声学造影（myocardial contrast echocardiography，MCE）

心肌声学造影是在心脏声学造影的基础上发展起来的研究心肌血液灌注和功能的一种技术，它是将含有微小气泡的声学造影剂随冠状动脉血液灌注到心肌组织，通过造影剂背向散射信号较心肌组织强，视频灰度增加而确定心肌灌注范围。以往的造影剂不能通过肺循环，只能经导管将造影剂直接注入冠状动脉、主动脉根部、左房来实现。近年来由于新的经静脉途径造影剂的研制及新的超声图像技术的发展，使经静脉途径 MCE 取得了瞩目的进展。

目前造影剂经静脉的注射方法有弹丸式注射法（bolus injection）和持续静脉滴注法（continuous intravenous injection）两种。弹丸式注射法可用于评价心肌血液灌注范围，判定梗死区及危险区范围，经冠状动脉弹丸式注射声学造影剂并结合指示剂稀释原理可定量心肌血流量与心肌血容量的关系。持续静脉滴注法可安全有效地延长静脉心肌声学造影时间，有利于动态观察心肌血液灌注变化，并能有效地克服静脉弹丸注射时左室腔内高浓度造影剂带来的左室后壁声衰减问题。进一步利用超声破坏微泡的特性测量造影剂再填充速率与强度可反映心肌毛细血管密度及血流速度。

MCE 的分析方法包括目测定性分析及视频强度定量分析法。前者是直观地评价心肌血流灌注范围，后者是根据指示剂稀释原理评价心肌血液灌注。其中弹丸式注射法是采用逐时间点连续分析同一感兴趣区视频强度随时间变化规律，采用函数 $y=A(1-e^{-\beta t})$ 拟合，继而计算出造影视频强度-时间曲线，由此定量局部心肌血流量。其中 A 代表局部毛细血管内血流量，β 为微泡上升速率，t 为脉冲间隔时间。持续静脉滴注法主要是分析感兴趣区声学造影强度随触发间隔延长而发生变化的规律，采用指数函数 $y=A*[1-e(-\beta*t)]$ 拟合，其中 A 代表局部毛细血管密度，β 代表毛细血管内血流速度，t 为脉冲间隔时间。

目前应用的声学密度定量分析软件，可对资料进行定量分析。逐渐增加触发心动周期的数目，以定量分析超声图中微泡破坏后补充的速度，是近期发展的一个定量分析心肌微循环血流速度的方法。

目前，MCE 用于确定心肌危险区面积，检测存活心肌，预测和评价心肌血流再灌注治疗的效果，估测冠状动脉微循环血液储备（CFR），探测冠状动脉狭窄的存在及估测冠状动脉狭窄程度以及研究药物的作用机制或作用部位。

（三）直接检查冠状动脉

近年来国内外学者，均采用 2DE 直接观察左、右冠状动脉病变，并对其进行了细致的研究，提出了病变判定标准。最近由于动态聚焦环阵技术与电子计算机的应用，可在不同水平显示冠状动脉的断层图像，虽然 2DE 显示冠状动脉整个全貌是不可能的，但 2DE 对冠状动脉近端的显示有重要的临床意义。

第二章　超声检查心脏的方法

一、M 型超声心动图

（一）定点探查

探查心前区时，首先找出心底波群（Ⅳ区），继而探查二尖瓣波群（2b 区）及心室波群（2a 区），仔细观测主动脉的宽度及其运动状况，测量心室的大小及室壁的厚度，观察其运动状况，测量室壁运动的幅度和速度，了解二尖瓣形态，并可计算左室向心缩短速度等（如图 1-1）。

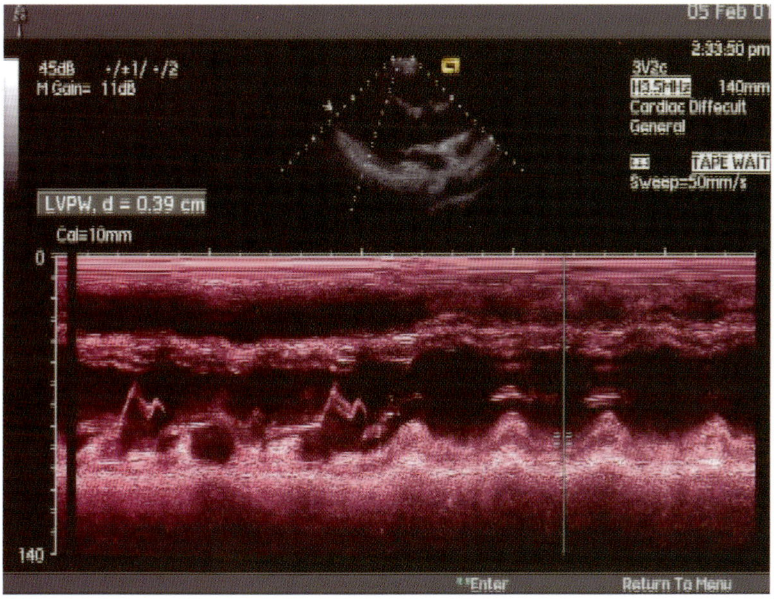

图 1-1　M 型超声显示二尖瓣和心室波群

（二）多向探查

在心前区进行心脏纵轴扇形探查。横向移动探头沿逐个肋间向下移动探头进行探查，可能观测很多区域。

大量的动物实验和临床研究说明，节段性室壁运动异常是心肌缺血比较敏感、比较特异的表现。正常人室间隔收缩期向后运动，舒张期向前运动，活动幅度为 3～8mm；左室后壁收缩期向前运动，舒张期向后运动，活动幅度 8～16mm。冠心病者室壁运动异常有以下几种类型：①节段性运动减低；②节段性运动丧失；③节段性矛盾运动即收缩期室壁膨出。冠心病患者缺血性室壁运动异常所发生的区域，主要取决于病变冠状动脉的部位、程度。缺血心肌可发生运动异常，而无缺血的心肌运动仍然正常，甚至代偿性增强。

Dirtimer 等报道 56 例心绞痛患者，发生 35 例冠状动脉左前降支狭窄，其中 28 例（80%）M 型超声显示室间隔运动幅度减低；27 例冠状动脉左回旋支狭窄者，14 例

（52%）M 型超声显示后壁运动异常。说明 M 型超声心动图对前壁缺血发现率高，对后壁缺血发现率低。

二、二维型超声心动图

（一）心前区探测

探头置于胸骨左缘第 3～4 肋间，检查左室长轴图，然后顺时针转动探头，观察左室短轴二尖瓣、乳头肌和心尖水平，重点注意室壁有无节段运动异常。

（二）心尖区探查

将探头置于左侧心尖搏动处，指向右侧胸锁关节，可探到心尖四腔图（图 1-2），此处可观察各房室的大小和形态，测量左右室长轴及面积，并可测量心脏功能，评估室壁的厚度和活动状况，了解有无节段性运动失常及室壁瘤等。在此方位探头逆时针旋转约 15°可探及心尖二腔图，此图显示心脏前壁和下壁的运动状况。在心尖二腔图的基础上，探头再逆时针旋转约 30°可探及心尖长轴，其显示的结构与胸骨旁左室长轴图相同，但更能完整地观察左室的全貌。

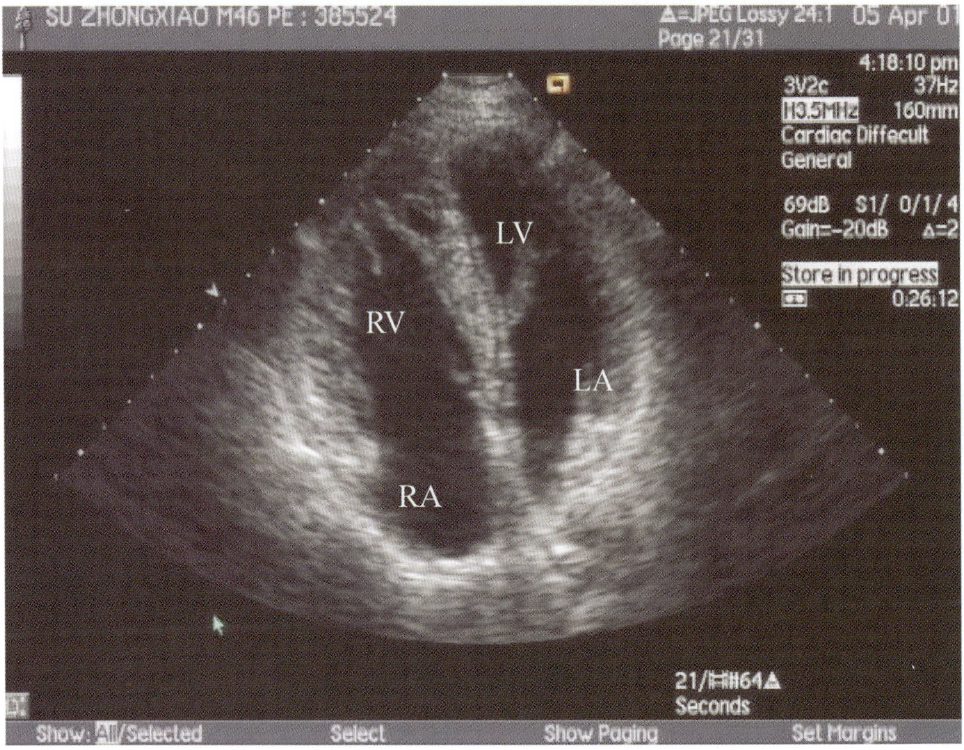

图 1-2 心尖四腔图可观察各房室的大小、形态和室壁运动状况，并可测量心脏功能

LV：左心室；RV：右心室；LA：左心房；RA：右心房

（三）食管内探测

将食管探头插入食管内，在相当于心房水平由后向前进行探查，可得到心脏长轴和短轴图，对了解冠心病患者心脏功能，尤其在心脏冠状动脉旁路移植术中监测心脏功能等有一定价值（图 1-3）。

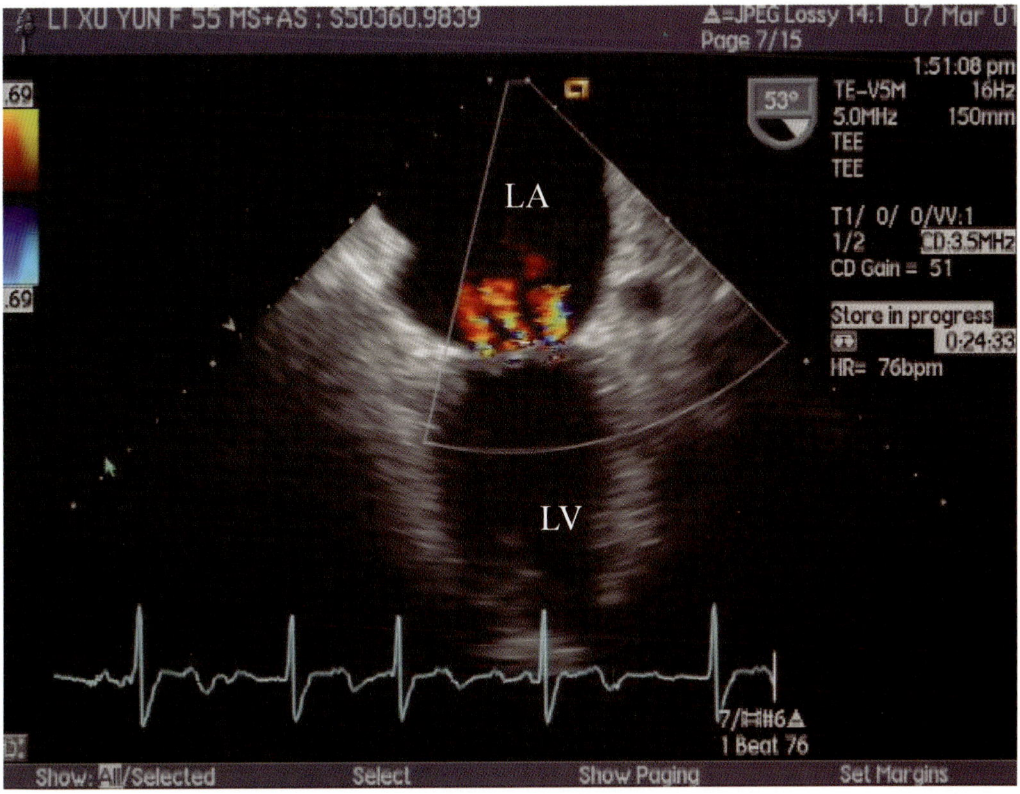

图 1-3　经食管超声心动图显示左室二腔图

LA：左房；LV 左室

对于冠心病患者，一般重点探查二尖瓣到心尖水平左室短轴图，心尖长轴图、心尖四腔图及二腔图，主要观察有无新出现的节段性运动异常，以及原有异常是否加重。一般采用定性分析，通过把某一节段的运动和其他节段的运动进行比较来判断有无异常。也有人采用定量的方法进行分析。由于二维超声心动图通过几个图显示心脏，可提供对心室比较完整的观测，因此对室壁运动的分析比 M 型超声心动图更优越。Cathinka 用超声心动图检查胸痛患者，有室壁节段运动异常的 26 例患者中，22 例证实有冠心病，而 17 例室壁运动正常者无一例为冠心病。Heger 等报告一组急性心肌梗死病例：心电图证实为下壁心肌梗死者 20 例，19 例二维超声显示有后壁节段运动异常；前壁心肌梗死 14 例，二维超声显示前壁均有节段运动障碍；前下壁心肌梗死 3 例，二维超声显示前壁和后壁均有运动异常。因此，Hausor 等确认二维超声心动图（2DE）是检测心肌缺血及梗死的最敏感的工具。

三、脉冲和连续多普勒超声心动图

将取样容积（sample volume）放置于各瓣膜口，可测量该部位的血流最大速度、血流方向和血流性质。另外可了解心腔内有无异常的分流。对冠心病，中村一彦等应用多普勒技术对 40 例缺血性心脏病患者的心腔血流作了动态观察，发现心腔血液检测有助于收缩及舒张功能的判定，而且尚可及时发现重要并发症，如室壁瘤或心腔破裂等。Nanda 等利用电子计算机控制的追踪采样方法，以脉冲多普勒直接检测冠状动脉血流及腔内病变，从而获得其血流频谱及腔内病变图像。最近应用带多普勒装置的心导管（即多普勒导丝），测量冠状动脉狭窄两侧的压力阶差和血流量，实现了准确地判断冠状动脉的狭窄程度和侧支循环代偿功能以及冠状动脉血流储备。

四、超声心肌显像

（一）超声造影心肌灌注显像

将心导管经股动脉插入冠状动脉（选择造影），或插入主动脉根部（非选择性造影），经导管注入超声造影剂，造影剂沿冠状动脉灌注到所支配的心肌内，冠状动脉无狭窄及闭塞者，由于超声造影剂灌注到心肌，使心肌回声显著增强，如冠状动脉某支有明显狭窄或闭塞性损害，则此分支所支配的心肌无或很少有超声造影剂灌注，即心肌超声显像出现充盈缺损（图 1-4）。常用超声造影剂有 CO_2 发泡剂、过氧化氢（hydrogen peroxide）、超声雾化白蛋白微球（sonicated albumin microsphere）等。本技术对心肌缺血或梗死的检出有很高的敏感性，定位诊断也很准确，但属创伤技术。近年来应用 Albunex，Optison 或 SONOvue 等静脉注射，心肌灌注显像效果良好，将来有可能成为诊断冠心病的一种简便、可靠的方法。

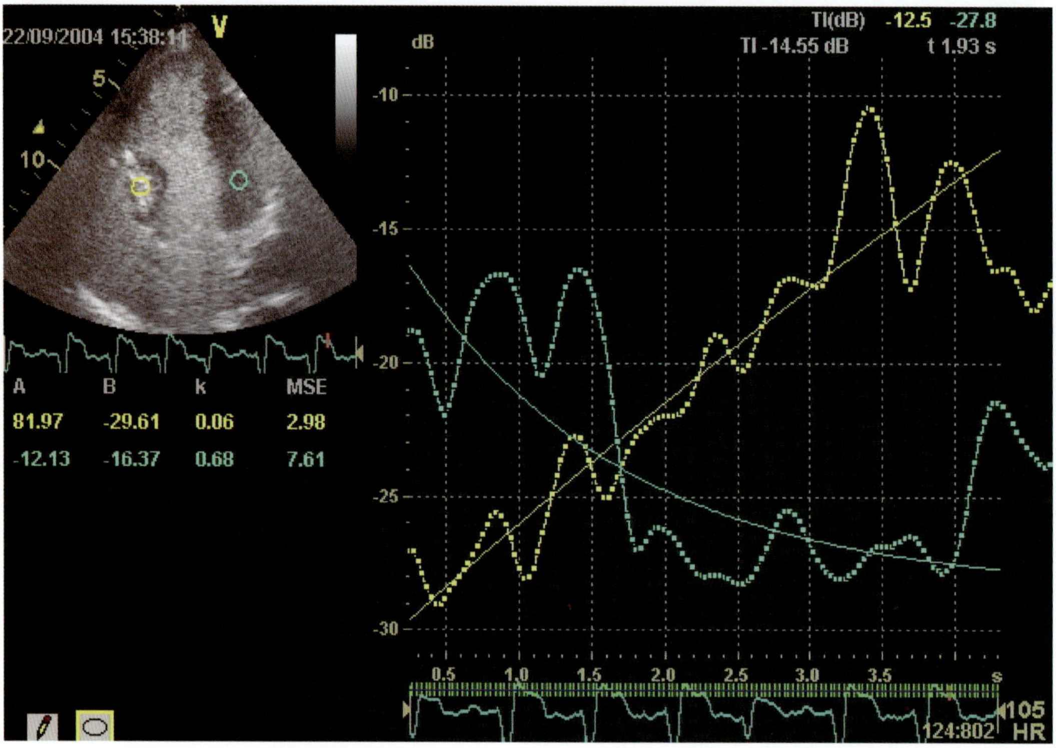

图 1-4　急性心肌梗死患者注射声学造影剂后，室间隔心尖部和侧壁心肌出现充盈缺损

（二）彩色编码二维超声心肌显像

本技术是借助微机处理，将心肌黑白灰阶转换成彩色显示，并且对色度量级进行定量，使各种不同色度量级有其相对应的意义。例如正常室壁的心肌基色为红色（R），色度

量级为 R_4，缺血性心肌色度量级为 $R_{1\sim2}$，存在色度量级的差别，若有冠状血管扩张剂使心肌缺血缓解，心肌的色度量级的差别可消失，运动后心肌缺血加重，又可出现心肌的色度量级不同。因此可以根据室壁不同区域的心肌色度量级差别，估计缺血程度，当然这种估计是很粗略的，尚需积累更多的经验。

（三）立体三维超声显像

首先用软磁盘或录像带记录左心室的长轴及短轴二维超声图像，然后再输入专用的图像处理微机，可自动描绘及计算出不同时相的断面图的面积，用以比较心室的收缩及舒张功能，可把输入的室壁图像中的室壁自动划分成多个区域，并构成立体图像，构成的图像可以是静态的，也可以是动态的，这样可以直接观测室壁运动幅度的高或低，对比运动前后的变化，以此可以比较准确地判断室壁的收缩运动。目前，超声心动图可进行联机实时三维显像，动态三维显示室壁的收缩和舒张运动。最近 Simens 公司研制成功实时容积三维成像，能够进行心脏结构、心内血流以及心腔内局部容积定量分析，为临床诊断和治疗决策提供了一个新的可靠的方法（图 1-5）。

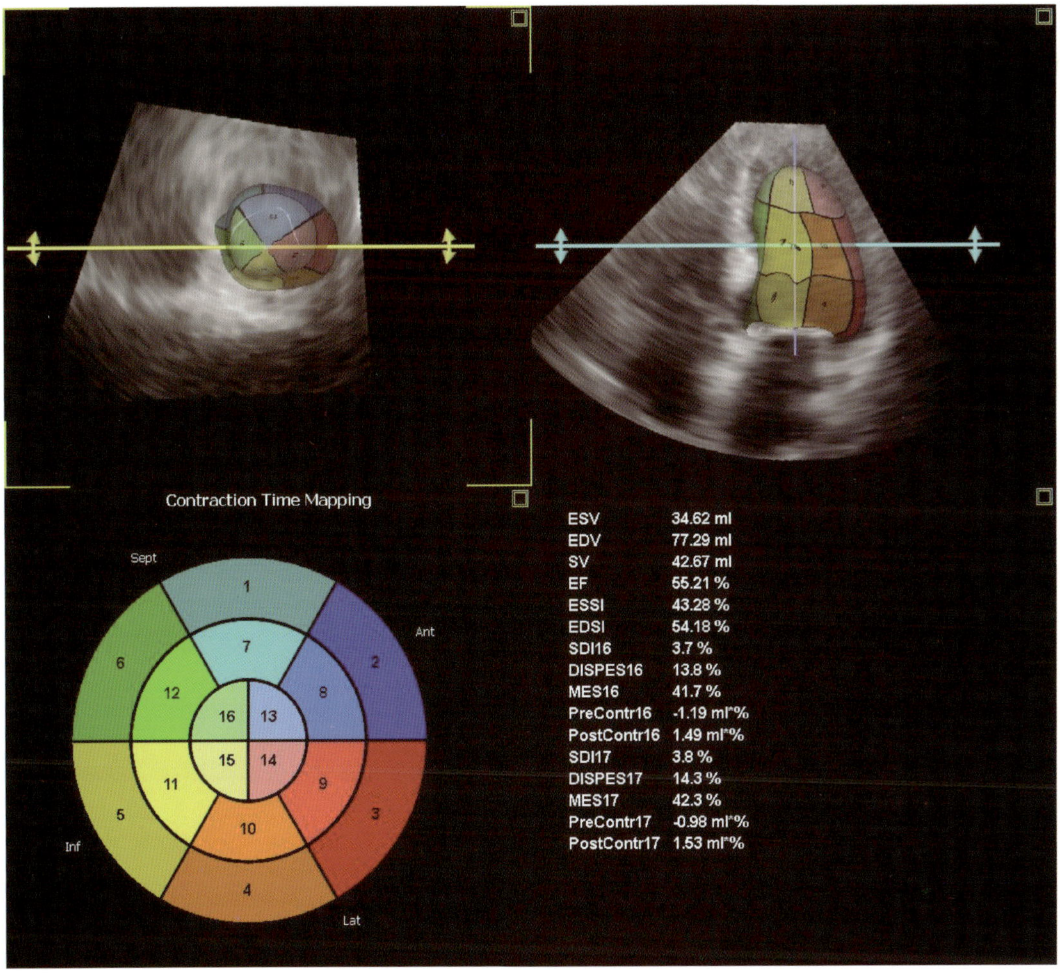

图 1-5　实时三维超声心动图评价左室容量和射血分数

五、冠状动脉及其分支显像

Weyman 于 1976 年首先报道用二维超声心动图显示左冠状动脉主干。主要于胸骨主动脉短轴图检查左及右冠状动脉，从这个断面图亦可显示左前降支和左回旋支；从心尖四腔图，在左房、左室邻接处显示左回旋支，在右房、右室邻接处显示右冠状动脉主干；从心尖五腔图于主动脉旁侧显示左冠状动脉主干；从胸骨旁右室流出道长轴图，在房肺沟处显示左冠状动脉主干，在这个图的右心耳处显示右冠状动脉主干，从右房室沟处显示右冠状动脉的后降支。正常冠状动脉壁为两条平行的线状回声，动脉腔内为无回声区。若有狭窄可见动脉壁回声不均匀，管壁有局部增强，管腔粗细不等，血管走行弯曲等改变。正常左、右冠状动脉内径约为 3～5mm，小于 3mm 为狭窄。虽然冠状动脉主干狭窄的显示率较高（58%～99%），但由于冠状动脉内径较细，仪器分辨能力不够强，检查手法、仪器灵敏度调节等误差较大，以及超声显示的冠状动脉范围较局限，故目前诊断冠心病尚不可能主要依靠超声对冠状动脉的直接显示。

六、冠状动脉内超声（intracoronary ultrasound，ICUS）

用特制的超声探头（20～40MHz）置于心导管尖端（5～6Fr），在 X 线监视下，从末梢动脉插入冠状动脉，形成 360°环状图像，由于系高显超声，分辨率高，图像清晰，用于检查血管病变，可以分辨出血管壁 3 层结构，即内层、中层和外层（图 1-6）。

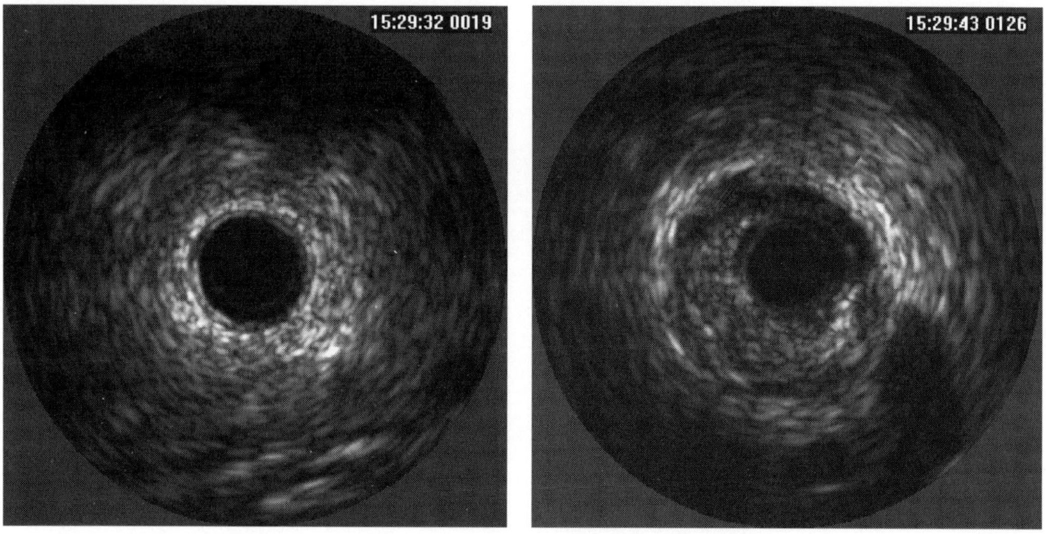

图 1-6　左图为正常冠状动脉血管壁的 3 层结构；右图为存在动脉粥样硬化斑块时的冠状动脉

它可以估计血管直径、管腔面积，了解有无动脉粥样硬化斑块，有无纤维化或钙化，斑块呈偏心抑或同心圆分布，管腔内有无血栓及动脉内膜撕裂，对球囊扩张等介入性治疗提供直接根据。其临床应用包括：

（一）血管造影正常的冠状动脉

疑诊冠心病而进行血管造影的患者有 10%～15%冠状动脉造影正常，在这些患者中 ICUS 常常可证实有斑块形成。Erbel 等对冠状动脉造影正常而怀疑有冠心病的患者进行

ICUS 检查，48%（21/44）的患者有粥样硬化斑块，如果把功能参数考虑在内（冠状动脉血液储备和内皮细胞介导的扩管反应），仅 36%的患者证实为完全正常。

这些发现提示对冠状动脉造影显示无明显异常的胸痛或 X 综合征患者应进行重新评价和分类。对这些患者在推荐应用 ICUS 进行评价前，有必要证实这些发现的临床价值。

（二）中度狭窄和模棱两可病变的评价

冠状动脉造影显示欠佳会影响狭窄严重程度的精确评价，由于引导导管嵌入，血管重叠或短缩，左、右冠状动脉起源处，左主干分叉处或大的分支起源处，特别是左前降支近端开口处的狭窄常常显示较差，增加投射平面有时也难以解决问题。

肥胖、肺气肿或胸部畸形，偶尔也导致图像质量欠佳。造影上过度偏心的血管腔（裂缝状开口）比非加压血管病理研究中所估计的要少得多。在临床上相互垂直投射面测量的差异（在一个投射面是明显病变，而在另一个投射面是中等）也很常见，影响临床决定治疗措施。ICUS 并不受这些限制的影响，对非圆形结构的血管腔的测量是很容易的。通常的经验是 ICUS 能解决冠状动脉造影显示为模棱两可狭窄或不明确病变的问题，这些病变经 ICUS 显示完全正常或是严重血管病变。

两个大的前瞻性研究表明，在冠状动脉介入前行 ICUS 检查，20%以上的患者改变了治疗策略。

（三）心脏移植后的冠状动脉疾病

心脏移植一年以后，移植心脏的冠状动脉疾病的增加是影响心脏接受者发病率和死亡率最重要的原因。因为同种心脏移植是功能上去神经的，进行性冠状动脉粥样硬化导致的主要的临床事件（如心肌梗死、心力衰竭和猝死）通常没有心绞痛发作作为先兆。因此，对这类患者应进行反复冠状动脉造影以监视冠状动脉疾病的进展情况。血管病变的病理是有特征的，开始是整个冠状动脉树的内膜增生，然后进展为弥漫性闭塞。各冠状动脉血管呈长轴狭窄伴远端血管剪切是其冠状动脉造影的特征。标准冠状动脉造影精确测量移植冠状动脉疾病的严重程度时所表现出的局限性已成为冠状动脉造影-病理相关研究的热点。

ICUS 是测量心脏移植受体内膜增生的一种有效和可重复的方法。心脏移植后 1 年或数年，大多数病人 ICUS 显示血管造影所不能见到的内膜增厚。ICUS 可对移植冠状动脉疾病进行早期检测和定量，同时提供血管壁形态学的特征。这些研究证实，移植后即刻患者的心脏 ICUS 显示为青年人的冠状动脉状态（正常冠状动脉）。然而这些患者中的一部分，在移植后早期的研究已经表明有供体相关粥样硬化改变的超声证据。

初步的纵向研究，比较了 ICUS 和血管造影对检测和监测粥样硬化疾病进展的敏感性。结果表明，大约 40%的心脏移植受体，ICUS 证实有内膜增生，大多数发生在移植后前 2 年内，斑块的钙化仅在这个过程的晚期发生。

（四）冠状动脉介入前病变的评价：治疗的选择

与冠状动脉造影相比 ICUS 提供了很多潜在的信息，以决定某一病变最适合进行哪种特殊治疗。

有无钙化以及钙化的深度、范围对选择介入器械和估计并发症的危险程度有重要的作用。X 线摄片对于钙化范围>180°的病变，其敏感性仅为 60%，对于小的钙化灶，完全不可靠。Mintz 等对 1155 例冠状动脉病变进行了 ICUS 检查，79%有钙化（而冠状动脉造影仅显示出38%），72%为内膜下钙化，通常位于斑块的最厚处。内膜下钙化是限制组织修复和增加定向切除并发症发生的重要因素。钙盐的沉积和范围同样可以预测经皮腔内冠状动脉成形术（PTCA）后发生夹层和破裂的危险，当范围>90°时，几乎总是出现夹层和破裂。

旋磨能成功地清除内膜下钙化并创建一个有利于进一步治疗（如球囊扩张、定向切除或支架置入等）的通道。多个大的中心已达成了一致，即在介入前行ICUS检查，沿狭窄段多个图像显示浅表钙化范围>180°时，是旋切的适应证。

了解斑块的偏心性分布是指导介入治疗的另一重要因素，而冠状动脉造影对此只能作间接评价。通过直接测量斑块最大和最小厚度计算斑块的偏心性，ICUS发现偏心斑块的发生率比冠状动脉造影所估计的要高得多。高度偏心而无内膜下钙化的斑块，定向切除似乎是符合逻辑的选择，但是否优于球囊扩张和支架置入术尚待进一步证实。

（五）ICUS在PTCA中的应用

ICUS检查的结果可改变扩张的策略，这些改变包括球囊的大小和扩张的压力，偶尔病变比冠状动脉造影所见到的要长，提示应选用较长的球囊，弥漫性的钙化病变需要高压扩张，同时会带来更多发生夹层的危险。但是，钙化的长度和周径达到何种程度时单纯的PTCA效果不满意而需选用其他替代技术如旋切，目前仍然不清楚。在不稳定型心绞痛和急性心肌梗死患者行PTCA使血管腔增大，主要是通过斑块面积减少来实现的，这提示在急性冠状动脉综合征患者行PTCA的机制是附壁血栓的压缩、再分布或脱落。用ICUS测量血管直径能帮助选择球囊大小。Clout试验已经提出根据所测的中膜直径来选择球囊的大小，并且报告了初步结果，即：腔面积增加，而并发症的发生率没有增加。在近期的报道也证实了这种方法的有效性，显示用与血管直径相等的球囊扩张，靶血管腔增大，而再血管化较低（17%）。

对于PTCA的结果，ICUS能提供最重要的信息。在PTCA后，ICUS能检测到斑块破裂或夹层的周径和长度。PTCA术后造影仅能显示5%的有夹层的狭窄。ICUS能较精确地观察到一些需要立即进行治疗的夹层。虽然夹层的深度和周径被认为是最相关的参数，但ICUS对其预测值还没有建立，可能需要用ICUS三维重建对夹层的周径和长度进行积分，才能进行评价。

通过ICUS已了解到如何置入支架以避免亚急性血栓形成，那么降低支架置入后再狭窄就成为了新的挑战。由于下列因素，超声有利于支架的理想扩张：

(1) 确定病变段的长度，以避免显著的残留狭窄或在高压球囊扩张后支架边缘的夹层，冠状动脉内超声三维成像有利于这些轴向的测量。

(2) 检测斑块钙化和范围，钙化是限制支架扩张的一个重要因素，此类病变可用旋切治疗。

(3) 在支架置入前指导选择性的斑块清除（DCA）以避免斑块脱垂或移位以及减少血管伸展。

(4) 在支架置入时，指导并证实获得最佳血管腔（图1-7）。

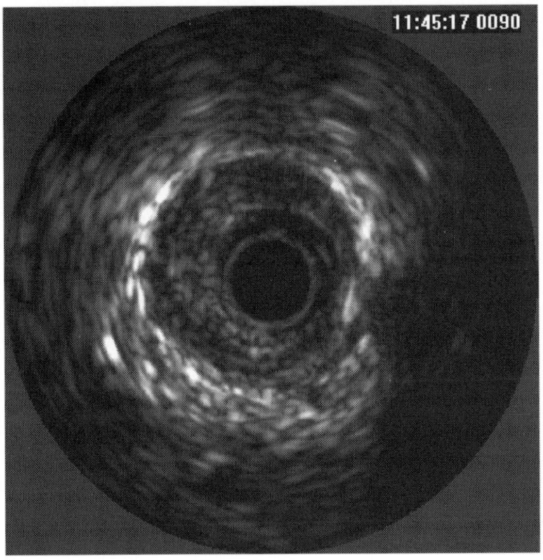

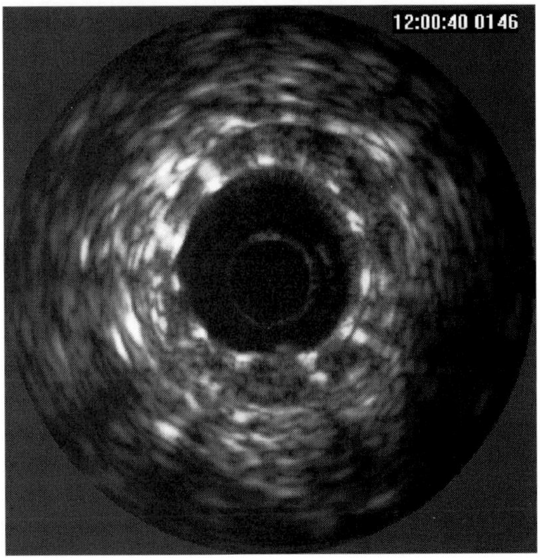

图 1-7 左图显示冠状动脉内粥样硬化斑块形成，右图显示支架置入后血管腔面积得到改善

目前此种技术仅用于诊断，将来如能结合球囊扩张、激光烧灼、导管旋切等治疗同时进行，其应用价值将更加广阔。

七、组织多普勒成像

组织多普勒成像（tissue doppler imaging，TDI）或称多普勒心肌成像（doppler myocardial imaging，DMI）、组织速度成像（tissue velocity imaging，TVI），是近几年产生并迅速发展起来的一项超声心动图新技术。因其可提供实时量化的心肌运动信息，因而为观察与评价心肌激动的起源与传导，研究心肌运动，尤其是局部心肌在正常、负荷、缺血等状态下的运动和功能提供了前所未有的无创定量分析手段。

TDI 的物理原理与传统脉冲多普勒成像（pulsed doppler imaging）相同，即应用多普勒效应原理，对运动组织的频移信号进行检测，并以一定方式处理后加以显示。人体心脏的多普勒频移信号有两种来源：①血流中的红细胞，其速度可达 150cm/s，但信号强度较低；②运动的室壁与瓣膜，其速度很少超过 10cm/s，但信号强度大（约比血流信号高 40dB）。传统多普勒成像系统将低频高振幅的室壁运动信号作为“噪声”，经高通滤波器加以滤除。TDI 通过调节滤波器与选择系统增益，确定恰当的频率通过域值，滤除血流反射回来的高频低振幅频移信号，只检测室壁反射信号，输入速度、加速度、能量计算器与自相关处理器，再进行彩色编码，经数模转换器后，可通过 3 种模式实时展现心室壁运动信息：①速度模式（velocity mode），包括二维、M 型和频谱多普勒组织成像 3 种表现方式；②加速度模式（acceleration mode），以彩色二维方式显示；③能量模式（energy mode），表现形式有二维能量图和 M 型能量图。

多种疾病可致心肌运动幅度减低、不协调运动，TDI 是检测这些异常的敏感方法。Gorcsan 等通过一系列设计周密的动物实验证实 TDI 可检测心肌增厚和跨壁速度梯度，且其所得的局部心肌速度曲线与微晶体植入测量心动周期中心肌的伸长与缩短结果直接相关，这一研究结果充分验证了 TDI 评价心肌运动的可靠性。

左心室心肌缺血时，舒张功能首先受到影响，而局部心肌（尤其是缺血节段）的舒张异常比左心室整体舒张功能（常以二尖瓣口舒张期血流频谱代表）异常出现得更早且更敏感。国内外均有研究报道缺血时局部心肌脉冲 TDI 频谱表现为舒张早期峰值速度（Em）减低、Em 与舒张晚期峰值速度（Am）比值倒置；从时相上看，等容舒张期延长，舒张早期时间缩短。收缩功能亦受累时，脉冲 TDI 频谱 Sm 波减低，定量 TVI 相应表现为收缩早期峰值速度减低；时相上等容收缩期延长，收缩期缩短，缺血但仍存活的心肌表现为“收缩后增厚”现象。心肌梗死后，梗死区心肌无运动或矛盾运动。梗死区较小时，受周围正常组织牵拉，二维声像图上梗死区异常运动可不明显，但其收缩速度必然减低，时相延迟。

心肌急性缺血时所表现的“收缩后增厚”（post-systolic thicking，PST，即局部心肌收缩发生于舒张期开始之后）现象近年来受到众多学者的广泛关注。

应变（strain）与应变率（strain rate）是最近提出的评价局部心肌功能的新的量化指标。从理论上讲，应变率的计算比平面内多普勒速度测量更有价值，因为心脏的整体运动（如旋转、转位等）不影响其计算。目前的 TDI 系统可在高帧频、高径向分辨率的情况下获得实时二维图像，这就使得局部心肌应变与应变率测算成为可能。在 Voigt 等与 Heimdal 等所进行的初步研究中，从健康志愿者和已确诊的透壁心肌梗死患者的 TDI 资料中可得到不同的收缩、舒张应变率峰值，将梗死节段的心肌应变率与正常人相同部位心肌应变率进行比较，同时与该区域室壁运动积分比较，结果发现低运动、无运动、反常运动的节段均表现为典型的应变率频谱改变。此外，在急性运动试验和急性心肌梗死病例中，等容舒张期及缺血导致的收缩期后收缩谱有所改变。此外，在急性运动试验和急性心肌梗死患者中，等容舒张期及缺血导致的收缩期后收缩时相，收缩应变与应变率峰值对估测心肌的变形性异常有显著的敏感性。

TDI 的另一重要应用是使负荷超声试验得以量化。负荷超声试验虽已在临床工作中普遍应用，但即使在经验丰富的医疗单位可重复性也不够理想。目前的 TDI 系统允许实时采集负荷试验中各个负荷级的动态图像，并将原始数据储存于工作站中进行后处理分析，获得室壁运动的量化信息。从而克服了目视分析的主观性和“在线”采集各节段室壁运动信息耗时而不可行的局限，使对室壁运动异常的评价更客观、准确。由 7 个研究中心合作组成的欧洲 MYDISE（Myocardial Doppler in Stress Echocardiography）研究组进行了大量验证 TDI 负荷超声临床价值的试验。20 名健康志愿者进行踏车运动试验，结果表明，运动过程中，中段与基底段室壁心肌峰值平均收缩速度（MSV）随每一个负荷级、心尖部 MSV 随每两个负荷级的增加而显著增高；静息状态时存在于心底-心尖的速度梯度在运动全过程中仍存在。证实高时间与空间分辨率使得具有后处理分析功能的 TDI 系统能够准确、可靠地定量评价踏车运动负荷试验中左心室的长轴和短轴收缩功能。此外，TDI 多巴酚丁胺负荷试验也证实负荷超声试验中应用 TDI 脱机定量分析局部心肌功能是可行的，心尖图的心底节段数据具有最佳的可重复性和临床价值。左心室心底节段的收缩功能可用峰值收缩速度（V）、峰值收缩速度前时间（TTP）、收缩速度-时间积分（VTI）等定量参数进行准确的脱机分析（图 1-8）。

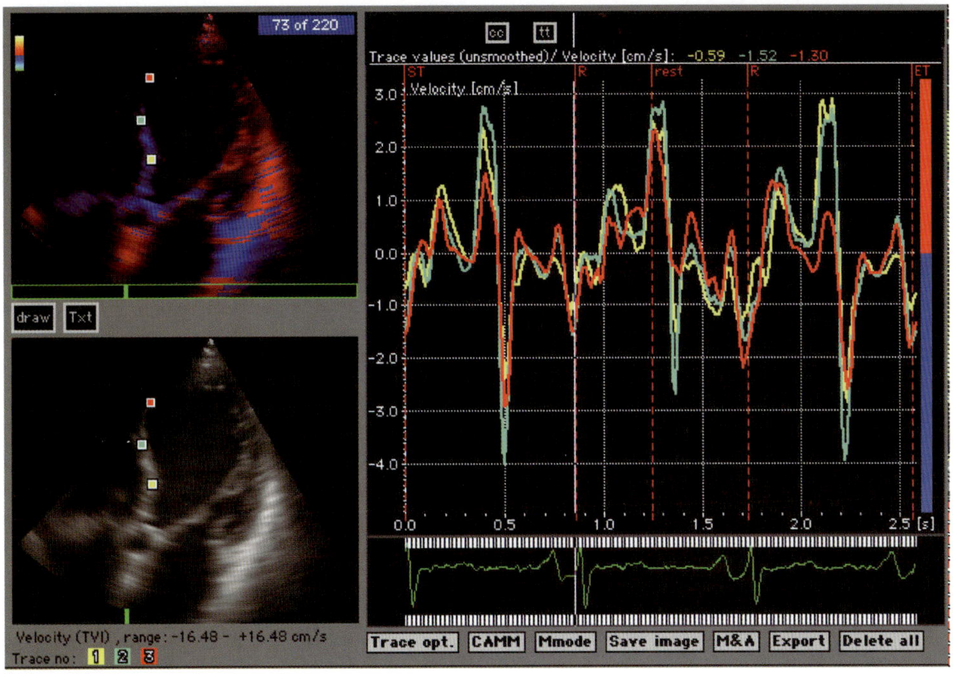

图 1-8　组织多普勒成像可精确测量局部心肌的运动速度，图中黄色、绿色和红色曲线分别代表室间隔基底部、中部和心尖部心肌的运动速度与时间之间的关系

总之，TDI 对评价局域心肌缺血与心肌存活、负荷状态（如高血压）和心肌自身病变（如心肌病）时的运动异常均具有很好的潜在价值。

第三章　心脏功能检查

心脏功能测定对临床诊断、判断心功能、指导治疗、观察药物效果及判断预后均有十分重要的意义。1968 年 Feigenbaum 首次应用 M 型超声心动图测定心输出量，二十多年来应用这种方法测定心功能发展很快，并广泛应用于临床及研究工作。

一、左心室容量

超声心动图可以较准确地测量左心室内径，并能计算左心室容量（V）及每搏输出量（SV）。

（一）左室内径测定

1. M 型超声心动图　左室腱索水平作为标准测量区。舒张末期内径（Dd）于同步描记的心电图 QRS 波群的 R 波顶点处测量；收缩末期内径（Ds）在心电图 T 波终末处测量（图 1-9），测 3～5 个心动周期取其平均值。

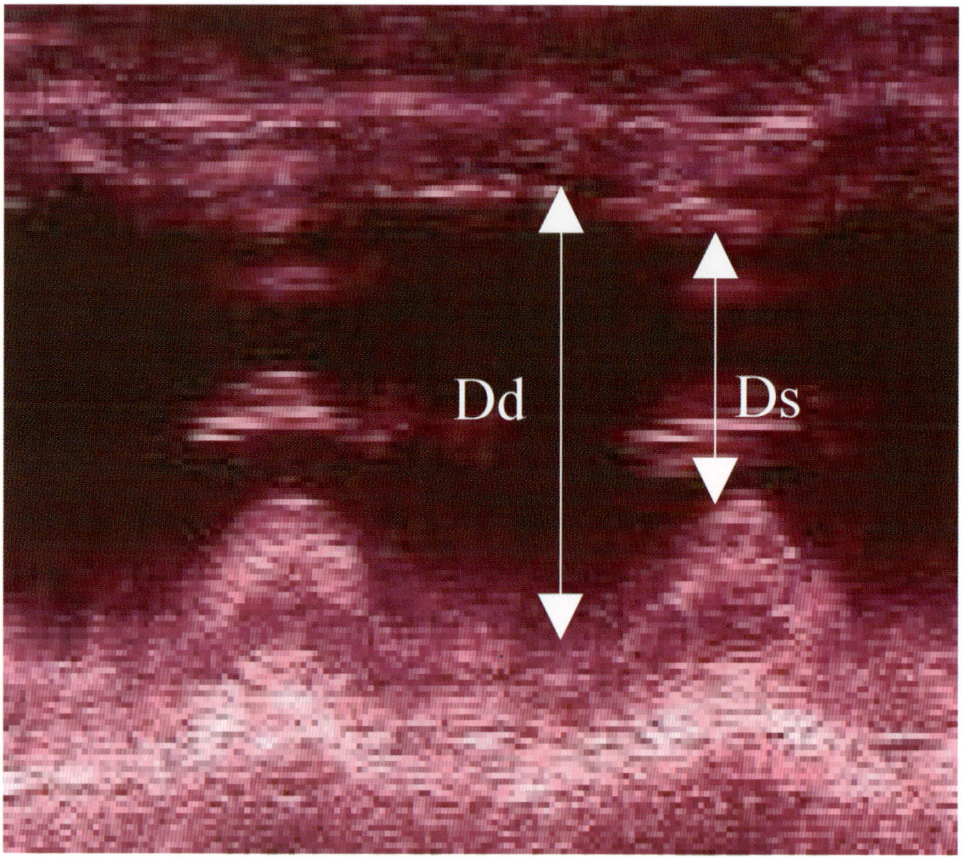

图 1-9　M 型超声心动图测量左室内径

Dd 及 Ds 分别为舒张末及收缩末内径

2. 二维超声心动图　在胸骨旁左室长轴图，以心电图 R 波顶点及 T 波终末角触发图像停帧，分别测量 Dd 及 Ds。也可在腱索水平短轴图测量左室前后径（D_1）及横径（D_2）。在心尖四腔或二腔图测左室长轴内径（L）。

（二）左心室容量的计算

计算左心室容量的公式较多，其中以椭圆体公式法和回归公式法最常用，对冠心病固有室壁节段运动异常，则以 Simpson 法较准确。

1. 椭圆体公式法　把左室视为一个扁长椭圆体，已成为大多数心血管造影计算左室容量的基础。此扁长椭圆体有两个短轴径 D_1 与 D_2，一个长轴径 L，其容量公式为：

$$\text{容量（V）}=\frac{4}{3}\pi\left(\frac{D_1}{2}\right)\left(\frac{D_2}{2}\right)\left(\frac{L}{2}\right) \tag{1}$$

假设左心室内径两个短轴径相等（$D_1=D_2$），长轴径等于 2 个短轴径（$L=2D_1$），代入公式（1）即：

$$V=\frac{4}{3}\pi\left(\frac{D_1}{2}\right)^2\left(\frac{2D_1}{2}\right)=\frac{\pi}{3}\times D_1^3=1.047D_1^3\approx D_1^3 \tag{2}$$

2. 回归公式法　左室增大时，左室的形状近似球形，短轴增加明显，长轴不等于短轴的 2 倍，用椭圆公式法计算时，则测量值显著大于实际容量，有几个公式用来校正左室大小对 L/D 比值所产生的影响，其中以 Teichholz 法计算的结果与创伤法测定的结果较一致，但对心肌有节段收缩异常者误差较大。

$$\text{Teichholz 公式：}V=\left(\frac{7.0}{2.4+D}\right)\times D^3 \tag{3}$$

3. 短轴面积与长度法　即在二维超声心动图左室腱索水平短轴图，测短轴面积（A）及左室长轴径（L）。

$$V=\frac{4}{3}A\times\frac{L}{2}=\frac{2}{3}AL \tag{4}$$

4. Simpson 法　此法认为左心室容量可由一系列分割成较小的容量总和求得，如将左心室沿长轴均匀地分成若干连续的圆柱体，圆柱体的容量为 A（面积）×H（高），心室容量等于各截段的总和，即：

$$V=\pi/4\times H\times\sum_{0}^{n}D_1D_2 \tag{5}$$

式中 H 为每一圆柱体的高度，D_1 和 D_2 为圆柱体横截面上两条正交的直径。

此法测定左室容量只要图数目较多，具有极好的相关性。本法不要求心室符合任何几何图形，只是计算复杂，需用计算机处理。

5. 改良 Simpson 法　本法计算左室体部容量仍按 Simpson 法则，将心室于二尖瓣、乳头肌上缘及下缘水平作图，分成 4 部分，每段的面积 A，长度 H，心尖作为椭圆体（图 1-10），左室容量由下列公式计算：

$$V=(A_1+A_3+A_3)H+\frac{A_4H}{2}+\frac{\pi}{6}H^3 \tag{6}$$

此公式测得的左室容量与其他测定方法相关性好。尤其适用于室壁节段运动有异常的冠心病患者。

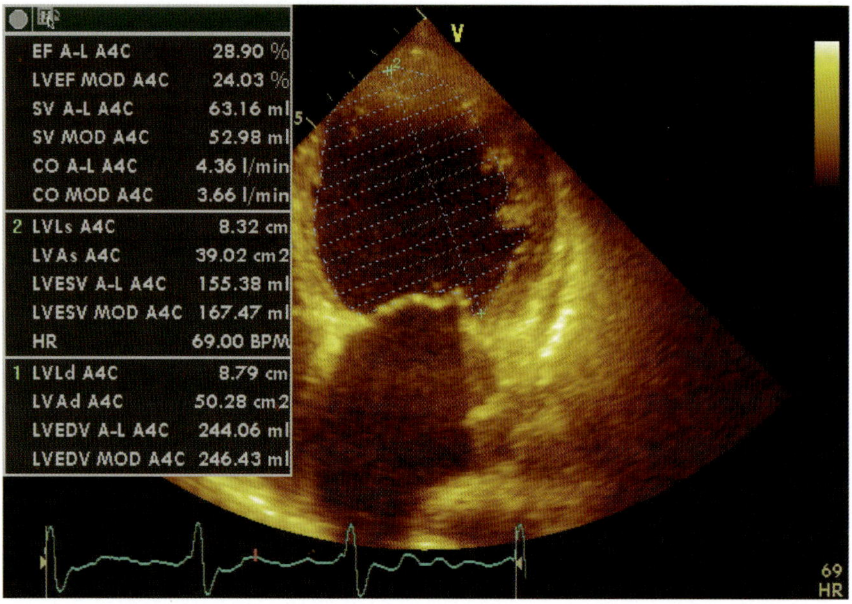

图 1-10　改良的 Simpson 法

心室近端 3/4 的容量以 Simpson 法计算，心尖按椭圆体节段容量公式计算

二、左室收缩功能

（一）每搏输出量（SV）测定

按左心室容量公式分别计算出舒张末容量（Vd）及收缩末容量（Vs）。

$$SV = Vd - Vs \text{（ml）}$$

（二）心输出量（CO）及心脏指数（CI）

$$CO = SV \times HR \times 10^{-3} \text{（L/min）}$$

$$CI = CO/BSA \ [L/(min \cdot m^2)]$$

式中 HR 为心率，BSA 为体表面积。

（三）射血分数（EF）

左室每搏量占其舒张末期容量的比值，即为射血分数，反映左室收缩的排血效率。

$$EF = \frac{SV}{Vd} \times 100\% = \frac{Vd - Vs}{Vd} \times 100\%$$

射血分数是评价左室收缩功能常用、有价值的指标，反映左室纤维缩短的程度，不受心率影响，但前负荷及后负荷均影响射血分数。正常值为 67%±8%，安静平卧时低于 50%为不正常。

（四）左室周径纤维平均缩短速度（mVcf）

mVcf 反映短轴周径纤维在收缩期缩短程度与缩短时间的变化即缩短的速度，受心率影响，在一定范围内表现为正比关系。mVcf 对后负荷改变敏感，而前负荷对其影响不大。mVcf 可由 Dd 及 Ds 计算而得，其公式为：

$$mVcf = \left(\frac{\pi Dd - \pi Ds}{ET \times \pi Dd}\right)$$

式中 πDd 及 πDs 分别为短轴舒张末期周长和收缩末期周长，ET 为射血时间。为了便于比较使其标准化即除以 πDd。

（五）短轴缩短率（δD%）

$$\delta D\% = \frac{Dd - Ds}{Dd} \times 100\%$$

δD%计算简便，较 mVcf 敏感，与射血分数呈线性关系。正常值为 28%～35%。

（六）二尖瓣-室间隔间距（EPSS）（E-point septal separation）

EPSS 是反映左室功能的敏感指标，在 M 型超声心动图二尖瓣前后叶波群上测量，其测量方法有两种：

1. EPSSa　为在同一心动周期上二尖瓣前叶到室间隔最低点的垂直距离。

2. EPSSb　为二尖瓣前叶 E 峰到室间隔左室面的垂直距离。

EPSS 与左室造影 EF 间呈高度相关（r＝－0.86），受室壁节段性运动异常的影响较小，因此适用于冠心病患者。此指标不受心率、心脏节律及体位的影响，但不能用于二尖瓣狭窄及主动脉瓣关闭不全的患者。正常值 EPSSa 为（3.0±2.2）mm，EPSSb 为（4.4±2.2）mm。一般认为大于 8mm 提示心功能不正常。

（七）室壁收缩期增厚率（δT%）

为室间隔及左室后壁的收缩末期厚度（Ts）与舒张末期厚度（Td）之差，再除以舒张末期厚度，其公式如下：

$$\delta T\% = \frac{Ts - Td}{Td} \times 100\%$$

本指标较室壁收缩幅度稍敏感，室壁肥厚、心肌缺血或梗死时，室壁增厚率明显下降，甚至收缩期室壁变薄。正常值为 35%以上。

（八）室壁收缩运动幅度与速度

正常时室间隔运动幅度为 0.3～0.8cm，平均 0.5cm，后壁运动幅度为 0.7～1.5cm，平均 1.0cm。在心绞痛节段性左室壁运动异常时，表现为收缩运动幅度减低和收缩与舒张运动的速度变化。

（九）室壁节段运动异常

节段性心肌收缩异常是心肌缺血和（或）梗死的早期而敏感的指标。节段性收缩异常分为运动减弱（心内膜运动幅度减低 50%以上）、运动消失及运动反常（与正常运动相反）。室壁节段性收缩异常除观测心内膜搏动幅度外，尚可观察以下指标。其中以心内膜节段面积变化率较为敏感，而节段室壁收缩增厚率的特异性较强。

1. 心内膜节段面积变化率（δA%）

$$\delta A = \frac{\text{舒张末期节段心内膜面积} - \text{收缩末期节段心内膜面积}}{\text{舒张末期节段心内膜面积}} \times 100\%$$

2. 半轴缩短率（δH%）

$$\delta H\% = \frac{\text{舒张末期半轴长} - \text{收缩末期半轴长}}{\text{舒张末期半轴长}} \times 100\%$$

3. 心内膜节段弧长缩短率（δP%）

$$\delta P\% = \frac{\text{舒张末期心内膜节段弧长} - \text{收缩末期心内膜节段弧长}}{\text{舒张末期心内膜节段弧长}} \times 100\%$$

4. 节段室壁收缩增厚率（δT%）

$$\delta T\%=\frac{\text{收缩末期节段室壁厚度}-\text{舒张末期节段室壁厚度}}{\text{舒张末期节段室壁厚度}}\times 100\%$$

5. 室壁节段厚度面积变化率（δAWT%）

$$\delta AWT\ \%=\frac{\text{收缩末期节段厚度面积}-\text{舒张末期节段厚度面积}}{\text{舒张末期节段厚度面积}}\times 100\%$$

（十）室壁分段方法

为了判断心肌缺血或梗死的部位，用二维超声心动图将左室壁划分为若干阶段，文献报道的方法较多，下面介绍比较常用的方法。

美国超声心动图学会（American Society of Echocardiography，ASE）推荐的 16 段划分法。采用心尖四腔图、心尖左心两腔图、左室乳头肌水平和左室长轴图把左室划分成 16 段（图 1－11）。

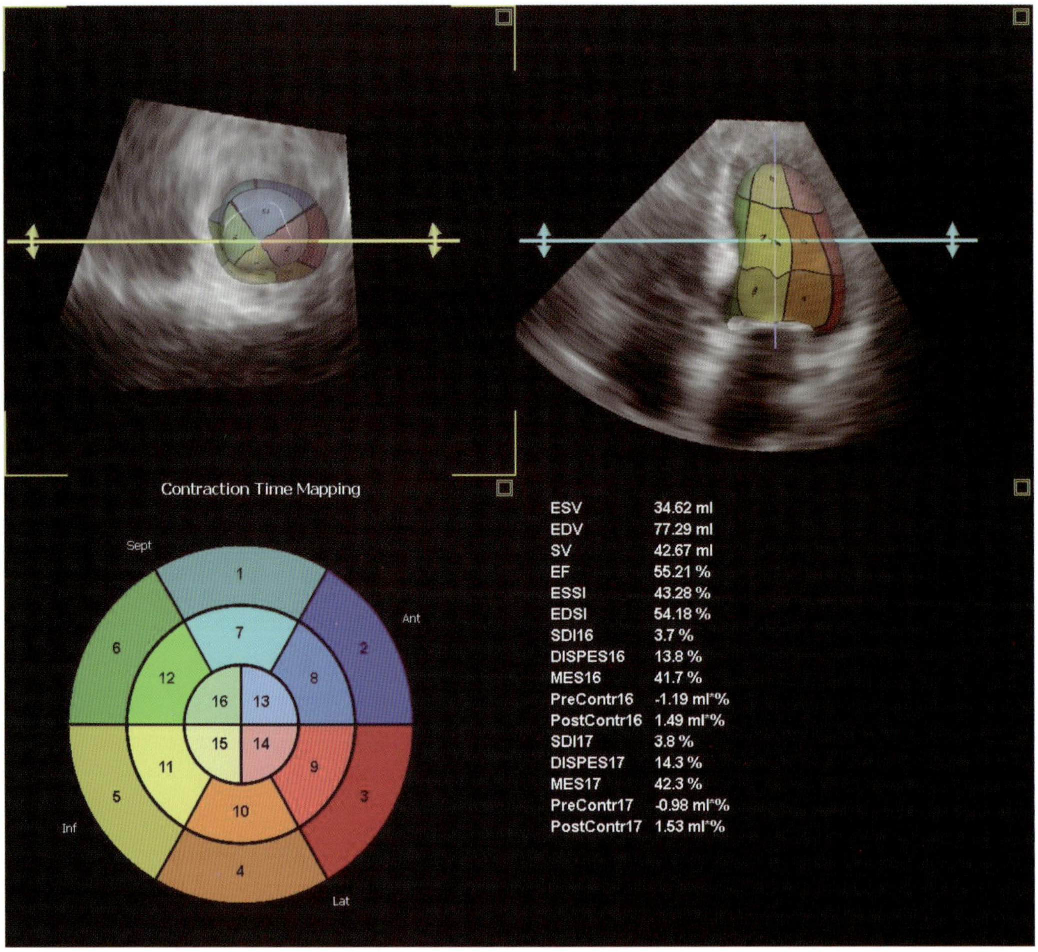

图 1-11　ASE 左室壁 16 段划分法

左下图中，1：前间隔基底部；2：前壁基底部；3：侧壁基底部；4：后壁基底部 ；5：下壁基底部；6：后间隔基底部；7：前间隔中部；8：前壁中部；9：侧壁中部；10：后壁中部；11：下壁中部；12：后间隔中部；13：前壁心尖部；14：侧壁心尖部；15：下壁心尖部；16：后间隔心尖部

Feigenbaum 等用环形游标技术，以心脏收缩舒张时相过程中心内膜的运动判断运动状态。心内膜运动≤2mm 者定为运动消失，2～4mm 者为运动减弱，≥5mm 者为运动正常。并以计分方法表现左室受累严重程度。计分方法是：室壁运动正常计 1 分，运动减弱计 2 分，运动消失计 3 分，矛盾运动计 4 分，室壁瘤计 5 分。节段显示不清无法判断计 0 分，每个节段分数相加，再除以总节段数，即为“室壁运动指数”。如指数为 1.0 为正常，≥2.0 为明显异常，室壁运动指数与整体左室射血分数相关性很好。

三、左室舒张功能

以往一般多注意心脏病的收缩功能改变，近来发现某些疾病如冠心病、高血压等左室心肌舒张功能的改变常早于收缩功能的改变，因而对舒张功能的检查受到重视。

（一）二尖瓣前叶舒张早期后退速度（EF 斜率）

在无二尖瓣狭窄和无低排血量状态时，二尖瓣 EF 斜率变慢，提示心室顺应性降低，舒张早期左室充盈减少。

（二）左室后壁舒张速度

左室壁舒张速度反映左室心肌的顺应性，心肌松弛不是被动的，而是需要消耗能量的，如冠心病心肌缺血，室壁舒张期硬度增加，舒张速度即会降低。

（三）快速充盈分数（F_{RF}）

$$F_{RF}=\frac{Df^3-Ds^3}{Dd^3-Ds^3}$$

式中 Df 为快速充盈末期内径，在 M 型超声心动图上自左室后壁曲线 F 点测量左室内径。F_{RF}正常值为 0.65±0.07，即快速充盈期左室充盈血量约为总充盈量的 2/3。

（四）脉冲多普勒超声心动图测定二尖瓣口血流频谱

将取样容积置于二维超声心动图心尖四腔图二尖瓣口左室侧，可记录到二尖瓣频谱图，并可测量多种血流参数。

1. 左室舒张早期快速充盈峰值血流速度（E_{max}）及左房收缩期血流峰值速度（A_{max}）。
2. A/E 比值　A 峰与 E 峰比值正常为 0.70±0.12。
3. E 峰平均加速度（mAc-E）和平均减速度（mDc-E）。

$$mAc\text{-}E=E/AT$$ AT 为血流加速度时间

$$mDc\text{-}E=E/DT$$ DT 为血流减速度时间

4. E 峰面积（E-A）及 A 峰面积（A-A）及其比值。
5. E 峰面积与全舒张期血流速度面积（T-A）比值，即 E-A/T-A。
6. 1/2 充盈分数（1/2FFR）

$$1/2FFR=\frac{\text{前 }1/2\text{ 血流频谱面积}}{\text{全舒张期血流频谱面积}}$$

（五）等容舒张期（IRVT）测定

在 M 型超声心动图上，测定主动脉瓣关闭点到二尖瓣开放点或于脉冲多普勒技术从主动脉血流图终点至二尖瓣血流图的始点，即为 IRVT，正常人为（0.09±0.021）s。

Brutsaert 等提出一个重要心脏生理过程，即心脏松弛，此期为心脏主动耗能过程，对缺氧、缺血相当敏感，也是早期心功能损伤的主要过程。以后心腔的进一步扩张，由心脏的顺应性所决定，此过程是心脏的被动过程，不需要能量供给。研究发现，冠心病患者等容时间延长，E_{max}及 mDc-E 减慢，δT 延长，快速充盈分数减小，反映了弛张功能受损，而 A_{max}、A 峰的加速度及减速度均加快，说明心脏的被动顺应性基本正常，心房收缩功能正常。当心脏主动弛张功能受损时，快速充盈期大量血液在舒张晚期充盈左室，心房充盈代偿性增强。因此对无二尖瓣病变患者测定二尖瓣血流图能较敏感地反映左室舒张期充盈异常。

超声心动图是临床评价心脏舒张功能的常用方法，包括多普勒超声心动图和组织多普勒成像技术。

多普勒超声心动图主要是通过检测二尖瓣和肺静脉的血流频谱评估左室舒张功能的。

1. 二尖瓣血流频谱检查方法　采用心尖四腔图，将脉冲多普勒取样容积放置于舒张期二尖瓣瓣尖处，可得到舒张早期的 E 峰和舒张晚期的 A 峰频谱。

2. 肺静脉血流频谱检查方法　采用心尖四腔图，将脉冲多普勒取样容积放置于右肺上静脉内约 1cm 处，可得到 S 峰、D 峰和 A 峰三峰频谱。S 峰为左室收缩期、左房舒张期左房压下降肺静脉快速充盈形成的；D 峰为左室舒张期二尖瓣开放，左房内血流快速进入左心室，左房压又一次下降，肺静脉再次回流左房形成的；A 峰为舒张晚期心房收缩，心房内血流逆流至肺静脉形成的。正常时 S 峰大于 D 峰，A 峰的速度小于 20cm/s。

组织多普勒成像技术由于能够测量局部心肌的运动速度，很多学者应用此项技术研究左室整体舒张功能，其中研究较多的是观察二尖瓣环舒张期运动曲线。正常二尖瓣环运动曲线可分为收缩期的 Sm 波、舒张早期的 Em 波和舒张晚期的 Am 波。

目前，左室舒张功能的评估尚无统一的诊断标准，美国超声心动图学会也无推荐的诊断指南。左室舒张功能的评价主要是应用超声心动图技术测量二尖瓣口舒张期血流频谱、肺静脉血流频谱和二尖瓣环运动曲线进行综合评价。有学者建议如果等容收缩时间（IVRT）＞100ms，二尖瓣血流频谱 E/A＜1.0，E 峰下降时间（DT）＞220ms，肺静脉 A 峰（Pva）流速＞35cm/s，二尖瓣环运动曲线 Ea/Aa＜1，即可诊断左室舒张功能异常。

四、心血管压力测定

（一）左室舒张末期压力（LVEDP）测定

1. 用 M 型超声心动图与心电、心音图同步描记，测量左室舒张末期压力。

$$LVEDP=21.6\left(\frac{Q\text{-}C}{A_2\text{-}E}\right)+1.1\ (mmHg)$$

公式中，Q-C 为心电图的 QRS 波的始点到 M 型超声心动图的二尖瓣前叶的 C 点的时间，A_2-E 为心音图的第二音主动脉成分至 M 型超声的二尖瓣前叶 E 点的时间（图 1-12）。此公式由 Palomo 提出，与心血管造影法测量值对比相关性好（r＝0.87），但有严重的主动脉瓣病变或左束支传导阻滞时不适用，正常值为 4～8mmHg。

2. 肺毛细血管嵌压（PWP）可以估计左室舒张末期压力，PWP 增高时，标志着左室舒张末期压力也升高。PWP 计算方法：

$$PWP=18.8\left(\frac{Q\text{-}C}{A_2\text{-}E}\right)+1.8\ (mmHg)$$

此公式由 Abdulla 提出，与心血管造影测量值比较，相关性好（r＝0.84），有严重主动脉瓣病变及二尖瓣狭窄时不适用。正常值为 3.7～7.8mmHg。

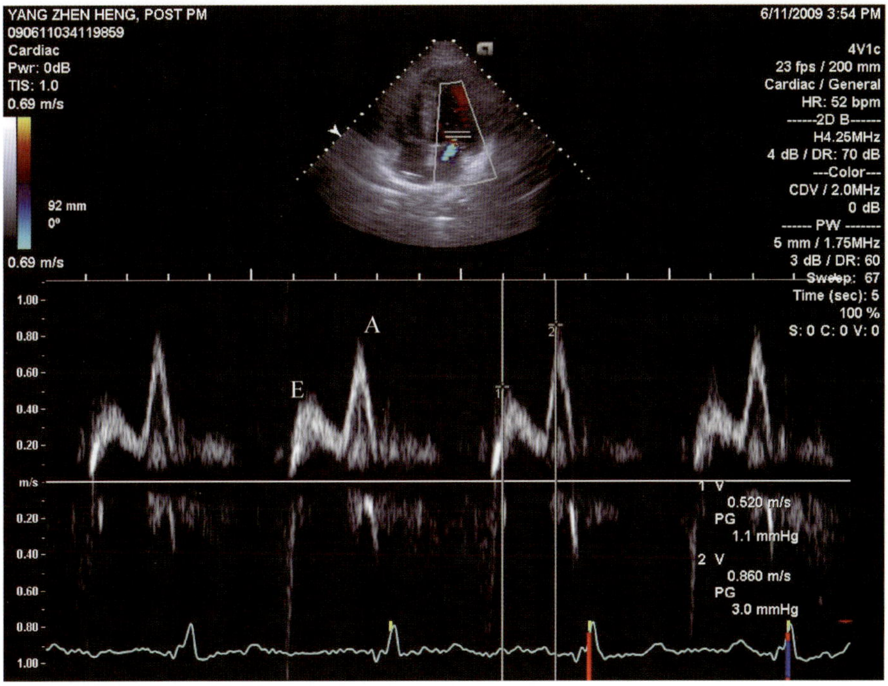

图 1-12　二尖瓣前叶曲线

图中 E：E 峰　A：A 峰

3. 利用 M 型超声心动图二尖瓣曲线的变化估测 LVEDP

二尖瓣前叶曲线呈现以下表现说明 LVEDP 增高。

(1) AC 时间延长，和（或）在 AC 段上出现 B 点，AC 段在 B 点以下如速度减慢明显，则 B 点处呈一“平台”样曲线。

(2) 计算心电图 P-Q 间期与二尖瓣前叶 AC 段的时间的差值，即（P-Q）－（A-C），正常值>0.06s，如≤0.06s，提示 LVEDP≥20mmHg。但此法受 P-Q 间期影响大，如 P-Q 间期短（<0.15s），则测量值可能<0.06s 而患者实际无 LVEDP 升高。

(3) A 峰减低，甚至消失。

(4) DE 斜率减慢，但特异性小。

在上述四项变化中以 B 点呈平台样改变具有诊断意义。

（二）肺动脉压力的测定

将取样容积置于二维超声心动图主动脉根部、短轴图肺动脉瓣的远端，与心电图同步描记肺动脉的血流频谱图（图 1-13），并测量。

右室射血前期（RPEP）：自心电图 Q 波至肺动脉频谱图射血起始的时距。

右室射血期（RVET）：自肺动脉多普勒频移起始至其回到基线的时距。

肺动脉血流加速时间（PAT）：即肺动脉血流多普勒频移曲线上升的时间，与平均肺动脉压呈线性关系。

1. 平均肺脉压（mPAP）

1. mPAP＝42.1×PEP/AT－15.7

2. mPAP＝0.45×AT＋179

PEP 射血前期；AT：加速时间

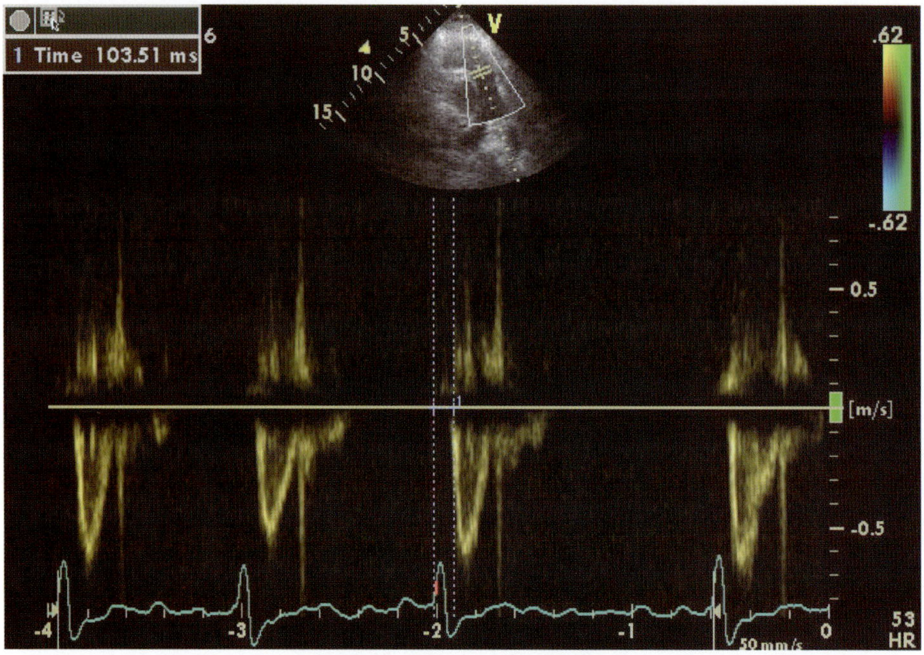

图 1-13　肺动脉血流频谱图

PEP 为 103.51ms；PEP：射血前期；AT：加速时间；DT：减速时间

2. 肺动脉收缩压（PASP）

$$PASP=59.5\times PEP/AT-17.3$$

3. 肺动脉舒张压（PADP）

$$PADP=25.7\times(PEP/AT-6.3)$$

4. 肺毛细血管楔压（PWP）

$$PWP=\frac{Q\text{-}C}{A_2\text{-}E}\times 18.8+1.8$$

以上公式是目前定量检测肺动脉压中与心导管检测结果相关性较好的方法，是判定有无肺动脉高压的最佳指标。

PEP 为右室电机械延搁等容收缩期，AT 为快速射血期。当右室后负荷增加即肺动脉高压时，等容收缩期延长，快速射血期缩短，PEP/AT 比值增高，PEP/AT 与肺动脉高压之间有相关性。Q-C 反映左室电机械延迟时间，A_2-E 为等容舒张期。左房压升高时，Q-C 延长而 A_2-E 缩短，Q-C/A_2-E 比值增大。肺毛细血管楔压与左房压近似，在无二尖瓣狭窄时，可代表左室充盈压。

（三）各腔室压力的测定

1. 跨狭窄瓣口压力阶差的测定　分别测量狭窄瓣口前（V_1）及狭窄瓣口后（V_2）的血流峰值速度。然后用简化柏努力方程（Bernoulli equation）计算压力阶差（δP）。

$$\delta P=4(V_2^2-V_1^2)\ (mmHg)$$

2. 主动脉瓣关闭不全时 LVEDP 的估测

将取样容积置于主动脉瓣下左室流出道，测量主动脉最大反流速度，计算压力阶差 $\delta P=4V^2$，用舒张期动脉压减去 δP，即得左室舒张末压力。

3. 二尖瓣反流时左房收缩期压力的估计　将取样容积置于左房侧，测出反流峰值流速，计算左室与左房收缩期压力差 δP，心导管测压证实，如无左室流出道阻塞，左室收缩压与肱动脉压应相等，因此二尖瓣反流高峰时，用肱动脉收缩压减去同时测得的 δP 即为左房收缩期压力。

4. 三尖瓣反流时右室收缩期压力的估计　在三尖瓣右房侧取样，测出反流峰值速度，计算 δP，代表收缩期右室和右房间的压差。由心脏收缩期颈静脉压可估计右房压力，颈静脉无怒张时，其平均压约为 5mmHg。右室收缩压等于收缩期压差 δP 与右房压之和。

五、左室心肌重量（LVMW）测定

由左室舒张末期内径加室间隔与左室后壁厚度，根据公式计算左室体积，再减去左室腔容积，即得出左室心肌体积，此心肌体积乘以心肌比重（1.05）即为左室心肌重量。计算公式为：

$$LVMW=[(Dd+IVST+PWT)^3-Dd^3]\times 1.05\ (g)$$

式中 IVST 为室间隔厚度，PWT 为左室后壁厚度。

Devereux 根据尸检与超声心动图对照研究，得出用超声心动图计算左室心肌重量的公式：

$$LVMW=1.04[(Dd+IVST+PWT)^3-Dd^3]-14\ (g)$$

此公式在测量 IVST 及 PWT 厚度时，需减去心内膜厚度。正常左室心肌重量为（151±41）g。

六、右心功能测定

（一）右室收缩功能

1. 右室射血分数（RVEF）的测定

采用标准心尖四腔图，用心电图触发确定收缩及舒张末期，分别圈出舒张及收缩末期右室面积及右室长径（右室心尖至三尖瓣环中点的距离）。一般测 3～5 个心动周期，取其均值计算。

$$右室容积=右室面积\times 右室长轴$$

计算舒张及收缩末右室容积，两者相减即为右室每搏输出量。

$$RVEF=\frac{右室每搏输出量}{右室舒张末容积}$$

此种方法与造影法测量值相关性良好。

2. 收缩时间间期

（1）右室射血前期（RPEP）：①心电图的 Q 波至同步记录的 M 型超声肺动脉瓣开放的时间。②心电图 Q 波至多普勒超声心动图肺动脉血流频谱的起始点。

（2）右室射血期（RVET）：①M 型超声心动图肺动脉瓣曲线的开放点至关闭点的时间。②脉冲多普勒超声中肺动脉血流图起点至终点的时间。

（3）RPEP/RVET：为评价右室收缩功能的敏感指标。

3. 右室壁增厚率　右室前壁正常厚度 3～5mm，收缩期增厚率正常应＞30％。

4. 右室壁运动幅度　右室梗死或缺血时室壁运动异常。

5. 肺动脉血流的测定　在无右室流出道梗阻时，用脉冲多普勒测定肺动脉血流，也可反映右室收缩功能。

（1）肺动脉收缩期峰值流速：正常成人为 0.6～0.9m/s。

（2）肺动脉血流加速度时间（PAT）：从肺动脉血流频谱起始点至最大血流速度的时间，正常为 110～160ms。

（3）肺动脉血流平均加速度：最大血流速度除以加速度时间，正常为 2.70～5.15m/s^2。

（二）右室舒张功能

1. M 型超声心动图

（1）三尖瓣曲线 EF 速度。

（2）三尖瓣曲线 AC 速度。

（3）右室前壁舒张速度。

2. 脉冲多普勒心动图　将取样容积置于三尖瓣右室侧，记录三尖瓣的频谱图进行测量。

（1）分别测 E 峰及 A 峰最大血流速度。

（2）A/E 比值。

（3）右室前壁舒张速度。

（4）分别测 E 峰加速度及减速度。

（5）快速充盈分数：E 峰血流速度积分除以三尖瓣口舒张期血流速度总积分，正常约为 54%。

第四章　心　绞　痛

心绞痛是心肌暂时性的、可逆性的缺血，在临床上表现为胸骨后的紧缩感或压迫感，疼痛可向颈部、咽、下颌、左肩胛放射，持续数分钟，休息可缓解。

一、病理生理

主要的病变是冠状动脉粥样硬化和由硬化造成的动脉管腔狭窄或闭塞，也是目前引起心肌缺血最常见的原因。严重的主动脉瓣狭窄或关闭不全、冠状动脉先天畸形、大动脉炎、冠状动脉栓塞，也可以引起心肌缺血。

冠状动脉循环有很大储备功能，剧烈劳动时血流量可提高到平静时的 5 倍以上。在体力劳动或情绪激动时，冠状动脉血流量因管腔高度狭窄不能相应增加，因而引起心肌缺血，心绞痛发作。另外由于冠状动脉痉挛也可使血流减少，引起心肌缺血和心绞痛发作。

冠状动脉粥样硬化造成管腔狭窄时病变是节段性的，各个分支病变并不均匀，因此缺血性代谢改变及其引起的收缩功能障碍也是区域性的。在心绞痛发作时缺血部位的室壁收缩功能明显异常。如区域性运动功能失调范围大，可使心排血量降低，左室舒张末压增加。另外，室壁缺血、肿胀及部分纤维病变可导致室壁僵硬，使心室顺应性降低。

二、超声诊断要点

超声对心绞痛、无症状性心肌缺血的诊断，主要是根据室壁的收缩运动功能障碍及左室顺应性低下，结合其他检查方法综合判断。M 型超声对室壁收缩运动速度、幅度、厚度等比二维超声敏感，因此对心绞痛用 M 型超声诊断效果较好，但 M 型超声对左心室显示欠完全，与二维超声结合，可较完整地观察左心室各个室壁。

（一）左室壁收缩功能障碍

1. 室壁收缩运动幅度　心绞痛或无症状心肌缺血时多呈节段性室壁收缩运动幅度减低。运动幅度的变化分为减低、消失及反向运动（矛盾运动），以运动减低最多见。心肌缺血区邻近的室壁运动幅度也可减低。

2. 室壁运动收缩速度　心肌缺血时节段性室壁运动异常尚表现为收缩及舒张运动速度的变化。在 M 型超声心动图上，室间隔及左室后壁正常时舒张速度均大于收缩速度，在心肌缺血时舒张速度明显下降。

3. 室壁收缩期增厚率　正常人室间隔及左室后壁收缩期增厚率分别为 30%～60%和 30%～80%，缺血时两者都可降低（低于 30%为增厚率降低）。亦可用室壁的收缩末期厚度与舒张末期厚度比值作为指标，如此值小于 1.0 即为异常。

（二）左室舒张顺应性降低

心绞痛或无症状性心肌缺血时，左室顺应性通常降低，诊断意义与节段室壁收缩功能障碍相似，但不够敏感。主要表现为：

1. 在M型超声上，二尖瓣前叶的EF斜率减慢，正常EF斜率为80～120mm/s，心绞痛时<80mm/s。

2. 在多普勒二尖瓣口血流频谱图上，舒张末期频谱幅度（A峰）>舒张早期频谱幅度（E峰），A/E比值>1，E峰频谱持续时间延长。此项指标比M型超声斜率敏感性高。

（三）左室舒张末压（LVEDP）升高

左室舒张末压升高是心绞痛时左室舒张功能改变的重要表现，用M型超声显示二尖瓣前叶曲线变化，或与心电图、心音图同步描记，估测LVEDP。也可用肺毛细血管楔压估计LVEDP。

（四）左室泵功能减低

心绞痛时可有泵功能减低。常用的指标有射血分数、左室短轴缩短率、心排血量等。

（五）其他改变

1. 主动脉收缩运动幅度减低，正常时此幅度为1.0cm，心绞痛时幅度降低。

2. 左房扩大，也是心绞痛常见表现，与左室充盈不良有关。

M型超声对心绞痛的定性诊断有一定价值，但有较大局限性。定位诊断主要靠二维超声心动图。综上所述，心绞痛的主要超声表现是室壁节段性收缩运动障碍，但在非心绞痛发作时行超声检查，即使患者有冠状动脉明显狭窄、闭塞，亦可无明显发现。为了进一步提高超声心动图对冠心病诊断的敏感性，可行负荷超声心动图试验。

三、负荷超声心动图

在静息状态下，超声心动图检查心绞痛可以呈阴性结果。通过增加体力劳动或其他方法，增加心肌耗氧量，诱发心肌缺血，可提高超声心动图对心绞痛的检出率。负荷超声心动图的方法包括平卧位踏车运动试验、食管调搏负荷试验、冷加压试验、双嘧达莫（潘生丁）超声负荷试验和多巴酚丁胺超声负荷试验等，但目前常用的方法为平卧位踏车运动试验和药物（潘生丁或多巴酚丁胺）超声负荷试验。

（一）平卧位踏车运动试验

用特制的卧式踏车功量计，患者可半卧进行双足踏车运动，在运动前、运动中及运动后，间断地进行心电图及超声心动图检查，进行过程和一般心电图运动试验相同。判断阳性标准为出现新的节段性室壁运动异常。Mason等对13例冠心病患者和11例正常人进行了研究，其得出的正常值及病理数据可作为参考。

$$\text{室壁平均增厚率（MVT）}=\frac{Ts-Td}{Td\times dT}\times 100\%$$

Ts为室壁收缩末期厚度，Td为室壁舒张末期厚度、dT为室壁缩短时间。

1. 室间隔收缩期平均增厚率　正常人运动前为56%±30%，运动高峰增至115%±80%；冠心病患者运动前为75%±9%，局部运动高峰下降至54%±9%（$P<0.01$）。

2. 左室后壁收缩期平均增厚率　正常人运动前为89%±9%，运动高峰增至115%±8%；冠心病患者运动前为75%±9%，局部运动高峰下降至54%±9%（$P<0.01$）。

3. 室间隔舒张期变薄的最大速率　正常人运动前为（5.5±0.3）cm/s，运动高峰增大到（7.7±0.6）cm/s；冠心病患者运动前为（5.9±0.5）cm/s，局部运动高峰则下降至（4.3±0.4）cm/s（$P<0.05$）。

4. 左室后壁舒张期变薄最大速率　正常人运动前为（8.4±0.8）cm/s，运动高峰时增加至（11.8±1.2）cm/s；冠心病患者运动前为（5.9±0.5）cm/s，局部运动高峰则下降至（4.3±0.4）cm（$P<0.05$）。

5. 左室短轴缩短率　正常人运动前为38%±2%，运动高峰时为44%±2%；冠心病患者运动前为35%±2%，运动高峰时局部下降至28%±2%（$P<0.051$）。

6. 冠心病患者运动试验后Dd、Ds较运动前明显增大，而正常人Dd、Ds明显缩小。EF在冠心病患者运动后亦明显减小。

（二）食管调搏负荷试验

采用食管左房调搏器，以食管心电图双相高大P波作为电极定位标准，将电极送到左房水平，将心率提高到次极量或最大限量水平，在心率提高前、后用超声对室壁进行观测，检查图与其他负荷试验相同，阳性判定标准为出现新的节段性室壁运动异常。此法检出心肌缺血的敏感性为86%～90%，特异性为77%。虽排除了呼吸的干扰，但心率过快时，图像的清晰度仍受一定影响，部分患者对插入食管电极难以忍受。

（三）冷加压试验

冷刺激使血压升高，心肌耗氧量增加，激发心肌缺血。试验前、试验中及试验后，记录平均动脉压、心率及心率与平均动脉压的乘积。患者取坐位，将左手或右手浸入2～3℃的冰水中，冷水要浸没手指及腕关节，在手浸入冰水中30s、1min、3min，在离开冰水后1min、2min、3min进行M型及二维超声检查，判定阳性标准与其他负荷试验相同。对冠心病的诊断敏感性为69%，特异性为86%。本法一般图像比较清晰，但部分患者由于明显的疼痛难以接受。

（四）双嘧达莫（潘生丁）超声负荷试验

静脉注射双嘧达莫主要通过腺苷依赖性窃血、血流供需失调和血管痉挛引起心肌缺血。试验前禁食3h，特别在试验前12h不得饮茶、咖啡或可乐等，因其中黄嘌呤成分能抑制双嘧达莫的作用。同时停用硝酸甘油类及钙通道阻滞剂48h，停用β受体阻滞剂1周。国外双嘧达莫的剂量为0.56mg/kg，用5%葡萄糖液稀释，在4min内静脉缓慢注射，4min后无室壁节段运动异常时，再于2min内追加0.28mg/kg，即总量用至0.84mg/kg，一般认为大剂量可以提高其敏感性而不增加其危险性。根据作者经验，国人双嘧达莫剂量控制在0.56mg/kg为宜。在试验前、试验过程中，每3min测量血压，记录心电图，观测左室长轴、左室短轴乳头肌水平、心尖四腔图及两腔图并录像，通过目测或计算机逐帖回放对比，观测室壁运动障碍的部位及严重程度。如注射双嘧达莫后出现新的节段运动异常为阳性。试验后继续观察10min，一旦发现心绞痛，立即静脉注射氨茶碱0.125～0.25g，迅速中和双嘧达莫的作用。如氨茶碱不能终止心绞痛发作，立即含服硝酸甘油。一般认为，此试验是安全的，约2/3患者注射双嘧达莫后有暂时性头痛、面色潮红和恶心，无一例发生持续性心律失常。作者对34例冠状动脉造影证实的冠心病患者进行双嘧达莫超声负荷试验，过程中有35.2%患者心绞痛发作，注射氨茶碱后完全恢复，无一例发生严重副作用。但国内也有个别发生心肌梗死的报道。双嘧达莫引起心肌缺血较危险的信号是出现ST段抬高或多节段室壁运动障碍，应予以特别注意。只要选择好适应证（与运动试验受试者一样，不稳定型心绞痛患者不宜进行药物负荷试验），审慎地给予激发心肌缺血的所需剂量，尤其是在超声心动图的监护下是比较安全的。另外在进行心肌缺血负荷试验时，医师必须准备并掌握任何并发症的紧急处理。本试验对冠心病的诊断及预后、对经皮冠状动脉成形术（PTCA）效果的评定均有一定价值。检出冠心病的敏感性为72%～75%，特异性为95%～100%。和一般心电图运动试验相比，敏感性相似，特异性较强。

（五）多巴酚丁胺超声负荷试验　多巴酚丁胺主要作用于β受体，使心肌收缩力增强，增加耗氧量，在冠状动脉狭窄时，可激发暂时性心肌缺血，其升高血压及增加心率的作用较弱。适应证与双嘧达莫超声负荷试验相同，试验前不需特殊准备，方法是：静脉点滴稀释的多巴酚丁胺，从5μg/(kg·min）开始，每隔3min剂量递增5μg/(kg·min)，至出现新的室壁运动障碍为阳性。如无室壁运动异常，剂量达到30μg/(kg·min）为终点。观测的方法及注意事项和双嘧达莫超声负荷试验相同。此试验诊断冠心病的敏感性为86%，特异性为85%，准确性为89%。对冠状动脉三支、双支和单支病变的检出率分别为100%、89%和69%。在试验期间，部分患者感觉头胀、心悸，个别患者发生室性期前收缩（早搏)，但很快消失，无严重副作用。作者对100多例患者进行多巴酚丁胺超声负荷试验，初步体会如下：

1. 不需要停用各种抗心绞痛药物，包括β受体阻滞剂。

2. 试验比较安全，从小剂量开始，逐渐加量，容易找到诱发心肌缺血的最小剂量。

3. 无明显副作用，即使出现头胀、心悸、室性早搏，也因多巴酚丁胺半衰期仅1～2min，症状不需要治疗而很快消失。

本试验诊断冠心病的敏感性和特异性与双嘧达莫超声负荷试验相似，也是一种目前比较安全可靠的检出冠心病的无创方法。

（六）负荷超声心动图心肌缺血的图像识别

在运动负荷或药物负荷后，如果不存在心肌缺血，超声心动图表现为室壁增厚，在心室收缩末期容量减少，左室腔变小。而冠状动脉粥样硬化导致局部心肌缺血时，超声心动图可表现为局部心肌的扩张或向外膨出，收缩末期左室腔增大，运动时心脏向量发生变化等（见图1-14至图1-19)。

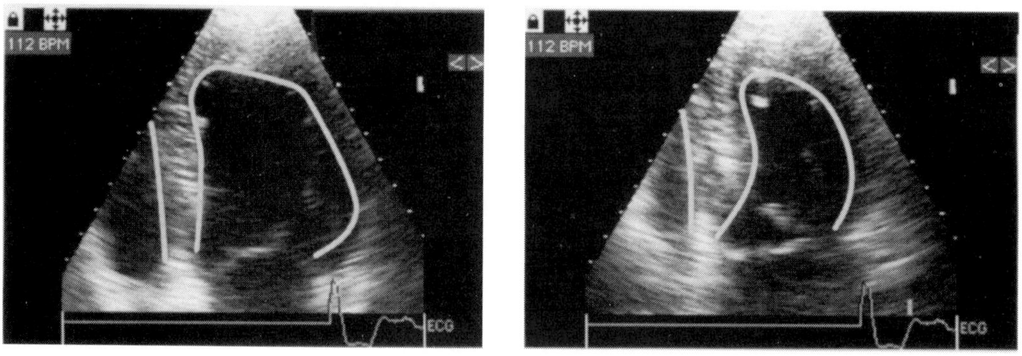

图1-14　正常的负荷超声心动图表现

舒张期（左）及收缩期（右）心尖四腔图显示整体和局部心肌运动良好（正常室壁向内运动及室壁增厚)。心尖部较尖，并且收缩末期容积较小

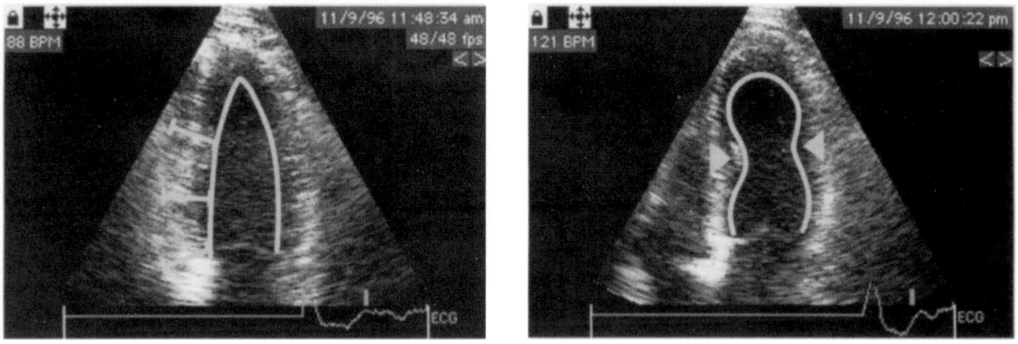

图 1-15 静息状态（左）及运动时（右）收缩期心尖四腔图

在这个病例中，可以观察到因为左前降支狭窄导致左室心尖部膨胀改变

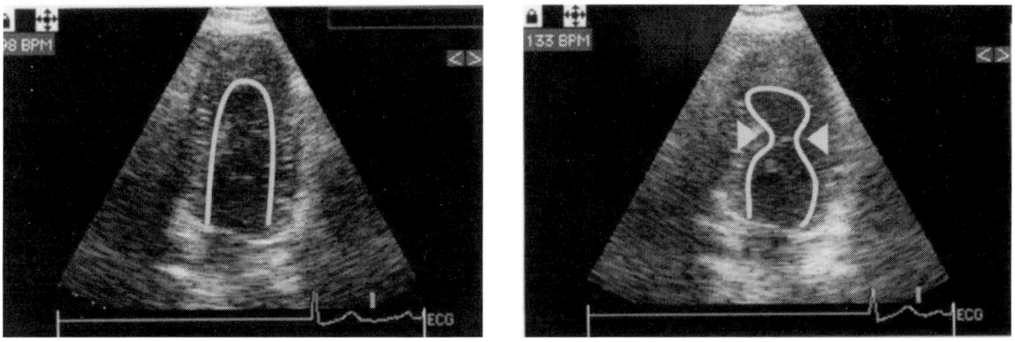

图 1-16 静息状态（左）及运动时（右）收缩期心尖四腔图

运动时心尖部出现节段性室壁运动异常。在室间隔及侧壁中段的非缺血心肌与缺血心肌的过渡区域，可以看到一个“纽结”（箭头所指）

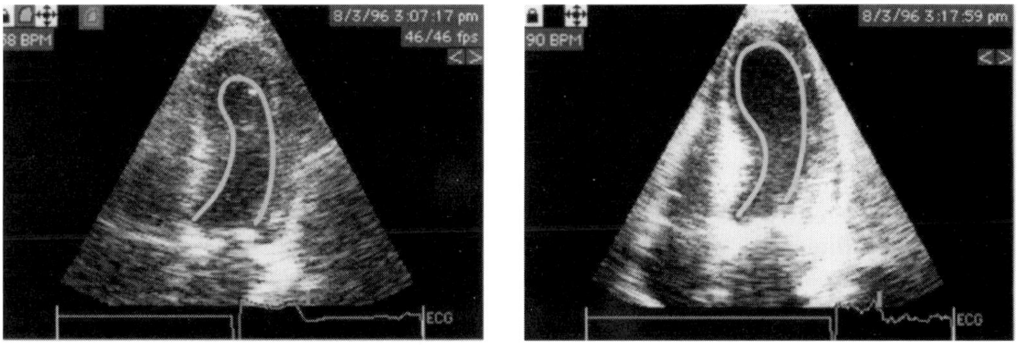

图 1-17 静息状态（左）及运动时（右）收缩期心尖四腔图

左前降支出现明显的狭窄，因此出现节段性室壁运动异常，并伴随左室整体射血分数下降以及收缩末期容量增加

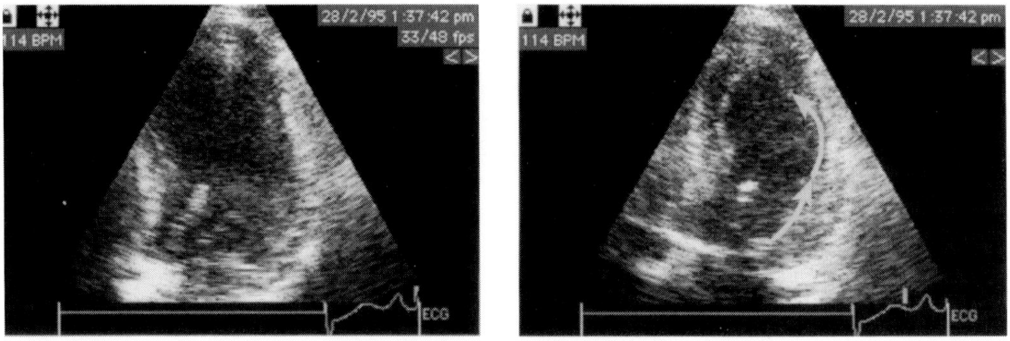

图 1-18　运动时舒张期（左）及收缩期（右）心尖四腔图

缺血导致侧壁表现出运动向量的改变，运动的主要方向不再是朝向假设的左室重心，而是变成上下运动

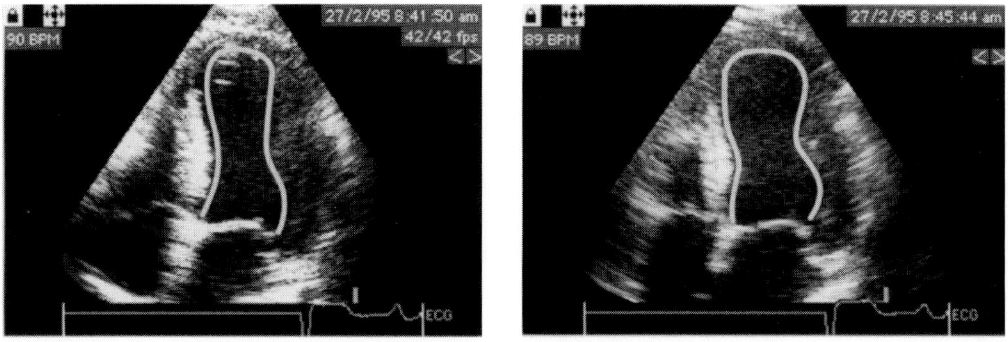

图 1-19　静息状态（左）及低剂量多巴酚丁胺负荷时（右）的收缩期心尖四腔图

静息状态下的超声心动图显示室间隔节段性运动异常，在低剂量多巴酚丁胺负荷时，室壁运动没有改善，提示瘢痕形成

（七）负荷超声心动图的安全性和准确性

1. 心房颤动（房颤）和已知或怀疑冠心病患者多巴酚丁胺超声心动图负荷试验的安全性和准确性　多巴酚丁胺负荷超声心动图诊断冠心病是安全而可靠的方法，然而，房颤患者的多巴酚丁胺负荷超声心动图可能受心律失常、不可预测的心率增快和心动周期长短变化的影响，所有这些情况给超声心动图图像的解释造成一定的困难。Timothy J. Hobday 等对 92 例房颤患者的多巴酚丁胺负荷超声心动图的安全性、缓慢正性肌力作用和预测心脏事件的准确性进行了研究。

作者对 1990 年 1 月至 1995 年 1 月的 4211 例多巴酚丁胺负荷超声心动图资料进行回顾分析。92 例房颤患者行多巴酚丁胺负荷试验时，其年龄、性别和静息时的心率与正常窦性心律的对照组相匹配，这些患者于多巴酚丁胺超声心动图负荷试验 6 个月内进行冠状动脉造影，并将超声心动图与冠状动脉造影时结果进行比较，冠状动脉造影时直径狭窄≥50％认为有意义，随访资料通过回顾病例和电话随访获得。心脏事件包括：再血管化、心肌梗死和心脏原因的死亡。

多巴酚丁胺超声心动图负荷试验采用标准的 3min 分级法，最大剂量为 40μg/(kg・min)，试验的终点为新出现或恶化的室壁运动异常、达到目标心率（最大预测心率的85%）、心绞痛、严重的心律失常、高血压、低血压或患者不能耐受多巴酚丁胺的副作用。如果没有达到目标心率，在峰值剂量时，静脉注射0.5mg阿托品，1min后可再次注射，总的剂量可达2mg。每3min记录一次12导联心电图、血压和心率，在静息状态和峰值负荷时对16个节段室壁运动计分，如果有新出现的或恶化的室壁运动异常，则多巴酚丁胺试验为阳性，静息时存在室壁运动异常，而峰值负荷时无变化，则考虑为心肌梗死。针对仅伴有和不伴有房颤的患者进行了两个独立样本的 t 检验。16例房颤患者行冠状动脉造影检查，显示16例患者中2例无显著狭窄，其余14例均有显著狭窄；超声结果显示4例静息状态存在室壁运动异常，12例多巴酚丁胺负荷试验为阳性。

全部病人均获得随访资料，54例多巴酚丁胺超声心动图负荷试验为阴性的患者，均无心肌梗死或再血管化，38例阳性患者中14例发生心脏事件（3例行PTCA，3例行冠状动脉旁路移植术，1例患心肌梗死，7例发生心源性死亡）。

其研究显示，在使用高剂量多巴酚丁胺时，房颤患者比窦性节律患者容易达到目标心率，所用多巴酚丁胺剂量较小。房颤患者进行多巴酚丁胺超声心动图负荷试验是安全的，没有主要的心脏不良事件发生（见表1-1、表1-2）。

表1-1　多巴酚丁胺超声心动负荷试验资料比较

变量	分组		P值
	房颤（n=92）	窦性心律（n=92）	
心率（次/分，$\bar{x}\pm s$）			
静息状态	78±13	76±13	0.23
峰值负荷	137±19	127±16	0.0002
心率与血压乘积（次/分·mmHg，$\bar{x}\pm s$）			
静息状态	10880±2600	11390±2800	0.37
峰值负荷	19000±4900	17300±4100	0.008
静息状态射血分数（$\bar{x}\pm s$）	51%±14%	58%±9%	0.0002
多巴酚丁胺峰值剂量［μg/(kg·min)，$\bar{x}\pm s$］	26±9	34±11	0.0001
注射阿托品（例）	5（6%）	15（16%）	0.01
静息状态室壁运动异常（例）	42（45%）	24（26%）	0.006
心电图心肌缺血（例）	9（10%）	15（16%）	0.19
多巴酚丁胺试验阳性（例）	38（41）	28（30%）	0.12

表1-2　多巴酚丁胺超声心动图负荷试验终止指征的比较（例）

指征	分组		P值
	房颤（n=92）	窦性心律（n=92）	
达到目标心率	81（88%）	68（75%）	0.02
非持续性室速	6（7%）	2（2%）	0.15
峰值负荷应用阿托品	5（5%）	17（18%）	0.006
节段性室壁运动异常	4（4%）	1（1%）	0.37
胸痛	0	5（5%）	0.059
室上性心律失常	0	2（2%）	0.50
心电图改变	0	1（1%）	0.99
低血压	3（3%）	0	0.25
多巴酚丁胺副作用	2（2%）	2（2%）	0.99

2. 老年患者多巴酚丁胺超声心动图负荷试验的安全性

Junkohiro 等对 1990 年 9 月至 1995 年 5 月行多巴酚丁胺超声心动图负荷试验的 732 例患者进行回顾性研究，按年龄将其分为<55 岁，55～74 岁和≥75 岁 3 个年龄组，并对 3 个年龄组和不同性别患者的超声心动图结果进行分析，结果显示：在 732 例患者中，男性患者 316 例（占 57%）；女性患者 416 例（占 43%）。<55 岁年龄组 179 例，平均年龄（47±6）岁；55～74 岁年龄组 447 例，平均年龄（64±5）岁；≥75 岁年龄组 106 例，平均年龄（80±4）岁。获得多巴酚丁胺试验阳性结果的比例男性为 31%，女性为 20%，P 值<0.001。安全性在性别之间差异无显著性。多巴酚丁胺试验阳性结果的比例在 3 个年龄组之间无显著性差异。总体来看，多巴酚丁胺在≥75 岁年龄组是安全的，但≥75 岁年龄组与其他年龄组比较，无症状低血压（P=0.0002）、室性心律失常（P=0.04）的发生率较高，而胸痛的发生率较低（P=0.009）。多因素分析显示应用 β 受体阻滞剂是影响多巴酚丁胺负荷试验期间安全性和缺血改变的主要因素。

3. 连续高剂量注射多巴酚丁胺超声心动图负荷试验的安全性

目前，大多数实验室进行多巴酚丁胺负荷试验时通常采用运动平板的试验方案，即每隔 3min 增加多巴酚丁胺剂量，然而，注射多巴酚丁胺 10min 也不能获得稳定的多巴酚丁胺血药浓度，结果在注射下一次剂量前，不能产生注射浓度的全部效果，在试验期间，多巴酚丁胺的血浆浓度呈非线性增加。因此，有人提出应用连续的单剂量注射进行多巴酚丁胺负荷试验是一个简单而有效的方法。Andrew. J. Burger 等对 1998 年 5 月至 1999 年 5 月的 100 例连续病人，应用连续注射高剂量多巴酚丁胺的方法进行负荷试验，以观察其安全性和有效性。其方法是以 50μg/(kg · min) 经静脉连续注射多巴酚丁胺 10min，在连续注射 5min 后，无禁忌证，而且未达到试验终点时，静脉给予 0.5～1mg 阿托品，如果必要可重复注射 1mg 阿托品。在 10min 后或出现标准方案的终点指标，停止注射多巴酚丁胺。作者对 100 例标准多巴酚丁胺方案和 100 例高剂量多巴酚丁胺连续注射方案的安全性和有效性进行了比较，结果显示高剂量多巴酚丁胺连续注射 10min 终止时，没有出现负荷超声心动图终止的指征（大于 85%的预测心率，新出现的室壁运动异常、低血压、心律失常或不能耐受的药物副作用）。峰值心率和收缩期血压在两组间无显著差异；与标准剂量相比，高剂量多巴酚丁胺连续注射方案可快速增加心率 [(12.5±6.2) 次/分 *vs.* (5.7±2.6) 次/分 (P<0.001)]，使试验时间明显缩短 [(6.4±2.4) min *vs.* (12.9±3.0) min (P<0.001)]，且体重校正的多巴酚丁胺聚集剂量较低 [(320±111) μg/kg *vs.* (353±133) μg/kg (P=0.016)]。两组在相关的副作用方面无显著差异。作者认为高剂量多巴酚丁胺连续注射方案是可行的，并能替代标准的多巴酚丁胺方案，在保持较低的并发症的同时（表 1-3），可减少多巴酚丁胺负荷试验的时间。

表 1-3　多巴酚丁胺负荷试验诱发的副作用（例）

	高剂量连续注射方案 (n=100)	标准方案 (n=100)
非心律失常副作用		
恶心	8	6
呼吸困难	2	3
焦虑	0	2

续表

	高剂量连续注射方案（n=100）	标准方案（n=100）
震颤	0	3
头痛	5	11
低血压	5	11
高血压（收缩压>240mmHg）	1	1
心律失常副作用		
频发房性早搏（≥6 次/分）	6	7
频发室性早搏（≥6 次/分）	11	19
房颤或房扑	1	1
室上性心动过速	3	2
结性节律	1	4
非持续性室性心动过速	6	5
持续性室性心动过速	0	1

4. 双嘧达莫（潘生丁）超声心动图负荷试验的安全性和准确性

虽然，运动心电图是门诊患者无创评价冠心病预后的有效方法，但有大约 40%的患者不能进行运动，使其应用受到限制；另外，当患者基础心电图是起搏心律或左束支传导阻滞时，影响其诊断结果；有些临床情况可以导致出现运动试验假阳性，而降低其阳性预测值。Cortigiani 等对门诊怀疑或证实为稳定型心绞痛的患者进行药物负荷试验以探讨其安全性、可行性和预后价值。

该研究为参加潘生丁负荷国际协作试验（Echo Persantine International Cooperative，EPIC）和多巴酚丁胺负荷国际协作试验（Echo Dobutamine International Cooperative，EDIC）的合格入选患者，入选条件为①可完成潘生丁或多巴酚丁胺药物负荷试验；②近期（<15 天）无冠状动脉综合征发生；③接受静息和负荷超声心动图研究。入选患者 1527 例，失访 45 例（占 2.9%），剩余 1482 例患者中，男性 969 例，平均年龄为（60±10）岁。在这些患者中，983 例怀疑为冠心病，占 66%；499 例为已知冠心病（大于 15 天的心肌梗死，再血管化或冠状动脉造影狭窄>50%），占 34%。846 例（57%）患者完成了潘生丁试验；636 例（43%）患者进行了多巴酚丁胺试验。1288 例（87%）患者停用 β 受体阻滞剂 48h 和停用钙通道阻滞剂或长效硝酸酯类药物 24h；194 例（13%）患者继续进行上述药物治疗，其中 71 例服用 β 受体阻滞剂，102 例服用硝酸酯类药物，104 例服用钙通道阻滞剂。进行潘生丁负荷试验的所有患者均停服含菲林类药物或饮料 24h。

潘生丁负荷试验为高剂量方案，即：10min 注射 0.84mg/kg 潘生丁；多巴酚丁胺试验也为高剂量方案，即峰值负荷剂量为 40μg/(kg·min)，必要时静脉注射 1mg 阿托品。

结果显示潘生丁负荷试验没有主要并发症，而多巴酚丁胺负荷试验在峰值负荷时，2 例出现持续性室性心动过速（室速），给予 β 受体阻滞剂后 60s 和 90s，室速终止。由于不能耐受的副作用，17 例患者终止了潘生丁负荷试验，21 例患者终止了多巴酚丁胺负荷试验，同时说明潘生丁组 98%的患者和多巴酚丁胺组 97%的患者完成了负荷试验，两组之间无显著差异（见表 1-4）。

表 1-4 潘生丁和多巴酚丁胺负荷试验的副作用（例）

	潘生丁（n=846）	多巴酚丁胺（n=636）
一般不适	5	0
新出现的房室传导阻滞	2	0
头痛	2	0
胸痛	2	1
低血压	2	5
哮喘	1	0
呼吸困难	1	0
室上性心动过速	1	0
房颤	1	2
非持续性室性心动过速	0	8
高血压	0	4
房室交界性逸搏心律	0	1
总例数	17	21

459 例（31%）患者超声心动图显示有缺血的指征，其中潘生丁组 212 例，多巴酚丁胺组 247 例。基础状态中危患者组有 114 例，而高危患者组有 345 例存在缺血改变，分别占 16%和 45%。299 例患者检测到瘢痕形成，平均室壁运动计分指数为 1.59±0.36。其临床资料、心电图和超声心动图负荷试验特征见表 1-5。

表 1-5 缺血和非缺血组临床、心电图、静息和负荷超声心动图特征

	负荷阳性组（n=459）	负荷阴性组（n=1023）	P 值
年龄（岁，$\bar{x}\pm s$）	61±10	60±11	NS
男性（例）	358（78%）	611（60%）	<0.0001
病史			
心肌梗死（例）	194（42%）	239（23%）	<0.0001
冠状动脉旁路移植术（例）	26（6%）	23（2%）	0.0007
冠状动脉成形术（例）	34（7%）	56（5%）	NS
高血压（例）	151（33%）	259（25%）	0.0006
典型胸痛（例）	192（42%）	199（19%）	<0.0001
心电图			
左束支传导阻滞（例）	24（5%）	48（5%）	NS
有 Q 波（例）	112（24%）	158（15%）	<0.0001
无 Q 波的复极化异常（例）	92（20%）	169（17%）	NS
静息状态室壁运动计分指数（$\bar{x}\pm s$）	1.34±0.38	1.19±0.34	<0.0001
峰值负荷室壁运动计分指数（$\bar{x}\pm s$）	1.65±0.39	1.19±0.33	<0.0001
负荷期间心电图变化（例）	239（52%）	133（13%）	<0.0001
负荷期间心绞痛（例）	178（55%）	82（8%）	<0.0001

NS：无统计学差异

平均随访时间为（28±24）个月，58 例患者死亡，33 例患者患非致死性心肌梗死，168 例患者在负荷试验 3 个月内，64 例患者在 3 个月后实行了再血管化治疗，接受再血管化治疗与药物维持治疗患者比较，前者在静息状态和峰值负荷时的室壁运动计分指数均高于后者[分别为(1.34±0.36) *vs.* (1.22±0.40)和(1.59±0.38) *vs.* (1.28±0.40), *P* 值均小于 0.001]。

多变量分析显示，负荷试验结果阳性和静息状态室壁运动计分指数（WMSI）是独立的预后预测因子。5 年无梗死率缺血组为 80%，无缺血组为 91%（*P*<0.0001)。预后与负荷试验阳性结果、瘢痕形成和静息状态室壁运动计分指数密切相关，5 年无事件生存率缺血组为 65%，无缺血组为 88%（*P*<0.0001)。进一步分析显示，在中危患者，负荷试验结果阳性和男性患者是预后不良的预测因子，5 年无梗死生存率缺血组为 54%，无缺血组为 91%（*P*<0.0001)。在高危患者，负荷试验结果阳性，静息状态时室壁运动计分指数和以前有 Q 波心肌梗死与预后密切相关，5 年无梗死生存率缺血组为 70%，无缺血组为 82%（*P*=0.0004)。

作者认为，在门诊应用药物负荷超声心动图评价怀疑和已知冠心病患者的预后是可行的和高度安全的。特别是存在中度危险因素的患者，负荷试验结果阳性对预测未来事件有很强的和独立的预测价值（表 1-6、表 1-7)。

表 1-6 负荷超声心动图结果与发生的心脏事件的关系

	负荷阳性（*n*=459）	负荷阴性（*n*=1023）	*P* 值
死亡（*n*=58）	23（5%）	35（3.4%）	0.14
心肌梗死（*n*=33）	15（5.3%）	18（1.8%）	0.068
冠状动脉搭桥或成形术（*n*=232）	177（38.6%）	55（5.4%）	<0.0001
早期（≤3 个月）（*n*=168）	140（30.5%）	28（2.8%）	<0.0001
晚期（>3 个月）（*n*=64）	37（8.1%）	27（2.7%）	<0.0001
总的事件（*n*=323）	215（46.8）	108（10.6%）	<0.0001

表 1-7 中危和高危人群发生心脏事件的对比及其相应的负荷超声心动图结果

	负荷阳性（*n*=114）	负荷阴性（*n*=595）	*P* 值
中危人群			
死亡（*n*=24）	9（7.9%）	15（2.5%）	0.004
心肌梗死（*n*=11）	2（1.8%）	9（1.5%）	0.85
冠状动脉旁路移植术或成形术（*n*=56）	45（39.5%）	11（1.8%）	<0.0001
早期（≤3 个月）	32（28.1%）	6（1.0%）	<0.0001
晚期（>3 个月）	13（11.4%）	5（0.8%）	<0.0001
总的事件（*n*=91）	56（49.1%）	35（5.9%）	<0.0001
高危人群			
死亡（*n*=32）	12（3.5%）	20（4.7%）	0.41
心肌梗死（*n*=22）	13（3.8%）	9（2.1%）	0.17
冠状动脉旁路移植术或成形术（*n*=176）	132（38.3%）	44（10.3%）	<0.0001
早期（≤3 个月）	108（31.3%）	22（5.1%）	<0.0001
晚期（>3 个月）	24（7.0%）	22（5.1%）	0.29
总的事件（*n*=230）	157（45.5%）	73（17.1%）	<0.0001

第五章　心肌梗死

心肌梗死是冠状动脉阻塞、心肌严重持久缺血而引起的心肌部分坏死，常伴心室功能障碍。临床表现为突然心前区长时间剧烈疼痛，心电图出现 ST-T 动态衍变过程，心肌酶谱有一过性升高等改变。

一、病理生理

病变最常发生在左冠状动脉前降支，管腔闭塞主要产生左室前壁、心尖、室间隔前部梗死，若阻塞发生在回旋支及右冠状动脉，前者引起左室侧壁、后壁、室间隔后部梗死，后者可引起下壁、右室梗死。心肌梗死可分为透壁性与心内膜下两种，前者多见，坏死灶从心内膜向心室壁全层延伸，后者仅限于心内膜下。梗死 6h 后组织学改变不可逆转，心肌纤维逐渐坏死崩解，间质充血，白细胞浸润。在修复过程中坏死组织被溶解吸收由肉芽组织代替，肉芽组织内纤维细胞逐渐成熟形成瘢痕，如坏死累及心包可引起反应性心包炎。

心肌梗死发生后主要受累室壁出现节段性收缩功能障碍。在急性初期，多数呈不同程度的收缩期膨出，如范围较大可使心搏出量减少。数天后梗死区变僵硬，心搏出量增加，左室舒张期顺应性降低，左室舒张末压增高。

二、超声诊断要点

（一）室壁节段性收缩运动障碍是超声诊断心肌梗死的最主要根据。

1. 室壁收缩运动幅度　与心肌缺血相同，急性心肌梗死时，多为运动消失或矛盾运动，陈旧梗死时，可表现为运动减低或矛盾运动，但仍以运动消失多见。

2. 室壁收缩及舒张运动速度　与心肌缺血时相同。

3. 室壁收缩期增厚率　陈旧性心肌梗死由于瘢痕形成，局部室壁收缩期增厚率降低或收缩期不增厚。急性心肌梗死时，室壁增厚率减低或不增厚，甚至变薄。收缩期室壁变薄是急性心肌梗死的特征，约 1/3 的患者有此种改变。

（二）梗死区室壁厚度的改变

陈旧性心肌梗死时，受累室壁明显变薄，厚度＜ 0.7cm，回声增强，无运动，是纤维化瘢痕形成的表现，但急性心肌梗死时，室壁舒张期虽可变薄，但无回声的变化。

（三）梗死区回声的改变

急性心肌梗死区心肌回声强度可减低或变化不明显，陈旧性心肌梗死时，由于结缔组织增生，心肌回声强度增高，呈点片状回声。在 M 型超声上，显示高强度的带状回声，与正常心肌截然不同。

用彩色编码心肌显像，梗死区心肌的色度量级与正常差别较大，从正常区到梗死临近区再过渡到心肌梗死区，心肌回声色度量级构成一幅色彩镶嵌的图画，色度量级的变化有明显的分界。

（四）左室功能异常

心肌梗死发生后，左心室的收缩功能及舒张功能均可发生改变。

1. 左室收缩功能

常用的指标有：

（1）左室射血分数（LVEF）。

（2）左室每搏输出量（SV）。

（3）心排血量（CO）。

（4）心脏指数（CI）。

这些指标均可减低，其中以 LVEF 最常用，意义较大。

（5）收缩时间间期（STI）：左室舒张末压（LPEP）与左室射血时间（LVET）之比即 LPEP/LVET，比值>0.4 表示左心功能受损，心肌梗死患者的 LPEP/LVET 比值进行性增大，预示心肌梗死范围大，预后不良。

（6）左室短轴缩短率（δD%）减少。

2. 左室舒张功能

常用的指标有：

（1）二尖瓣前叶舒张早期运动速度（EF 斜率）减慢。

（2）二尖瓣前叶 AC 段间期延长，在 AC 段出现 B 点平台，提示 LVEDP 升高。

（3）二尖瓣频谱图，E 峰速度下降，导致舒张晚期左房收缩加强以补偿左室充盈量，A 峰速度加快，A/E>1，从而使 1/2 充盈分数减低。

$$1/2\text{充盈分数}=\frac{\text{前 }1/2\text{ 血流频谱面积}}{\text{全舒张期血流频谱面积}}$$

三、超声对心肌梗死的定位判断

心肌梗死的定位诊断，主要靠二维超声。因 M 型超声一维显示，除对室间隔、左室后壁能比较准确定位外，对其他室壁的显示受限制。故目前定位以二维超声为主，采用室壁分段的方法，见本章第三节。

（一）节段性室壁运动异常和尸解的关系

二维超声图像显示的室壁支配关系是准确的，但超声所反映的室壁异常往往比实际的心肌梗死范围大，原因与梗死区邻近部位有局部缺血、梗死区的伸展等有关。

（二）室壁运动异常的部位、范围与冠状动脉病变的关系

与冠状动脉造影对照，左前降支阻塞时节段性室壁运动异常出现在前壁、前间隔和心尖部，有明显的特异性。左回旋支与右冠状动脉病变，室壁运动异常区多有重叠。室壁运动异常发生在梗死区以外时提示多支病变。

（三）区域性室壁运动异常与心电图的关系

心肌梗死心电图出现异常 Q 波与超声室壁运动异常的部位基本是一致的，室壁运动异常所显示的部位更具体。Corga 报道用 M 型超声检查急性透壁性心肌梗死 64 例，心电图诊断的心肌梗死在超声上相应部位有节段性运动异常者占 84%，前壁心肌梗死在室间隔和（或）前壁有运动异常者占 80%，下壁心肌梗死在后壁有运动异常者占 50%。Heger 报道 20 例下壁心肌梗死，其中 19 例下壁有运动障碍，14 例前壁心肌梗死患者全部在前壁有节

段性运动异常。引起心电图 ST-T 改变的因素很多，与冠状动脉造影、超声室壁运动异常比较，敏感性及特异性均差，心电图下壁导联异常不一定为右冠状动脉病变，与冠状动脉造影及二维超声对照，也可能为前降支病变，表现为心尖下壁运动异常。

四、超声心动图对心肌梗死后存活心肌的评价

确定存活心肌的存在有多种方法，包括应用正电子发射断层显像（PET）通过显示对三氟甲烷（FDP）的摄取，以测定其代谢活性；应用单光子放射断层显像（SPECT）以明确显示存活心肌的完整微循环的存在；或通过应用肌力刺激物（如低于产生缺血剂量的多巴酚丁胺）观测收缩储备。超声心动图探测心肌活性是依据应用小剂量多巴酚丁胺时室壁厚度的增加或心内膜的运动，对于应用小剂量多巴酚丁胺前后的节段性收缩都采用主观性的直接评价，以明确心肌活性。一些患者可出现双相反应，即给予小剂量多巴酚丁胺时室壁厚度增加而给药速率加快时降低，常提示心肌存活但存在缺血。

第六章　心肌梗死的并发症

心肌梗死的并发症常见的有心律失常、心力衰竭、乳头肌功能不全、室壁瘤、心室附壁血栓等。超声对检出心肌梗死的某些并发症很有帮助。

一、室壁瘤

急性心肌梗死后约 20％的患者并发室壁瘤，多发生在心肌梗死后 5 天至 3 个月，与左室造影对照，二维超声检出室壁瘤的敏感性为 93％～100％，特异性为 94％～100％。室壁瘤约 80％发生在心尖部，多侵犯左室前壁。二维超声表现为室壁呈局限性膨出，瘤壁收缩期无运动或呈矛盾运动。超声不仅能确定其部位、大小和范围，并可测定室壁瘤占左室面积的比值，了解有功能室壁的面积，也可以预测外科切除室壁瘤的效果。图 1-20 为 1 例心尖部及后侧壁室壁瘤在心尖四腔图上的表现。

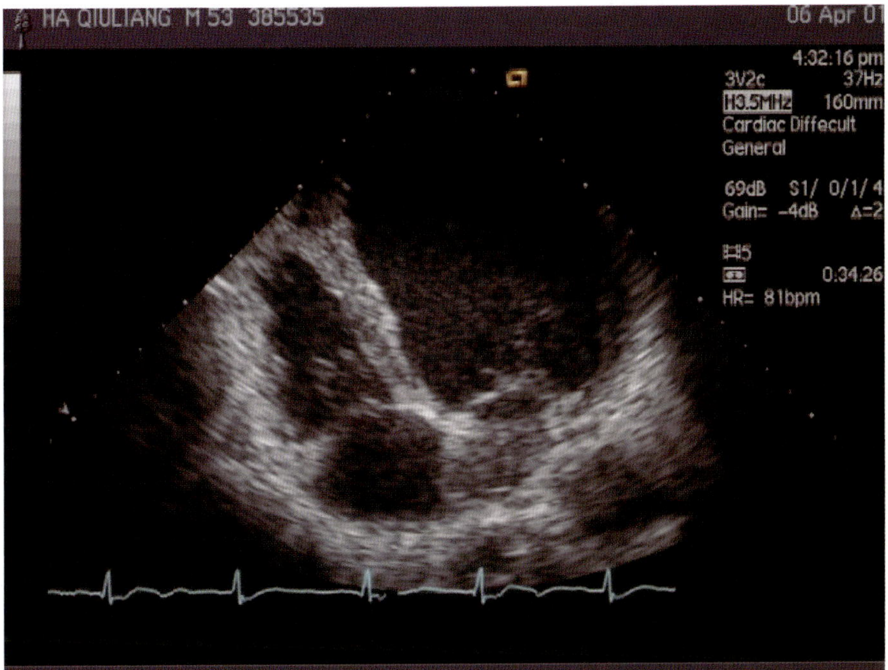

图 1-20　心尖四腔图上心尖部及后侧壁室壁瘤

二、假性室壁瘤

假性室壁瘤是新近发生的心肌梗死的一种少见并发症。常发生在下后壁及侧壁，系室壁破裂穿破心肌由周围的心包粘连包裹而成，有窄的通道与心室腔相通，具有破裂的倾向。

二维超声可以鉴别真性和假性室壁瘤：

1. 与心室腔相通的口径在真性者较宽，而假性瘤者则较窄。
2. 假性室壁瘤腔与心室壁心内膜相接处内膜中断，而真性者仍有心内膜与瘤腔相连。
3. 假性者瘤腔呈袋状或球形，内多有血栓及血凝块。
4. 假性室壁瘤可压迫右室向前转位。

三、附壁血栓

附壁血栓是心肌梗死的常见并发症，在急性心肌梗死数小时后即可在心尖部或前壁形成血栓。有室壁瘤者约30％～50％发生血栓。在超声上显示为回声增强的团块结构，与室壁广泛附着，形状不规则，多无活动性，少数血栓呈游离状，仅一部分附着在室壁上，可随血流活动。新鲜血栓回声与血液相似或可见烟雾状停滞的血流。二维超声对血栓的检出率很高，对其附着部位、大小、形状等均能作出较准确的判断。但应注意与正常的肌小梁、腱索、乳头肌等鉴别。

四、室间隔穿孔

室间隔穿孔是急性心肌梗死的少见并发症，发生率约1％。在临床上突然在胸骨左缘出现粗而响亮的收缩期杂音，并伴有震颤，二维超声检查多在肌部发现室间隔回声中断，多普勒超声在室间隔中断处及其右室侧可检出收缩期湍流频谱，或彩色多普勒显示心室水平方向有左至右的分流。据患者病史、体征及超声表现可诊断室间隔穿孔（图1-21）。

五、乳头肌断裂

乳头肌断裂是急性心肌梗死的少见并发症，发生率约为1％，临床上突然发生肺水肿、休克及心尖部收缩期杂音。在二维超声上显示为典型的连枷样二尖瓣关闭不全的各种表现，从胸骨旁长轴图、胸骨旁左室短轴乳头肌水平图，可见到乳头肌断裂的声像图。通过脉冲多普勒及彩色多普勒显像可了解二尖瓣关闭不全的严重程度。结合患者病史及超声表现，可及时作出乳头肌断裂的诊断。

六、乳头肌功能不全

乳头肌功能不全是急性心肌梗死的常见并发症，约占20％。心尖部常可听到收缩中、晚期或全收缩期杂音。左室乳头肌缺血或梗死引起收缩功能障碍，可造成二尖瓣关闭不全。超声可表现为左室扩大，室间隔及左室后壁收缩运动幅度减低。乳头肌功能障碍使二尖瓣收缩不能合拢，可发生二尖瓣脱垂，乳头肌本身因缺血可有回声增强，呈纤维化或钙化表现。脉冲多普勒及彩色多普勒显像可检测收缩期反流及反流的程度。根据二维超声及多普勒频谱图所见，结合临床，确定诊断比较容易。

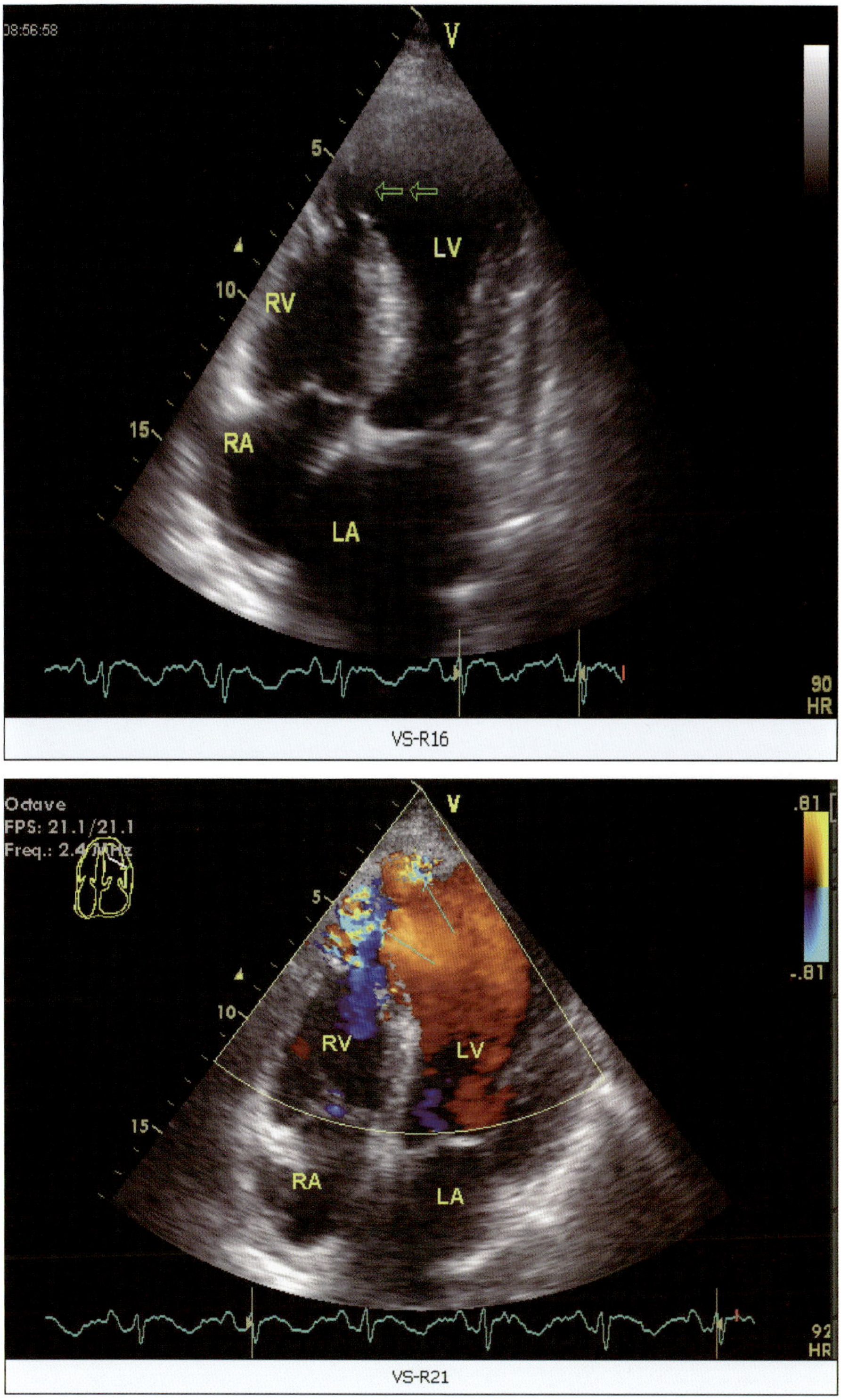

图 1-21　上图为前壁心肌梗死合并室间隔心尖部穿孔（箭头所指）
下图显示室间隔穿孔处的左向右分流（箭头所指）
LV：左室；LA：左房；RV：右室；RA：右房

七、右室梗死

右室梗死尸解发病率为13.8%～43%，而根据临床诊断的本病发病率仅为7.7%～23%，占左室下壁梗死的19%～50%。Candell等结合病史，用二维超声检查右室梗死并提出将右室舒张末径>25mm，右室舒张末径/左室舒张末径>0.70，作为诊断右室梗死的标准。Darcy及Nanda等认为右室梗死时右室壁均有室壁节段运动异常。Lopez等认为右室梗死病理解剖部位多在右室下后壁，因此用超声检查时要注意从剑下乳头肌短轴图及剑下右室流入及流出道长轴图观察。

第七章　超声对冠心病诊断及其他应用的价值

一、冠心病超声诊断的要点

（一）心绞痛或无症状性心肌缺血的诊断要点

1. 安静时，超声显示室壁节段性异常，或在负荷超声试验时出现新的可逆性区域性运动障碍，可考虑冠心病的诊断，但要结合病史，排除其他原因引起的室壁运动异常。

2. 进行超声运动试验或其他负荷超声试验时，室间隔及左室后壁收缩期增厚率较负荷前减低，舒张期室壁变薄的最大速率较负荷前下降，左室射血分数、短轴缩短率较负荷前下降者应考虑冠心病的诊断。

3. 二维超声心动图显示冠状动脉左主干有狭窄病变者提示冠心病。

4. 主动脉根部增宽，主波低平，上升速度大于下降速度，重搏波消失；左室后壁活动曲线僵硬，上升速度大于下降速度等仅有参考价值，不能诊断冠心病。

（二）心肌梗死的诊断要点

1. M 型超声心动图显示节段性室壁运动异常，尤其是出现运动消失和矛盾运动时对心肌梗死有较高的敏感性。无症状性心肌缺血虽可有节段性室壁运动异常，但多呈运动减低，而运动消失及矛盾运动比较少见。

2. 室间隔及左室后壁收缩期增厚率减低，如有收缩期室壁变薄，则首先考虑急性心肌梗死。如舒张期室壁厚度＜7mm，且室壁节段性回声增强，应考虑陈旧性心肌梗死瘢痕形成。

3. 部分心肌梗死患者，在梗死区外出现室壁代偿性运动增强。

二、冠心病的超声鉴别诊断

（一）室壁运动异常

室壁节段性运动异常是超声诊断冠心病的主要依据，但房间隔缺损、完全性左束支传导阻滞、预激综合征、心肌炎、心脏手术等也可引起室壁运动异常。

1. 房间隔缺损　房间隔缺损，右室容量负荷过重，可使室间隔呈矛盾运动，但在房间隔缺损时，右室、右房明显增大，室间隔增厚率不减低。房间隔回声中断，彩色多普勒显示心房水平有左至右分流征象，一般不难鉴别。

2. 完全性左束支传导阻滞　完全性左束支传导阻滞时，室间隔首先激动，使室间隔首先收缩，左室其余部分收缩时，室间隔松弛，因左室压力高，使室间隔被动向前运动。左束支传导阻滞时虽存在室间隔运动异常，但室间隔增厚率并不减低，结合病史及心电图左束支传导阻滞典型改变可资鉴别。

3. 预激综合征　B 型预激综合征心室由于除极程序的改变，可引起室间隔运动异常，超声表现为收缩早期室间隔向后运动，收缩中期向前运动，收缩晚期室间隔又向后运动。

据作者经验，B型预激综合征出现室间隔运动异常者并不多见，且心电图上有典型B型预激综合征表现，一般比较容易鉴别。

4. 急性心肌炎　急性心肌炎时可有节段性室壁运动障碍，心肌酶升高，与急性心肌梗死有时很难鉴别。可根据病史、发病时的症状、心电图的演变过程、心肌酶谱的变化，综合分析进行鉴别诊断。

（二）扩张型心肌病　缺血性心肌病（ischemic cardiomyopathy）和扩张型心肌病（dilated cardiomyopathy）均有心腔扩大和室壁节段性运动异常。一般缺血性心肌病左室腔扩大，而扩张型心肌病则呈全心普遍扩大或以左室扩大为主。冠心病行超声检查时可见节段性运动障碍，室壁运动减弱、低平或消失，其他部位可见代偿性运动增强，而扩张型心肌病呈普遍运动减低。总之，对缺血性心肌病和扩张型心肌病鉴别单纯靠超声比较困难，必须根据病史、心电图等综合分析进行诊断。

三、超声在冠心病其他方面的应用价值

近年来很多学者对冠心病超声心动图的研究取得了很大进展，也积累了很多经验，超声心动图在冠心病的诊断研究中应用越来越广泛。就目前资料来看，超声心动图对冠心病有以下价值：

（一）可以鉴别缺血性和非缺血性胸痛，可以协助对可疑性心绞痛进行诊断，可以发现无症状性心肌缺血，而且能判断冠状动脉狭窄的大致部位。

（二）能够较其他方法更快地对急性心肌梗死作出诊断，而且对心肌梗死的定位和梗死面积的估测有帮助，可测定心肌梗死节段数，对预测并发症及预后有一定价值。

（三）发现并诊断心肌梗死并发症的敏感性和特异性与冠状动脉造影相似，但超声心动图能确定心脏各结构的空间方位，可以从多个图观察，且检查方便，为无创性，因此优于冠状动脉造影。

（四）超声心动图能够无创地测定心肌梗死患者左室功能，对指导治疗、判断预后有一定意义。

（五）利用二维超声或冠状动脉内超声成像技术，可对经皮冠状动脉成形术的疗效进行评估，尤其后者可观测冠状动脉内径，鉴别血管内粥样硬化斑块或血栓，对于指导置入血管内支架（stent）或切除斑块有一定帮助。

（六）经食道超声可清楚地显示冠状动脉的近心端，尤其是左主干和前降支及回旋支的近端，对其管腔狭窄程度的判断和冠状动脉内径的测量与冠状动脉造影结果相符。在术前、术中、术后监测室壁运动和心脏功能，对于指导麻醉医师合理用药有很大价值。

（七）冠状动脉旁路移植术（搭桥手术）时，利用经食道超声或心外膜超声，可直视冠状动脉，准确评价血管狭窄程度，并可以评价搭桥吻合口情况和血管再通效果，搭桥术后可以了解各室壁的功能改变情况。

总之，超声在冠心病临床诊治中的应用范围在不断扩大，其应用价值越来越高，新技术的出现又促进其发展。从了解心脏结构与功能的超声技术发展到心肌灌注显像和冠状动脉内超声成像，新技术在不变进展，并正在走向成熟。

（朱天刚）

参考文献

1. 王新房，王加恩．超声心动图学第 2 版．北京：人民卫生出版社，1985：288-305.
2. 王加恩．心肌灌注造影的进展．中华超声影像学杂志，1993，2：42.
3. Weyman AE，et al. Noninvasive visualization of the left main coronary artery by cross-sectional echocardiography. Circulation，1976，54：169.
4. 钱蕴秋．临床超声诊断学．北京：人民军医出版社，1991：569-583.
5. Heger JJ，et al. Cross-sectional echocardiography in acute myocardial infarction：detection and localization of regional left ventricular asynergy. Circulation，1979，60：531.
6. 黄震华，等．灰阶和 B 彩色超声心动图显像评价冠心病患者左室收缩功能的比较．中国超声医学杂志，1993，9：5.
7. Tobis JM，et al. Intravascular ultrasound imaging of human coronary arteries in vivo：analysis of tissue characterization with comparison to in vitro histological specimens. Circulation，1991，83：913.
8. Parisi AF，et al. Enhanced detection of the evolution of tissue changes after acute myocardial infarction using color encoded two dimensional echocardiography. Circulation，1982，66：764.
9. Doulas FS，et al. Echocardiographic visualization of coronary artery anatomy in the adult. J Am Coil Cardiol，1988，11：565.
10. D' cruz IA，et al. The superiority of mitral E point-ventricular septum separation to other echocardiographic indicators of left ventricular performance. Clin Cardiol，1977，2：140.
11. Erbel R，et al. Left ventricular volume and ejection fraction determination by cross-sectional echocardiography in patients with coronary disease：a prospective study. Clin Cardiol，1980，3：377.
12. Kan G，et al. Measurement of left ventricular ejection fraction after acute myocardial infarction cross-sectional echocardiographic study. Br Heart J，1974，51：631.
13. 张运．多普勒超声心动图．青岛：青岛出版社，1988：371-417.
14. Nishimure RA，et al. Assessment of diastolic function of the heart. Background and current applications of Doppler echocardiography：part Ⅱ：Clinical study. Mayo Clin Proc，1989，64：181.
15. Feigenbaum H. Echocardiography fourth edition. Philadelphia：Lea Febiger，1986：50-120.
16. Kerber RE. Echocardiography in coronary artery disease. New York：Futura publishing Company，1988：67-80.
17. Heng MK，et al. Exercise two dimensional echocardiography for diagnosis of coronary artery disease. Am J Cardial，1984，53：805.
18. Robertson WS，et al. Exercise echocardiography：a clinically practical addition in the evaluation of coronary artery disease. J Am Cardiol，1983，2：1085.
19. Gondi B，Nanda NC. Cold pressor test during two dimensional echocardiography：usefulness in detection of patients with coronary disease. Am Heart J，1984，107：278.
20. Takenak K，et al. Pacing echocardiography：regional wall motion，left ventricular dimension and R wave amplitude in patients with angina pectoris. Jpn Heart J，1982，23：1.
21. 张树彬，等．潘生丁-二维超声心动图对冠心病诊断的评价。中华心血管杂志，1990，18：293.
22. Castello R，et al. Dipyridamole echocardiography. Echocardiography，1990，9：177-128.

23. Mazeik Pk, et al. Dobutamine stress echocardiography for detection and assessment of coronary disease. JACC, 1992, 19: 1203.
24. Mason S J, et al. Exercise echocardiography: detection of wall motion abnormalities during ischemia. Circulation, 1979, 59: 50.
25. Rasmussen S, et al. Echocardiographic detection of ischemic and infracted myocardium. J Am Coll Cardiol, 1984, 3: 733.
26. Nishimura RA. Role of two dimensional echocardiography in predication of in hospital complications after myocardial infarction. J Am Coll Cardiol, 1984, 4: 1080.
27. Visser CA, et al. Echocardiographic-cineangiographic correlation in detecting left ventricular aneurysm: a prospective study of 422 patients. Am J Cardiol, 1982, 50: 337.
28. Bishop HL, et al. Role of two dimensional echocardiography in the evaluation of patients with ventricular septal rupture postmyocardial infarction. Am Heart J, 1961, 102: 965.
29. Arvan S, et al. Left ventricular mural thrombi secondary to acute myocardial infarction: predisposing factore and embolic phenomenon. J Clin Uitrasound, 1993, 11: 467.
30. Nishimura RA, et al. Papillary muscle rupture complicating acute myocardial infarction. Am J Cardiol, 1983, 51: 373.
31. Godley RW, et al. Incomplete mitral leaflet closure in patients with papillary muscle dysfunction. Circulation, 1981, 63: 565.
32. D' arcy B, Nanda NC. Two dimensional echocardiographic features of right ventricular infarction. Circulation, 1982, 65: 167.
33. De-Bruijn NP, and Clements FM. Transesophageal echocardiography. Boston: Martinus Ni jhoff Publishing, 1987: 55-65.
34. 张英，等. 用二维超声心动图探查冠状动脉和冠状动脉病. 中国超声医学杂志，1990，6：155.
35. 张树彬，王寅时. 心肌梗死左室节段性收缩功能定量测定初步探讨. 中国循环杂志，1987，(2)：336.
36. 王利生，张树彬. 多巴酚丁胺负荷超声心动图对冠心病诊断价值的评价. 中华心血管杂志，1994，22：165-167.
37. Chauvel C, Bogino E, Reynaud P, et al. Usefulness of isometric exercise during dobutamine administration for stress echocardiography. Am J Cardiol, 1998, 81: 255-258.
38. Laskar R, Grayburn PA. Assessment of myocardial perfusion with contrast echocardiography at rest and with stress: an emerging technology. Prog Cardiovasc Dis, 2000 , 43 (3): 245-258.
39. Wei K, Ragosta M, Thorpe J. Noninvasive quantification of coronary blood flow reserve in humans using myocardial contrast echocardiography. Circulation, 2001, 103 (21): 2560-2565.

第二篇　冠心病与多层螺旋CT

概　　述

自从冠状动脉CT诞生以来，传统的冠状动脉造影和介入治疗方法受到了挑战。冠状动脉多层螺旋CT（multi-detecter spiral computed tomography，MDCT，也称为多排螺旋CT）可以清晰地显示冠状动脉解剖结构和病变，其清晰度已经非常接近冠状动脉造影了，可完全或部分地代替冠状动脉造影这一说法一点也不夸大。

1999年人们第一次将MDCT用于冠心病的无创性检查，当时使用的仅为4排螺旋CT。此后出现了16排、40排螺旋CT，以及最近的64排螺旋CT，无论是时间分辨率还是空间分辨率都取得了显著的进展。在病人配合方面，新一代的机器在很大程度上有了改善。目前的64排螺旋CT病人的屏气时间为6～9s，由于呼吸运动及心律不齐产生的伪差也相应减少。静脉注射造影剂的量也仅为50～90ml。在进行CT检查时，病人应具有稳定的心率，一般应<70次/分，如无法达到，可口服或静脉使用美托洛尔。另外，舌下含服硝酸甘油可以帮助获得满意的图像。但是，最新的MDCT即使患者有心律不齐和明显的动脉钙化也能获得高质量的图像。2005年在北美放射学会上由西门子公司推出的具有崭新理念的双源CT（DSCT）大大提升了CT扫描时间分辨率，使心脏单扇区采集的时间分辨率达到83 ms，几乎可以忽略心率对CT图像的影响，病人接受的射线量也明显减低。2008年，GE公司展出了宝石CT，它采用宝石作为探测器的材料。由于具备瞬时变能高压发生器等技术，宝石CT还具有能谱栅的功能。能谱栅CT能做到单能谱图像提取、物质分离、消除伪影，可以彻底根除射线硬化伪影。它的动态400排技术，可以实现四维动态CT血管造影（CTA）和大范围的灌注。更重要的是，它使放射剂量下降了50%。在2008年的欧洲心脏病学会（ESC）上，来自荷兰鹿特丹大学医院的PJ de Feyter教授认为，冠状动脉CT已成为继活动平板试验、负荷超声或SPECT之后，又一检查疑似冠心病病人的无创性检查方法，甚至有可能取代侵入性冠状动脉造影（CAG）。最近一份来自ESC心脏核医学和CT工作组、欧洲心脏核医学委员会的资料明确显示，64排螺旋CT在排除明显的冠心病时非常可靠。在CT发现冠状动脉有问题时才建议行CAG，因此CT是CAG的“守门人”，并且可以成为其他功能检查的替代方案。2005年双源CT的推出使心脏单扇区采集的时间分辨率达到83 ms，由于其时间分辨率的提高，使心率快的病人也可以获得满意的图像质量，这样，MDCT的适应人群也明显增加，CT取代有创的冠状动脉造影的趋势毋庸置疑。

第一章　冠状动脉的 CT 影像解剖

冠状动脉是供应心脏的血管，一般分左、右两支，分别开口于主动脉的左、右冠状动脉窦。

（一）左冠状动脉　内径约 3～4mm，主干长度一般为 0.5～1cm，多在左房室沟处分为前降支和回旋支，两分支之间常形成约 90°的角度。

1. 前降支（anterior descending artery，LAD）为左主干的延续，在分叉处或前降支起点分出室间隔支，以反 S 形沿前纵沟绕过心尖至后纵沟的下 1/3，主要供应左、右心室前壁、室间隔、心尖等处的血液。沿途发出对角支、右心室前支、左圆锥支、前间隔支（图 2-1）。

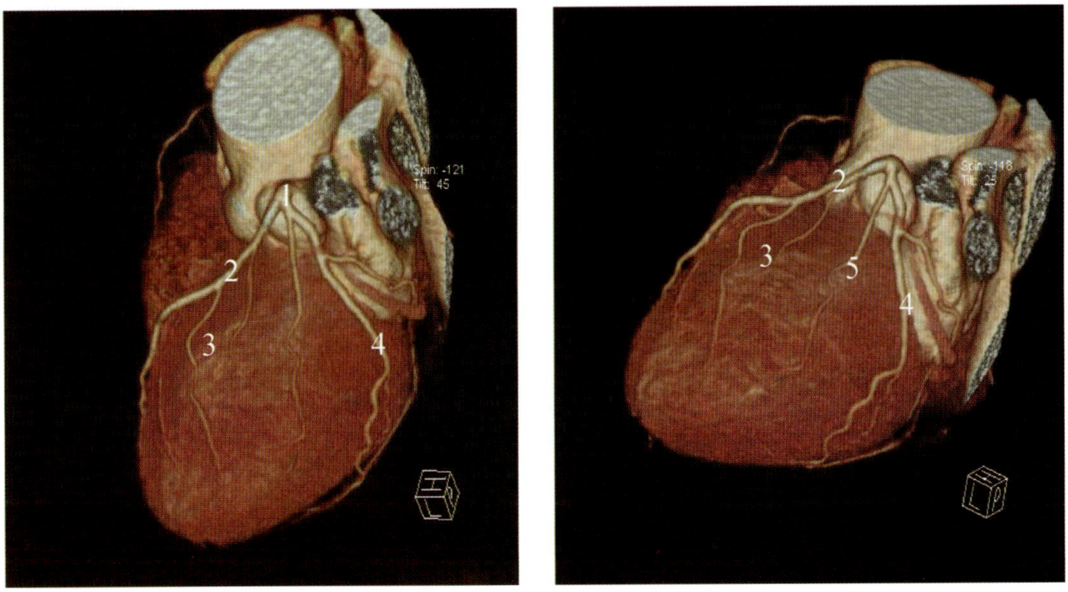

图 2-1　左冠状动脉

1. 左主干；2. 前降支；3. 对角支；4. 回旋支；5. 钝缘支

（H：向头；L：左侧；P：后侧）

（1）对角支（diagonal branches）：分布于左心室游离壁的前外侧；

（2）右心室前支（right ventricular anterior branches）：分布于右心室前壁；

（3）左圆锥支（left vieussens circle）：分布于肺动脉圆锥和右心室前壁；

（4）前间隔支（septal branch of anterior descending branch）：分布于室间隔的前 2/3 部分。

2. 回旋支（circumflex artery，LCX）　沿左房室沟至后纵沟，向左达膈面，长短不一，分布区域常与右冠状动脉互相弥补，在左心室分出数支。沿途发出左心室前支、钝缘支、左心室后支、左心房支、房间隔前支。

（1）左心室前支（left ventricular anterior branches）：分布于左心室前壁的上部；

（2）钝缘支（obtuse marginal ramus）：分布于钝缘及相邻的左心室壁；

（3）左心室后支（left ventricular posterior branches）：回旋支在膈面的终末部分之一；

（4）左心房支（left atrial branches of circumflex branch）：供应左心房，部分供应窦房结；

（5）房间隔前支：分布于房间隔内。

（二）右冠状动脉（RCA） 走行于右房室沟内、肺动脉主干根部和右心耳之间，被较多的脂肪组织所包绕，通过心脏右缘至心脏膈面。在后室间沟与房室沟的交叉点（后十字交叉）附近分为左心室后支和后降支，少数右冠状动脉只到达后十字交叉。右冠状动脉供应右心房、右心室后壁与心脏膈面的大部分心肌。沿途发出后降支、左心室后支、锐缘支、右圆锥支、右心室前支、右心房动脉（图 2-2）。

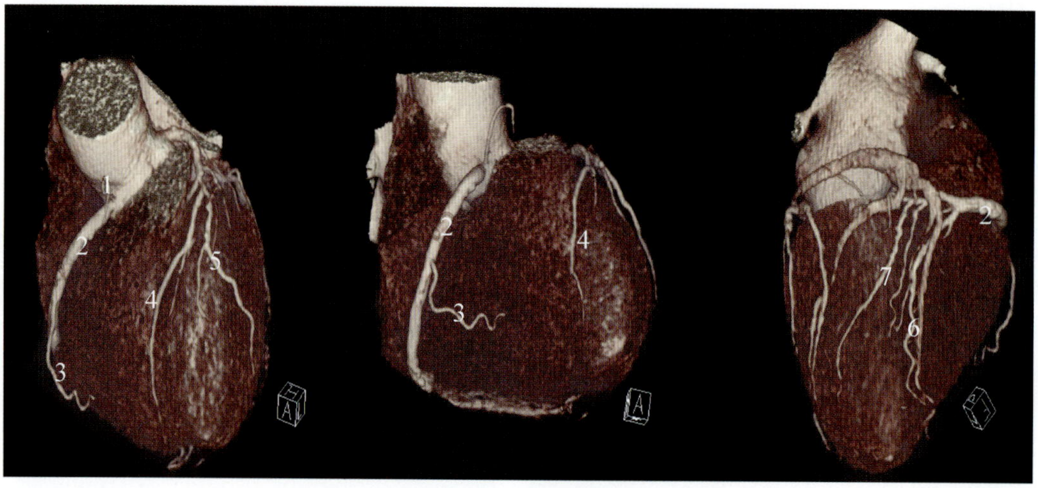

图 2-2 右冠状动脉

1. 圆锥支；2. 右冠状动脉；3. 锐缘支；4. 前降支；
5. 对角支；6. 后降支；7. 左心室后支（A：前侧；F：向足）

1. 后降支（posterior descending branch）分布于左、右心室后壁和室间隔的后下 1/3 处。

2. 左心室后支（left ventricular posterior branches）分布于左心室后壁的一部分或全部及左心房的一部分。

3. 锐缘支（marginal branches）右冠状动脉走行至右心室锐缘附近发出的沿着或平行于心下缘走行的分支。

4. 右圆锥支（right vieussens circle）分布于右心室肺动脉圆锥部前方。

5. 右心室前支（anterior right ventricular branches）主要分布在右心室的胸肋面。

6. 右心房动脉（right atrial branches）右心房前支供应右心房前壁、右心耳及窦房结；右心房中间支和右心房后支供应右心房侧壁和后壁。

冠状动脉可有变异和畸形，多数为冠状动脉起源异常，临床上并不少见。部分病人无

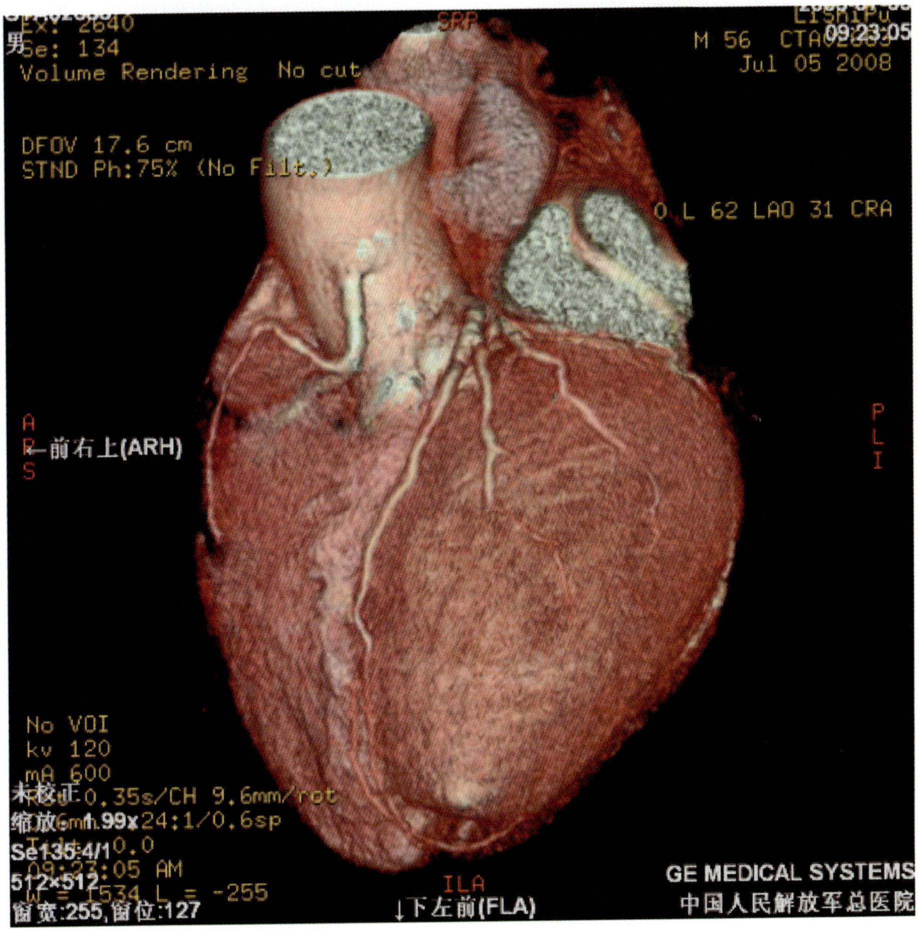

图 2-3　右冠状动脉开口异位

症状和体征，通常在冠状动脉影像学检查时被偶然发现。多数（占 81%）冠状动脉畸形属于良性，对心肌供血无明显影响，多为冠状动脉在主动脉上的起源位置异常［例如，冠状动脉起源于升主动脉（图 2-3），前降支与回旋支单独开口于左冠状窦，左回旋支起源于右冠状窦或右冠状动脉等］。少数冠状动脉畸形（例如，冠状动脉异位起源于肺动脉，冠状动脉异位起源于对侧冠状窦，单一冠状动脉等）影响心肌供血。对于诊断本病应用插管法已有大量文献报道，但冠状动脉起源异常给插管法造影的操作带来很大困难，而且在少数病人，由于导管未能插入异常起源的冠状动脉而可能被误认为该支冠状动脉缺如。

另外，插管法造影对异常起源的冠状动脉与心脏各房室结构关系的显示不理想。而 MDCT 可直观显示异常起源的冠状动脉与主动脉的连接关系及其与心脏各房室结构的关系，对其管腔评价也有很高的价值。MDCT 对冠状动脉起源异常的诊断具有很高的价值，甚至可替代插管法造影。而且，MDCT 还可以提供心脏各房室间和冠状动脉血管的三维结构，而不是单纯地评价血管的狭窄。三维重建可确诊先天性心脏病，如房间隔缺损和主动脉缩窄，可以显示冠状动脉起源的异常以及静脉和动脉的桥血管，也可在治疗心房颤动（房颤）时进行肺动脉隔离前确定左房和肺静脉之间的关系，心脏再同步化治疗时评价心脏静脉的解剖关系以确定起搏器的植入位置。

冠状动脉主干及其主要分支血管近段多行走于心外膜下脂肪组织内或心外膜的深面。有时浅层心肌覆盖了上述某一血管段，该部分心肌称为心肌桥，多为心室心肌，被心肌覆盖的血管段称为壁冠状动脉，多见于左前降支，也可见于左回旋支或其他主要分支。文献报道，心肌桥可导致心肌缺血（心电图改变和心绞痛）、心肌梗死甚至猝死。MDCT 对壁冠状动脉的诊断具有一定临床应用价值，其直接 CT 征象是上述血管段被不同厚度和范围的心肌组织覆盖，与该血管段两端走行正常的血管相比，壁冠状动脉的边缘有时模糊，偶尔可见血管偏细。在心脏原始横断面 CT 图像上可直接显示上述 CT 征象。对于心肌桥较厚的病人，CT 能较好地显示壁冠状动脉与心肌桥的关系，有助于壁冠状动脉长度和心肌桥厚度的评价。

第二章　冠状动脉影像

与经导管的选择性冠状动脉造影一样，MDCT 可以对冠状动脉的狭窄病变进行定性和定量分析（图 2-4）。关于 MDCT 和经导管的冠状动脉造影的准确性对比方面的研究层出不穷，从 4 排 CT 开始，一直到目前的 64 排 CT 以及双源 CT。现在很少有病人因为技术上的问题而无法行 CT 检查了。大多数的研究纳入的群体都是疑似 CAD 或稳定性 CAD 的患者，只有为数不多的几个研究涉及了不稳定的冠状动脉综合征患者。近期发布的 64 排 CT 已经显示出极佳的敏感性（>85%），特异性（>95%），以及阳性预测值和阴性预测值。因此，MDCT 因其有较高的阴性预测值可用于排除存在显著狭窄病变的冠心病患者。MDCT 可以应用于具有典型胸痛症状而负荷试验阴性或者为临界结果的患者。研究表明，对于稳定型心绞痛患者，MSCT 的阴性预测值达 100%。MSCT 可以检测慢性完全闭塞，与传统的冠状动脉造影相比，能够提供更多的信息，如闭塞部位斑块形态学及钙化病变的数目等（图 2-5）。64 排冠状动脉 CT，由于其空间和时间分辨率及图像质量的提升，评价冠状动脉病变的可信度也有所增加。

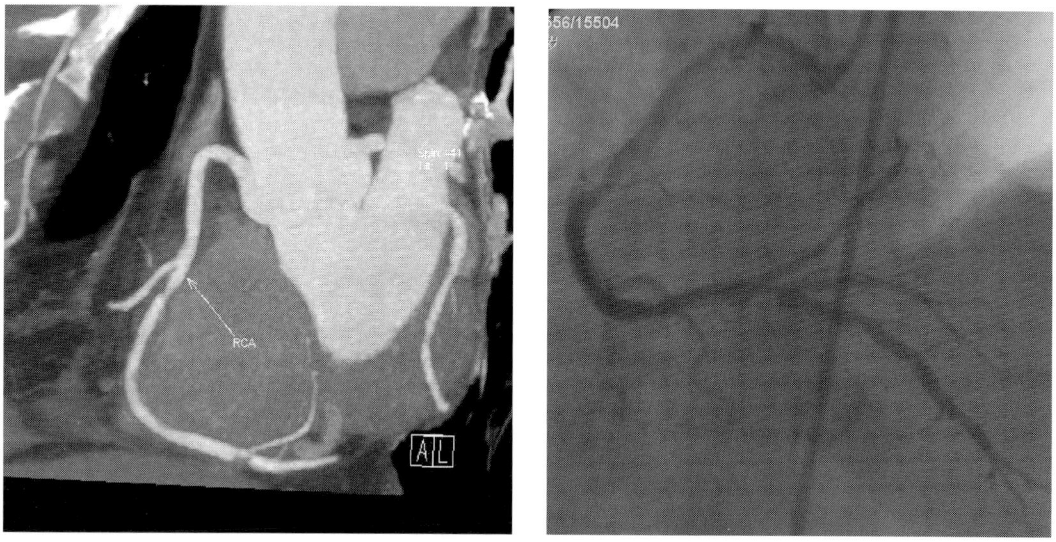

图 2-4　冠状动脉 CT 显示右冠状动脉中段轻度狭窄，远段局限性高度狭窄（左图），与冠状动脉造影图像（右图）高度一致

很多研究致力于评价 MDCT 对于管腔狭窄的定量分析，但是其准确性仍低于经导管的冠状动脉造影。目前 MDCT 最主要的不足是严重钙化斑块导致的无法准确判断管腔的情况（图 2-6）：钙化斑块引起的 X 线衰减和伪影造成管腔狭窄的低估或高估，尤其是在老年和病程长的 CAD 病人。冠状动脉钙化越重，管腔狭窄程度的评价越困难，甚至无法评价其管腔情况。

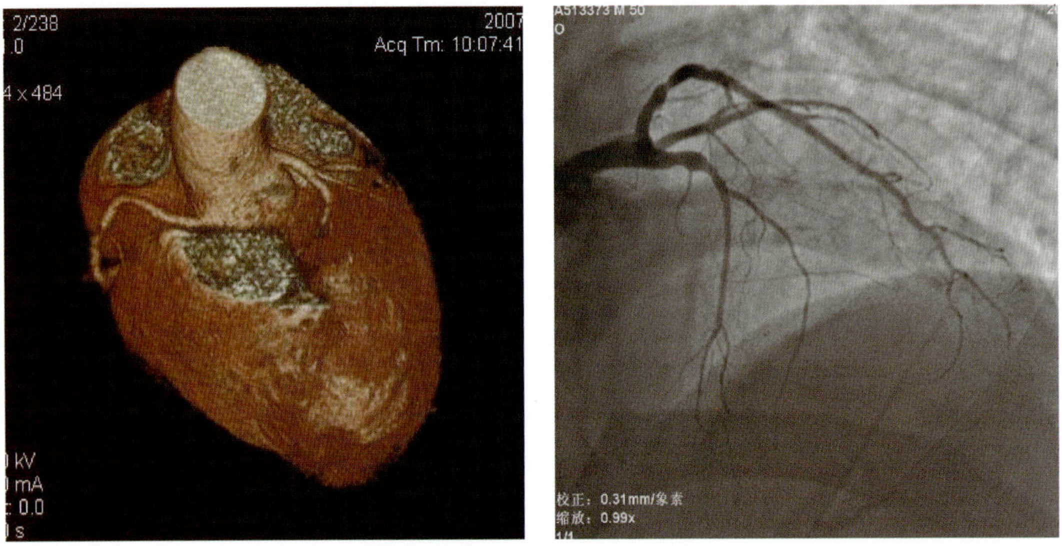

图 2-5　冠状动脉 CT 显示前降支近段闭塞（左图），
与冠状动脉造影图像（右图）所示一致

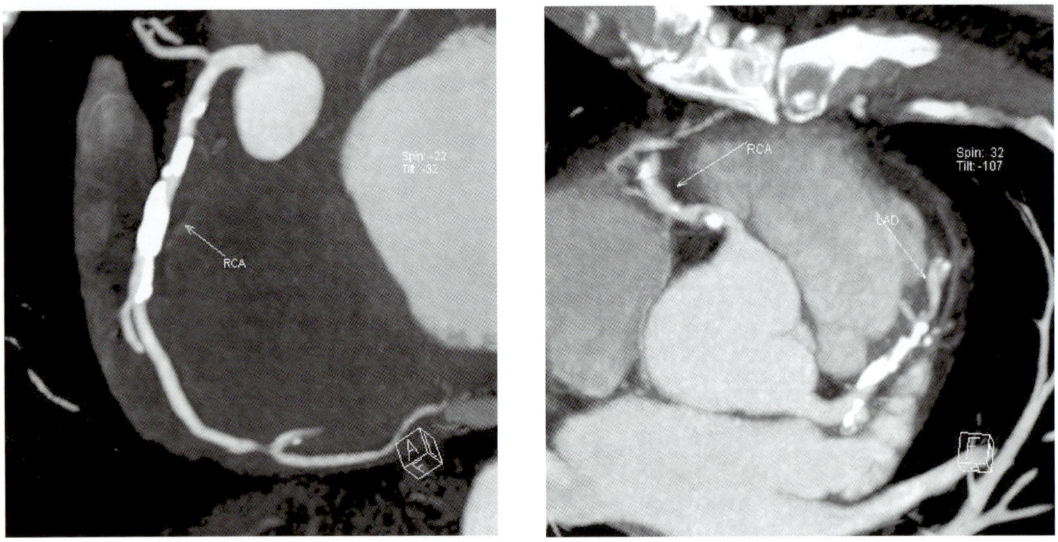

图 2-6　左图显示右冠状动脉中段严重钙化，
右图显示前降支近段严重钙化，无法判断其管腔情况

冠状动脉运动、心律失常是影响 CT 评价冠状动脉管腔的主要因素。冠状动脉运动所致的 CT 图像质量下降有时不可避免，表现为血管边缘模糊或运动伪影。适当控制心率并将图像重建相位窗置于心动周期内冠状动脉运动相对较弱的时段（例如心室舒张中期）将有助于提高冠状动脉图像质量。心律不齐或期前收缩（早搏）等心律失常导致冠状动脉在 CT 数据采集过程中的位置不一致，血管呈锯齿或阶梯样表现，影响管腔评价（图2-7）。室性早搏还可导致心电门控失效，使冠状动脉 CT 图像不能满足影像学评价。

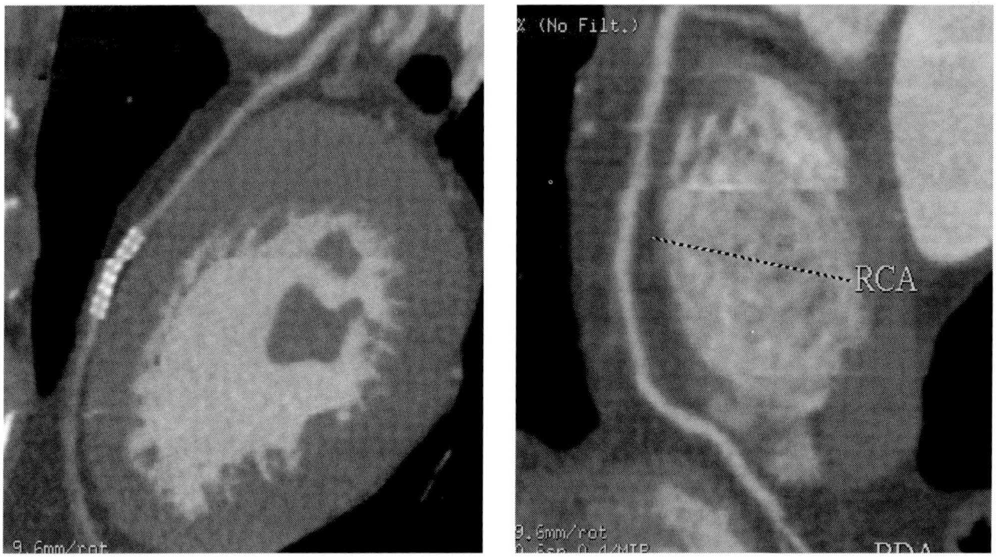

图 2-7　左图显示由于心律失常，前降支支架中段出现断层，右图显示右冠状动脉中段出现断层，血管影像模糊，影响了对管腔情况的判断

第三章　冠状动脉斑块

虽然冠状动脉造影一直是诊断冠心病的“金标准”，但是冠状动脉造影只能显示管腔的情况，而冠心病是由于冠状动脉管壁的粥样硬化斑块引起的一系列病理生理学改变所致，如果这些斑块导致严重的管腔狭窄，那么冠状动脉造影可以清楚显示，但是，大量研究证实，急性冠状动脉综合征时管腔不一定有显著的狭窄，因为其机制是由动脉粥样硬化斑块破裂继发血栓形成而导致急性缺血事件，这些斑块破裂常发生于非严重狭窄的管腔，所以在很大程度上，常规的冠状动脉造影可能会低估冠状动脉粥样硬化的程度。而 MDCT 在显示管腔狭窄的同时，还能提供周围组织和斑块形态学的信息，能准确评估斑块的性质，使软斑块、纤维斑块、钙化斑块一目了然，甚至可以看到明显的脂质核，斑块的偏心性，以及动脉是否重塑等这些在冠状动脉造影图像上无法显示的内容，其提供的信息量远远超过了常规的冠状动脉造影。组织学检查证实含丰富脂质的斑块 CT 值较低，为（42±12）Hu，纤维斑块居中，为（70±21）Hu，钙化斑块最高，为（715±328）Hu（图 2-8）。Schroeder 等和 Leber 等的研究显示应用 CT 值区分斑块成分与血管内超声成像（IVUS）结果有很好的相关性。Schroeder 等研究发现，在对管径的测量上，MDCT 与 IVUS 的相关系数为 0.79。Causssin 等发现 16 排 CT 就能准确评估易损斑块，包括低密度区（代表脂核）、偏心性、动脉重塑等。因此 CT 具有区分冠状动脉斑块性质成分的潜在能力，应用此项技术有望对易损的软斑块进行测量，从而预测急性冠状动脉综合征的危险性，甚至可能取代 IVUS（图 2-9）。

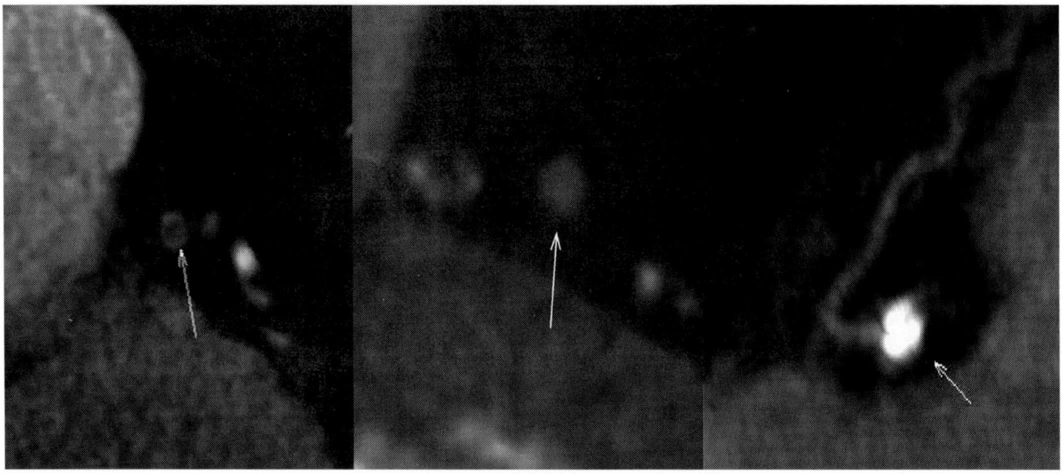

图 2-8　斑块的分类

A：软斑块（箭头所指）；B：纤维斑块（箭头所指）；C：钙化斑块（箭头所指）

体外研究发现，与显微镜下所见相比，MSCT 检测粉瘤样粥样硬化斑块、纤维性粥样硬化斑块、纤维钙化斑块及钙化斑块的敏感度分别为 73%、70%、86%、100%。

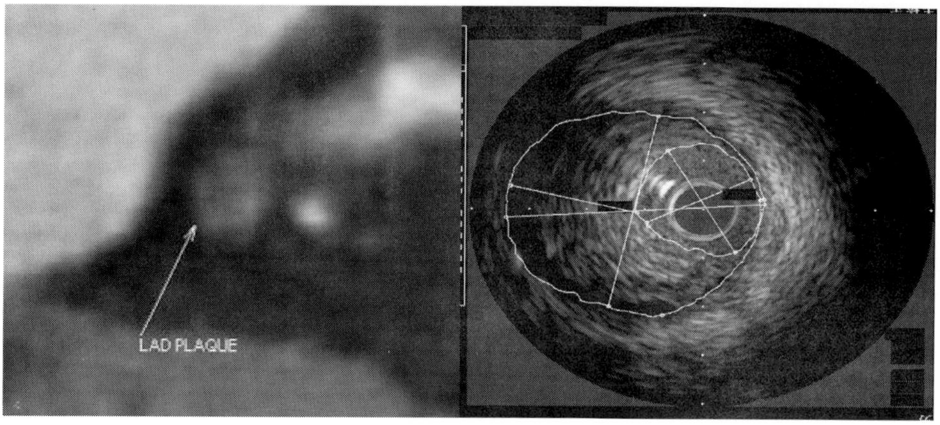

图 2-9　左图为冠状动脉 CT 显示前降支管腔高度狭窄，可见非钙化斑块（箭头所指），右图为 IVUS 图像，与 CT 图像基本一致

MSCT 上粉瘤样粥样斑块为边界清晰的管腔内软组织（CT 值 40Hu）突起；非钙化斑块的密度值与斑块内脂质、纤维成分的比例有关，如Ⅳ期粥样斑块的 CT 值约为 40Hu，Ⅴ期纤维性粥样斑块 CT 值约为 70Hu，Ⅷ期纤维性粥样斑块 CT 值约为 100Hu。钙化斑块最为稳定，表现为血管壁规则改变。Ⅶ期纤维性钙化斑块是斑块破裂后再愈合形成广泛性瘢痕的结果。

在 CT 上鉴别血栓与软斑块比较困难，因为两者密度相近，这时需结合临床表现及其他检查结果进行鉴别（图 2-10）。由于 CT 为横断面图像，且可进行多种图像后处理，因此对于低密度软斑块的显示可能是一种很好的方法。对急性冠状动脉综合征及稳定型心绞痛患者的研究还显示，MDCT 可用于评价和监控降脂治疗的效果，急性心肌梗死时一次检查可同时完成对心肌损害及相关动脉病变的评价。急性血栓在横断面 CT 上有特征性表现，为中心相对低密度（CT 值为 40Hu）边缘较高密度的充盈缺损（图 2-11）。然而这仍需要进行大量的临床研究才可以下结论。

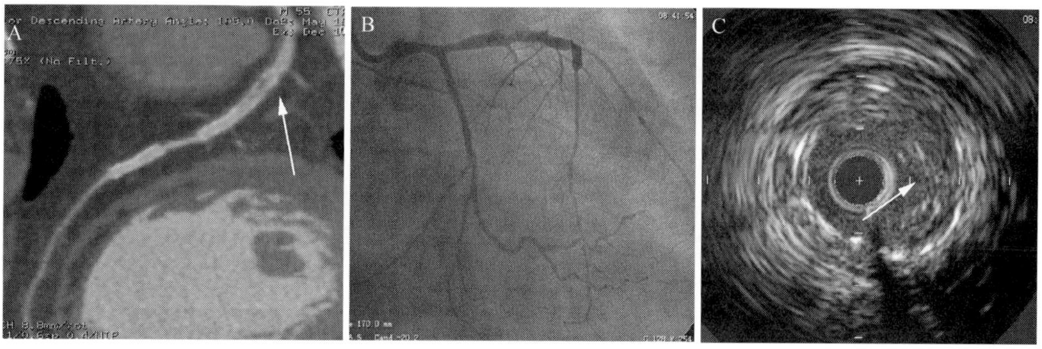

图 2-10　男性，55 岁，陈旧性前间壁心肌梗死，1 月前诊断为“非 ST 段抬高型心肌梗死”。MSCT 扫描多平面重组（MPR）图像显示前降支近段支架内可见条索状低密度影（箭头所指）（A），平均 CT 值为 50Hu 左右，考虑为支架内血栓形成，造影示支架内可见棉絮状影（B），IVUS 图像亦证实支架内可见血栓（箭头所指）（C）

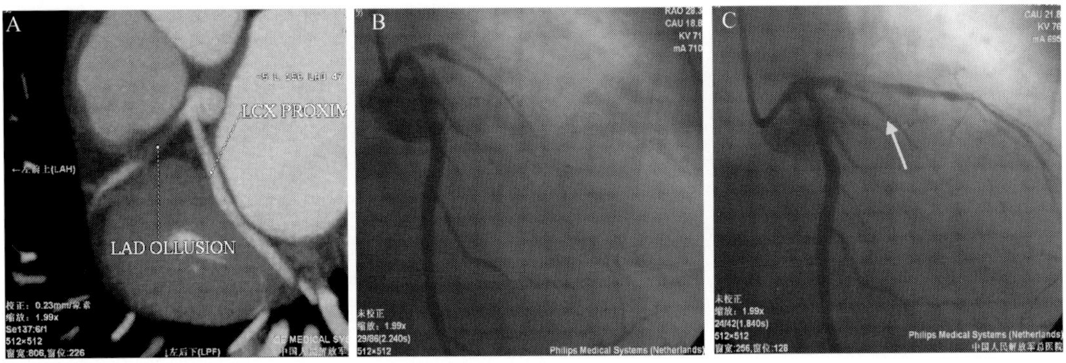

图 2-11 A：最大密度投影重建（MIP）图像显示前降支近段闭塞处低密度影，密度尚均匀，远端有造影剂充盈；B：冠状动脉造影显示前降支近段闭塞；C：球囊扩张后，前降支近段可见杯口状血栓影（箭头所指为血栓影）

如何通过 MDCT 识别易损斑块

众所周知，急性冠状动脉综合征的病理基础并不是管腔的严重狭窄，而是管壁上的粥样硬化斑块发生了一系列的病理生理学改变，包括斑块的破裂、糜烂、溃疡、钙化结节、斑块内出血等改变，以及斑块表面内皮功能不全、炎症或斑块内组织因子暴露等因素参与的血栓形成。而且，已有实验证实，并不是斑块体积大就倾向于破裂。因此，我们将这种易发生上述病理生理学改变的斑块称为易损斑块（vulnerable plaque）。易损斑块的病理特征为大的脂质核心（占斑块面积 40%以上），表面有薄的纤维帽（$<65\mu m$），并有大量包括巨噬细胞在内的炎症细胞浸润，平滑肌细胞少。那么，如何通过某种手段判断一个斑块是否为易损斑块，如何在弥漫性病变中区分易损斑块乃至确定罪犯血管以及罪犯病变就变得尤为重要。

目前判断易损斑块的方法主要包括血清学炎性因子的检测和影像学的方法。血清学炎性因子包括高敏 CRP、基质金属蛋白酶（MMP）、氧化低密度脂蛋白（ox-LDL）等。影像学方法又分为有创及无创两大类，有创的方法包括血管内超声（IVUS）、光学相干断层成像（OCT）、血管镜等。无创的方法包括磁共振现象（MRI）及 MDCT。在此，简单介绍一下我们是如何通过 MDCT 来识别易损斑块的。

首先，通过 MDCT 判断病变的位置。我们都知道，斑块破裂通常发生在血管剪切力比较大的部位，所以在开口、分叉以及血管弯曲严重等部位的斑块破裂的风险通常较大。而且，心脏在跳动时，对血管造成的反复收缩、牵张以及局部压力的变化会使纤维帽更易于破裂。观察血管的解剖位置及分布最好选用最大密度投影法（maximum intensity projection，MIP），MIP 是多个层面单个像素最大 CT 值的投影，能反映组织密度差异，具有高对比度的特点，能显示血管内结构及血管周围以及分叉血管的情况（图 2-12）。

其次，斑块的形态也可暗示其是否为易损斑块。因为易损斑块通常有许多炎性细胞浸润，包括炎性因子和基质金属蛋白酶等，这些物质可削弱斑块的结缔组织构架，使斑块的形态变得很不规则，有时甚至是“犬牙交错”的（图 2-13）。另外，钙化斑块突向管腔、

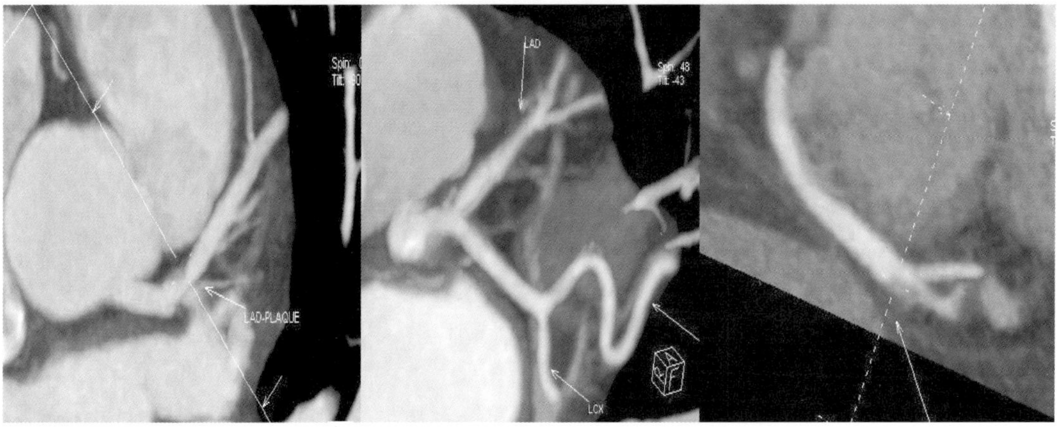

图 2-12　位于血管分叉处的易损斑块（箭头所示）

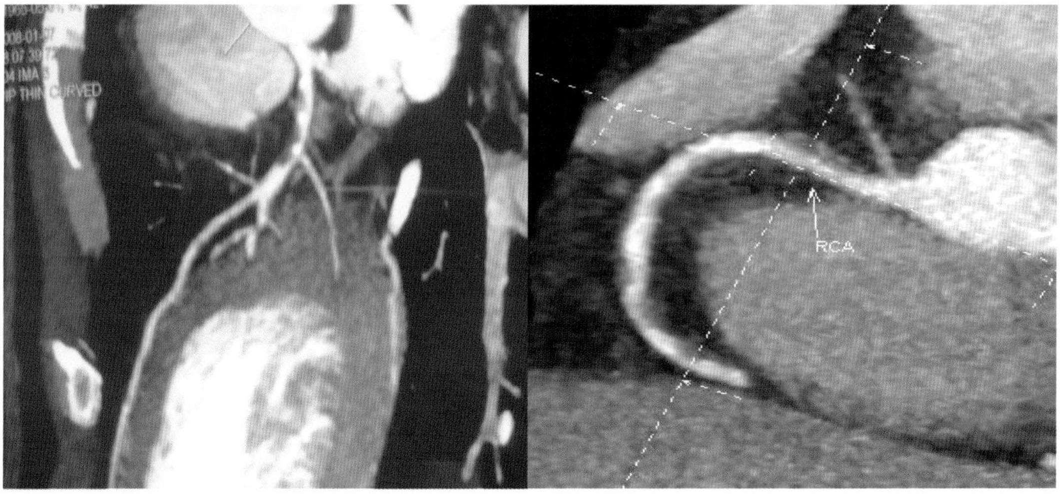

图 2-13　形态不规则的“犬牙交错”状斑块（箭头所示）

溃疡、血管正性重塑也是易损斑块的重要特征。当然，这些表面不规则的物质也有可能是新形成的血栓。而表面光滑的斑块更趋向于稳定。观察斑块的形态最好采用曲面重建图像（curved planar reconstruction，CPR）。CPR 可将弯曲的物体拉直、展开，显示在一个平面上，故可用来显示走行弯曲的血管结构，而且，CPR 重建的层面很薄，具有较高的分辨率，可以清楚地显示斑块的性质及内容。

最重要的是，看到一个斑块，一定要到横断面上找到其断层显像（x-section）。因为无论是 MIP 还是 CPR 图像，我们都只能看到某一个角度整个或部分血管的情况，而从 x-section 图像上可以清楚地看到某一点整个管壁的情况。通过 x-section 图像，我们可以像血管内超声那样看到明显的脂池（图 2-14），测量斑块的 CT 值，甚至斑块负荷。如果斑块内的最小 CT 值<0Hz，平均 CT 值<20Hz，通常预示其为易损斑块。

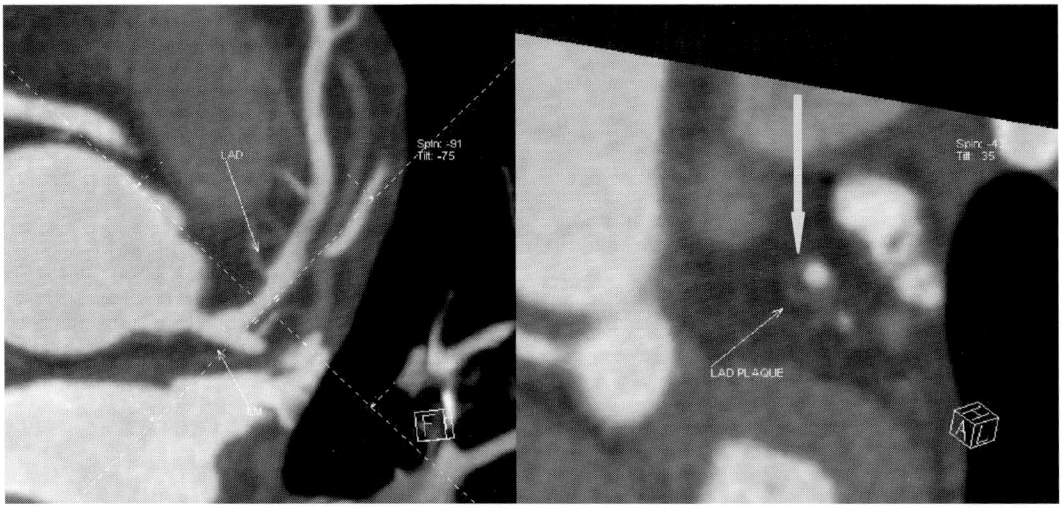

图 2-14　左图为 MIP 图像，显示斑块位置，右图为该位置的横断面图像，黄色箭头所指的月牙形液性暗区即为脂池

另外，临床医生一定要多与放射科医生进行沟通，最好亲自参与到心脏三维重建的工作中。因为放射科医生通常只会把管腔最狭窄处的 x-section 图像提供给你，而我们已经知道，管腔最狭窄处的病变不一定是易损斑块，所以我们通常无法看到我们感兴趣的区域，这样就造成了大量信息的丢失。

第四章　冠状动脉钙化积分

通过评分系统（Agatston calcium score）对钙化病变进行分类，可以预测冠状动脉事件的发生。甚至一些专家建议将钙化积分用于筛查低危至中危的病人。对于钙沉积进行长时间的监测有助于特定疾病的病理生理学的阐释以及治疗。钙化积分为 0 预示着极低的 CAD 风险，较传统的危险因素预测方法更准确。患有慢性心绞痛和急性冠状动脉综合征的病人，罪犯血管通常都会有部分的钙化。但是单独没有钙化这一因素并不能除外冠状动脉疾病，因为冠状动脉粥样硬化斑块也可无钙化。尽管钙化积分可以对病人进行危险分层，可用于 CAD 人群的筛查，但是要准确地诊断冠心病仍需要其他的临床信息（尤其是一些原始资料）。

MDCT 平扫检出冠状动脉钙化，虽然不能直接显示冠状动脉狭窄及其程度，对冠心病进行直接诊断，但对中、青年人群，冠状动脉钙化对于检出冠心病的特异性高达 85%～100%，且与钙化积分呈正相关。CT 检出冠状动脉钙化阴性预测值高达 95%，即 CT 检查无冠状动脉钙化的人群中罹患冠心病的可能性仅为 5%，尤其对中老年人更有价值。由于钙盐的沉积随年龄的增长而增加，所以无论冠心病还是非冠心病患者，钙化积分均随年龄的增长而增加，平均每年增加 24%，因而不同年龄段通过钙化积分判断冠心病的界限值是不同的。Agatston 等的研究认为，60～69 岁人群钙化积分界限值应为 300 分，钙化积分＞300 分对诊断冠心病的敏感性与特异性分别为 70.5%与 66.6%。

有研究证实，MDCT 检测的钙化与组织学上的钙化和管腔狭窄强烈相关，这说明通过钙化积分可以预测冠状动脉狭窄程度。美国心脏协会认为，如冠状动脉钙化积分为 10，则冠心病发生率很低；积分为 11～400，则表明有冠状动脉狭窄存在，临床需加以重视；当积分＞400 时，则说明肯定有冠心病的存在，且有较高危险。美国心脏学会/美国心脏协会（ACC/AHA）专家通过回顾性的研究，比较冠状动脉钙化积分和有创的血管造影，认为钙化积分对于冠状动脉狭窄＞50%的患者检出的敏感性为 91.8%，特异性为 55%。

ACC/AHA 专家关于应用钙化积分诊断和预测冠心病的意见：（1）阴性结果（积分为 0）：粥样斑块存在的可能性很小；存在明显管腔狭窄的可能性很小（阴性预测值 95%～99%）；今后 2～5 年内发生心血管事件的可能性很小（每年 0.1%）。（2）阳性结果（积分＞0）：确定存在冠状动脉粥样硬化斑块，不论男女钙化积分越高说明动脉硬化程度越重；钙化积分的总量与粥样硬化斑块负荷的总量呈正相关，虽然斑块负荷可能被低估；钙化积分高（积分＞100）说明今后 2～5 年内，患心血管疾病的危险性高（每年＞2%）。（3）钙化积分可以提高中度危险人群的临床危险因素评估的准确性，在此类人群应该应用钙化积分作为评估指标。（4）钙化积分结果为阳性时，比确定危险分层更重要的是决定是否进行进一步检查，如心导管检查等，这时不能仅仅根据积分的数值来决定，因为对个体来说，钙化积分数值与狭窄严重程度的相关性非常低，所以要结合临床病史和其他常规的临床检查结果综合分析。

第五章　再血管化术后评价

患急性冠状动脉综合征的病人即使再血管化其预后也相对不佳。术后反复发作心绞痛并不少见，无论是早期还是晚期在经导管和外科手术再血管化后各种原因的胸痛比比皆是，而且通常需要进行有创的血管造影检查。存在心电图变化和灌注扫描异常的病人通常需要进行再次治疗。但是，在这种情况下，这些方法的诊断准确性都非常有限。

对于那些需要评价再血管化术后情况的病人，MDCT 不需要插管即可提供准确的解剖信息，具有明显的优越性，虽然 MDCT 曾经因为技术上的难题限制了其在临床实践中的使用，但在近期得到了解决（图 2-15）。在早期，由于金属支架导致的 X 线的衰减和伪影，使多排 CT 很难评价冠状动脉支架的开通。但是新上市的仪器在该领域取得了很大的进展，大量的试验证实现在的 MDCT 已经可以应用于任何一种支架置入术后的患者。在一涉及 68 例病人、112 枚支架的研究中发现，MDCT 对于显著的支架内再狭窄（＞60％）的敏感性是 89％，特异性为 97％，阴性预测值是 97％。因此，2/3 的病人可以通过 MDCT 除外支架内再狭窄，只有 1/3 的患者需要进行有创的检查来确诊。但是，对于中度支架内再狭窄准确性仍较低，特别是对于尺寸较小的支架和存在重度钙化的情况下。最近，有研究使用 64 排 CT 在体外模型中进一步评价支架产生伪影的原因和程度。Ehara 等的研究显示其敏感性、特异性、阳性预测值和阴性预测值分别为 91％、93％、77％和 98％，大约 88％的支架都可以通过 CT 来进行评价。

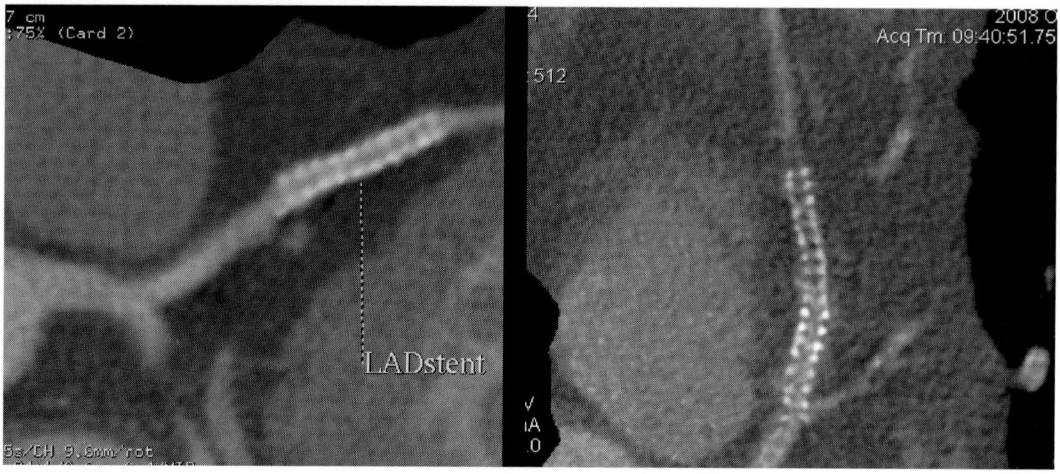

图 2-15　左图显示前降支支架内管腔通畅；
右图支架内完全闭塞，无造影剂充填

冠状动脉搭桥术作为冠心病治疗方法之一被广泛开展，所采用的桥血管通常为内乳动脉、大隐静脉或桡动脉等，桥血管在术后可发生闭塞，桥血管包括吻合口也可发生狭窄。对某一病人而言，使用的桥血管可为单纯动脉、单纯静脉或动静脉合用。静脉桥的管腔闭塞率较高。现在，冠状动脉搭桥术也可以通过 MDCT 来进行评价。它能直观和整体显示桥血管及其连接关系。大隐静脉桥血管通常较本身的冠状动脉粗，并且受心脏运动影响较小。Meyer 等发现 64 排 CT 诊断桥血管狭窄的敏感性和特异性都是 97%，阳性预测值和阴性预测值分别为 93%和 99%。动脉桥受心脏运动的影响也相对较小，但比静脉桥细，其敏感性和阳性预测值稍低一些，分别为 93%和 86%（图 2-16，图 2-17）。对于桥血管与本身冠状动脉吻合口的评价经常受到金属支夹产生的伪影的影响，所以通常比较复杂。对于远端的吻合口，由于冠状动脉血管相对较细，就更难评价其狭窄程度了。由于 MDCT 无法显示实时的前向血流，所以无法区分高度的管腔狭窄还是原有冠状动脉的完全闭塞，而这对冠状动脉介入治疗的可行性判断是非常重要的。

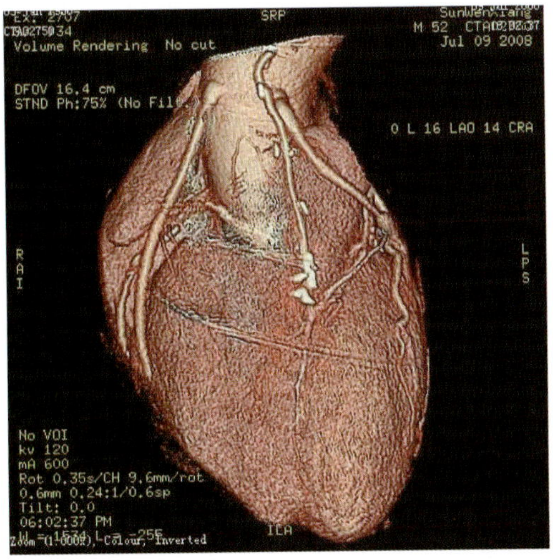

图 2-16　左内乳动脉（LIMA）桥及大隐静脉桥血管基本通畅

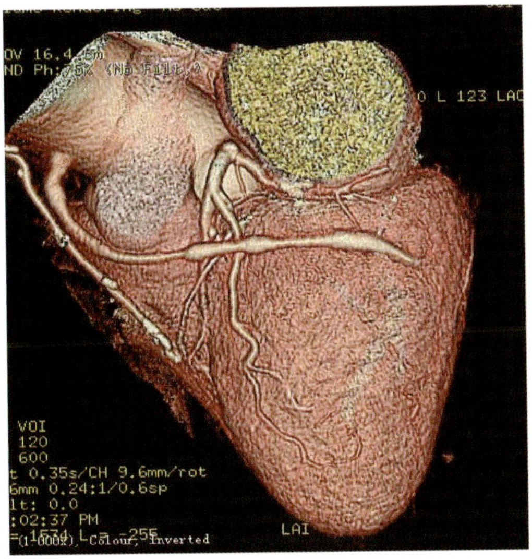

图 2-17　大隐静脉桥血管呈串珠样改变

第六章　心脏 MDCT 的新指征和适应证

随着对 MDCT 的深入研究，MDCT 的优势以及新的适应证也不断被开发出来，并在临床上得到应用。

一、应用 MDCT 对冠心病进行危险分层

危险分层的概念是根据病情对患者进行甄别，使其得到最适合的诊断和治疗。在冠心病的危险分层中冠状动脉造影一直扮演着最重要的角色，但是由于其存在有创性、高风险性和高昂的费用等不足使之不能够广泛开展，且很多情况下并不是医师不愿意进行冠状动脉造影，而是病人的情况不允许。很多病人因此而不能得到适宜的危险分层，特别是冠状动脉解剖的危险分层，简而言之我们不知道冠状动脉病变的情况，因此无法根据病情的轻重缓急给予合适的治疗。目前冠状动脉危险分层的方法很多，最著名的当属 GRACE 系统，是根据临床情况，心电图，实验室检查，年龄，心率，收缩压，肌酐，Killp 分级，ST 段压低，心肌酶的变化和心脏骤停得出的方程式，能够预测心脏的危险性。但是，GRACE 系统最重要的缺陷是没有考虑到冠状动脉解剖的情况。MDCT 可以通过无创的方法获得冠状动脉解剖的图像，对冠心病的危险分层有极大的帮助。如果可以用 MDCT 代替诊断性冠状动脉造影，则会大大促进和便利冠心病的诊断和危险分层，正确指导介入、搭桥或内科治疗的合理应用，经济和社会效益不可估量。尽管有学者质疑冠状动脉 CT 的可靠性。但是具体情况要具体分析，对于弥漫而严重的钙化斑块的准确性低，而对于软斑块准确性相当高（图 2-18）。冠状动脉造影和冠状动脉 CT 的对比研究已经有很多，根据造影与 64 排 CT 的对比结果，CT 敏感性为 90%～94%，特异性为 95%～97%，阴性预测值高达 93%～99%。冠状动脉 CT 已经被写入欧洲心脏病学会（ESC）稳定型心绞痛指南，为Ⅱb 类适应证，证据级别 C，主要适用于负荷试验阴性、冠心病可能性较低的患者。但是冠状动脉 CT 的技术在飞速进步，相信更多的适应证也会出台。

我们的危险分层是参照现有的有关冠心病的指南及最新的进展集合而成的。通常的流程应该是从看到病人开始，然后是问病史，查体，化验，心电图，超声心动图，胸片，心肌酶学检查。但是由于冠状动脉 CT 的出现，我们最近也发现病人的就诊流程发生了一些变化。病人第一个特殊检查不再是负荷试验，而是直接行冠状动脉 CT。可能有以下几个特殊原因：不明原因的胸痛最多；已确诊冠心病但病人和医师想了解病变的严重程度，也就是病人的危险分层，并不急于进行再血管化治疗。最近一些重要的试验结果对病人和医师都有很大的影响。因此，我们的分层是从发现斑块开始的。

（1）MDCT 显示为孤立斑块：急性 ST 段抬高型心肌梗死应该行介入治疗，超过 12

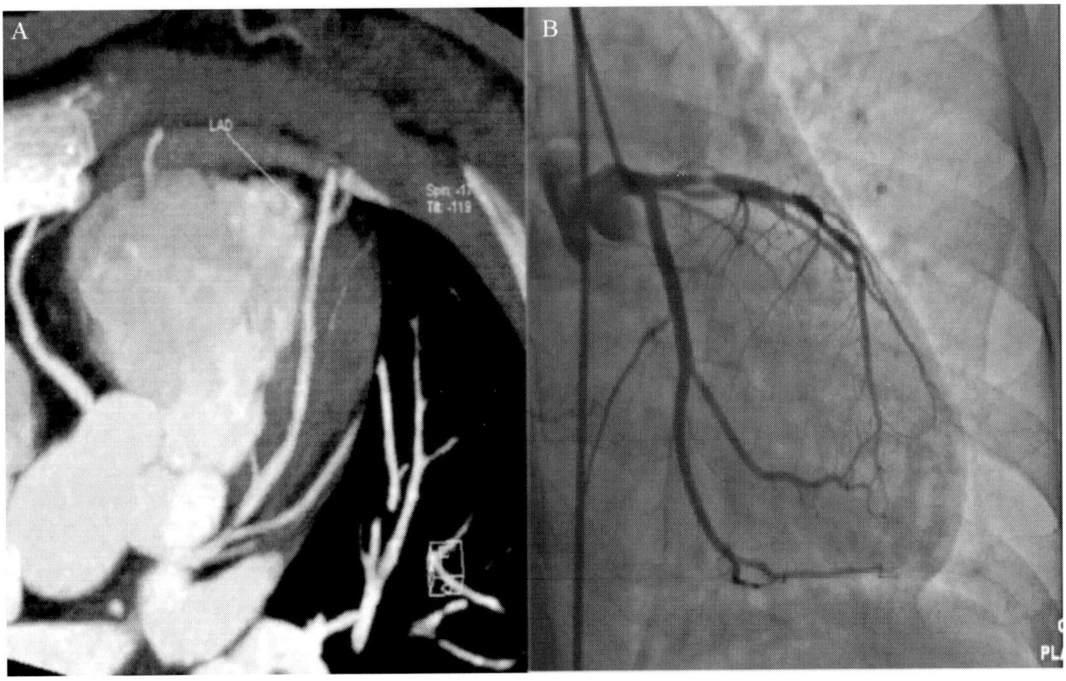

图 2-18 A：CT 图像显示前降支（LAD）近段软斑块，管腔高度狭窄；B：冠状动脉造影图像，前降支近段管腔高度狭窄，管壁情况不得而知

小时可以在数天内行延期的介入治疗。但现在也有学者认为应该做负荷试验，没有缺血也不一定行再血管化治疗。急性冠状动脉综合征应该行介入治疗。稳定型心绞痛患者先行药物负荷试验，有缺血者进行介入治疗，没有缺血可以行内科治疗。没有症状的患者先行药物负荷试验，试验阴性者行内科治疗。

（2）MDCT 显示为弥漫的软斑块：急性 ST 段抬高型心肌梗死行罪犯血管介入治疗。急性冠状动脉综合征要考虑冠状动脉旁路移植（搭桥）手术。稳定型心绞痛可行药物负荷试验，有缺血症状者行搭桥手术，没有缺血者行药物治疗；无症状者行药物负荷试验，有缺血者可以行搭桥手术，没有缺血者进行药物治疗。

（3）MDCT 显示为弥漫钙化病变：急性 ST 段抬高型心肌梗死行罪犯血管介入治疗。急性冠状动脉综合征弥漫钙化病变应考虑外科搭桥手术。稳定型心绞痛行药物负荷试验，有缺血者行搭桥手术，无缺血者药物治疗；无症状者行药物负荷试验，有缺血者可以行搭桥手术，没有缺血者药物治疗。

另外，冠状动脉 CT 只是解剖指标，是否缺血应该与核素、超声心动和核磁共振结果相结合，形成优势互补；还可将冠状动脉 CT 的图像与心肌核素的图像融合形成既反映解剖又反映缺血的图像（图 2-19）。

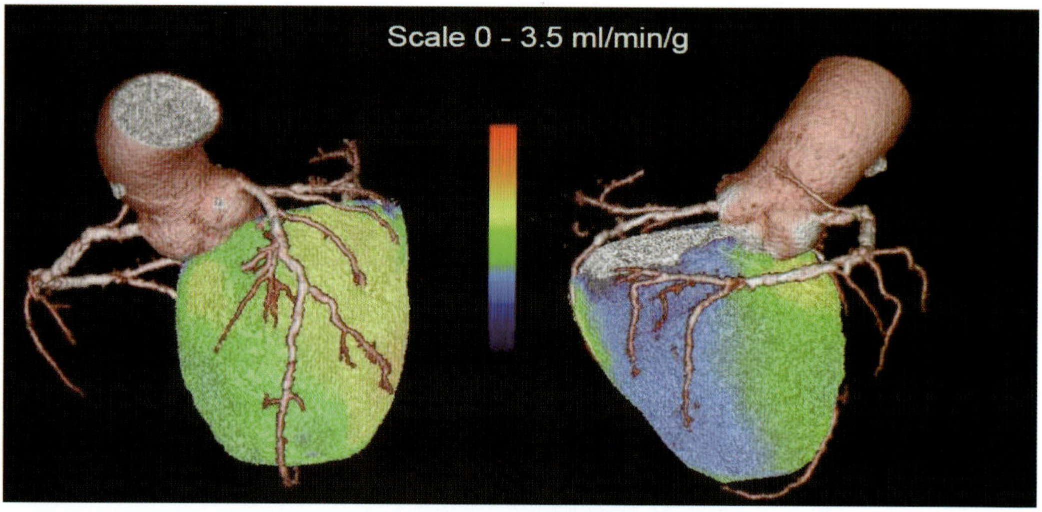

图 2-19 冠状动脉 CT 和心肌核素检查的杂交图像，在显示血管狭窄的同时，还可显示该血管所支配的心肌缺血的情况

二、通过 MDCT 指导冠状动脉的介入治疗

1. MDCT 指导慢性闭塞病变的介入治疗

冠状动脉慢性闭塞病变（chronic total occlusion，CTO）约占全部 PCI 病例的 15%～30%。根据 NHLBI1997—1999 年注册资料显示：CTO 病变占 15.6%，右冠状动脉 CTO 病变多于左前降支、回旋支。一项多中心、前瞻性的研究证实，经皮冠状动脉介入（percutaneous coronary intervention，PCI）治疗成功的 CTO 患者的临床终点明显优于 PCI 不成功的患者。尽管近年来冠状动脉的微创介入治疗取得了令人瞩目的发展，但是不得不承认，由于 CTO 病变的介入治疗费时耗力，术中要使用大量造影剂，而且患者和术者都要接受长时间的放射线暴露，即刻手术成功率相对于其他冠状动脉病变较低，且再狭窄率相对较高，所以 CTO 病变仍是介入治疗的难题，是介入医生面临的巨大挑战之一。随着 PCI 技术和器械的发展，CTO 病变 PCI 的成功率较前已大大提高。2006 年美国心血管介入（TCT）会议公布的一组数据显示，CTO 病变的成功率为 68%。对于大多数失败的 CTO 病变来讲，导丝不能通过闭塞病变是主要原因，其次为导丝通过后球囊不能通过。而且，尽管血管成形术的设备已经有了很大的改进，例如各种各样的导丝以及复杂的技术，如平行导丝技术，但是 CTO 病变的 PCI 成功率仍较低。由于传统的冠状动脉造影无法显示闭塞远段的管腔情况，所以无法显示闭塞血管节段的情况，这就造成导丝无法在造影剂的指引下前进，而只能根据术者的经验和远段的侧支循环来估测血管的走行。

我们对 68 例于我院行冠状动脉 MDCT 证实为冠状动脉 CTO，并于我院心内科行择期 PCI 的冠心病患者进行统计分析发现，MDCT 的冠状动脉软组织造影可以准确地判断 CTO 病变的走行，评价闭塞节段斑块的性质及分布，甚至测量闭塞的长度，而且，MDCT 所显示的指标可以预测 CTO 病变是否可以再通，有助于提高慢性闭塞介入治疗的成功率（图 2-20）。那么，如果能将冠状动脉造影的图像和 CT 的图像融合拼接在一起，

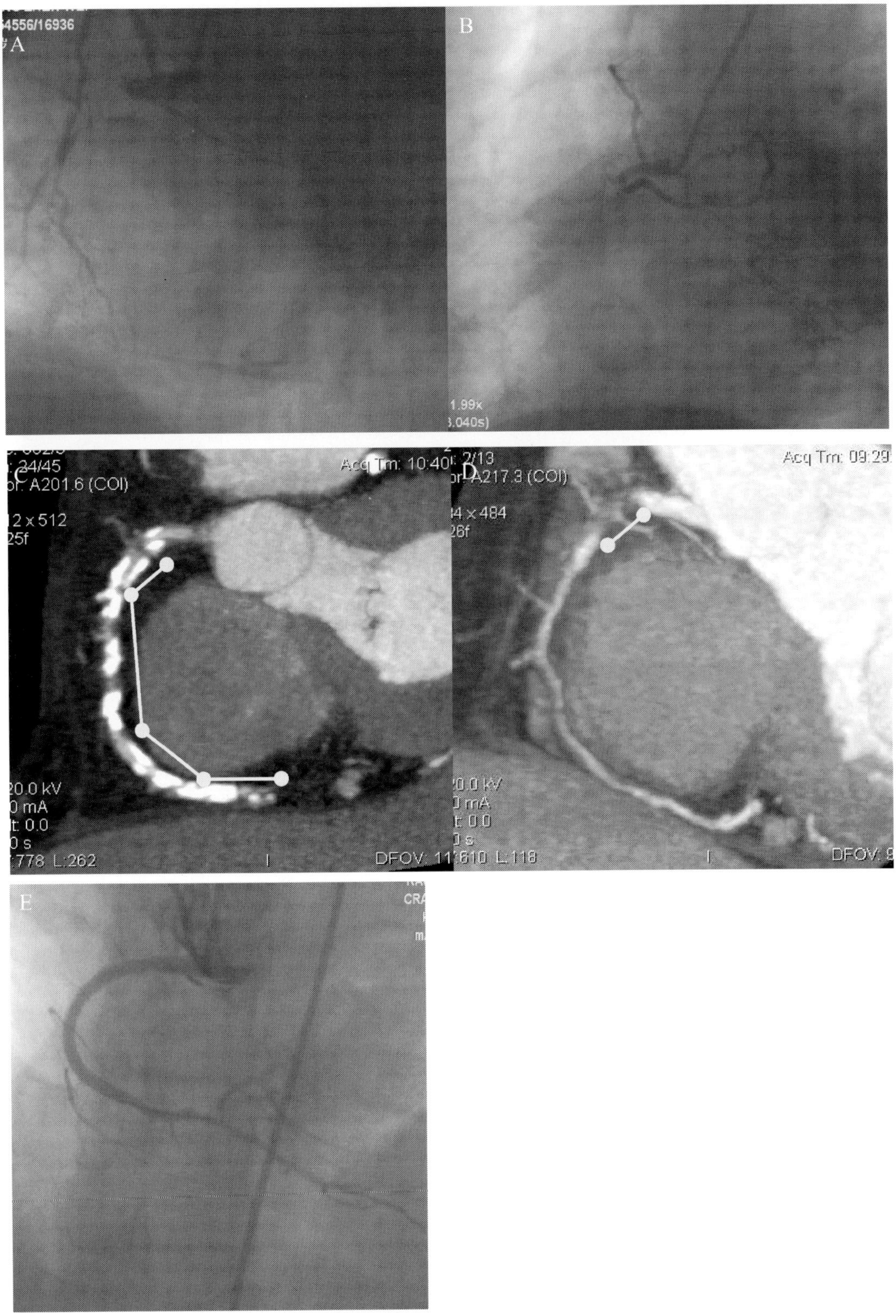

图 2-20 同样为右冠状动脉近段闭塞，传统的冠状动脉造影无法判断闭塞节段的长短（A，B）。而 MDCT 则可清楚显示闭塞节段的长短、走行以及斑块性质（C，D），这就决定了介入治疗的结果（E）

并能放在透视的图像上则可以大大提高慢性冠状动脉闭塞介入治疗的成功率。首先，在介入手术开始前将冠状动脉 CT 的图像与冠状动脉造影图像进行异机融合：提取特征，设计误差评估方法，对图像数据进行处理使误差最小，将变换后的图像数据进行对位和综合显示，分析综合数据，其中对位技术是图像融合的关键和难点。由于冠状动脉 CT 的 MIP 图像与冠状动脉造影的图像基本一致，因此采用半自动调整，应用 MIP 方法取得某一节段的冠状动脉图像。将活动的冠状动脉透视图像与冠状动脉 CT 的图像重叠在一起。采用中心线的技术使冠状动脉 CT 影像始终处于中心（图 2-21）。将处理后的图像在导管机上读取，并将传统的造影图像和处理后的图像分别置于导管机的两个显示屏上，然后，根据重组的图像指引操作导丝的方向。在慢性完全闭塞的病人，冠状动脉 CT 的软组织显影可以极大地帮助术者闭塞血管的行走路径，判断斑块性质，帮助选择导管、导丝、甚至支架，从而减少并发症、辐射量以及造影剂的使用。

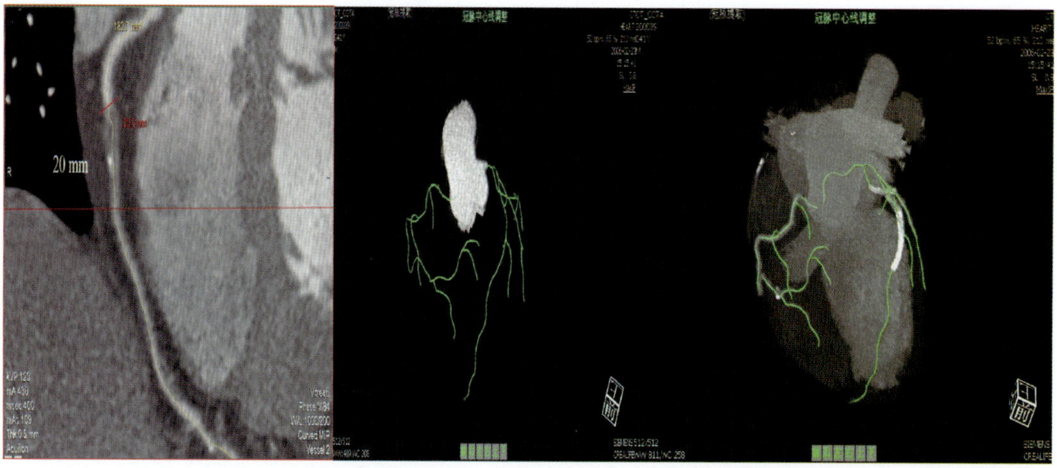

图 2-21　冠状动脉造影血流中断图像与冠状动脉 CT 闭塞的图像融合

2. MDCT 指导非闭塞病变的介入治疗

MDCT 在显示管腔狭窄的同时，还能提供周围组织和斑块形态学的信息，能准确评估斑块的性质，使软斑块、纤维斑块、钙化斑块一目了然，甚至可以看到明显的脂质核、斑块的偏心性以及动脉是否重塑等这些在冠状动脉造影图像上无法显示的内容，其提供的信息量远远超过了常规的冠状动脉造影。通过仔细研究 CT 图像，判断冠状动脉开口的情况，病变的位置、长度，是否为分叉病变，有无迂曲，病变部位斑块的性质，病变近段及远段的血管直径，然后制订治疗策略，包括投照体位，指引导管、指引导丝、球囊以及支架的选择。对于病变血管无需常规造影，可根据 MDCT 选择合适的体位直接置入指引导管，注射少量造影剂显示病变部位，根据 CT 资料选择合适的导丝及球囊。如 CT 显示为软斑块，可不需预扩张而直接置入支架，视支架膨胀情况进行后扩张。我们观察了 59 例病人，发现 MDCT 指导的介入治疗使照射时间、造影剂用量及手术并发症均明显下降（图 2-22）。

另外，通过仔细分析 CT 图像，在介入治疗前即可对病人进行分层，不适合进行介入治疗的病人，例如，左主干及三支病变，完全可以不进行冠状动脉造影而直接进行搭桥手

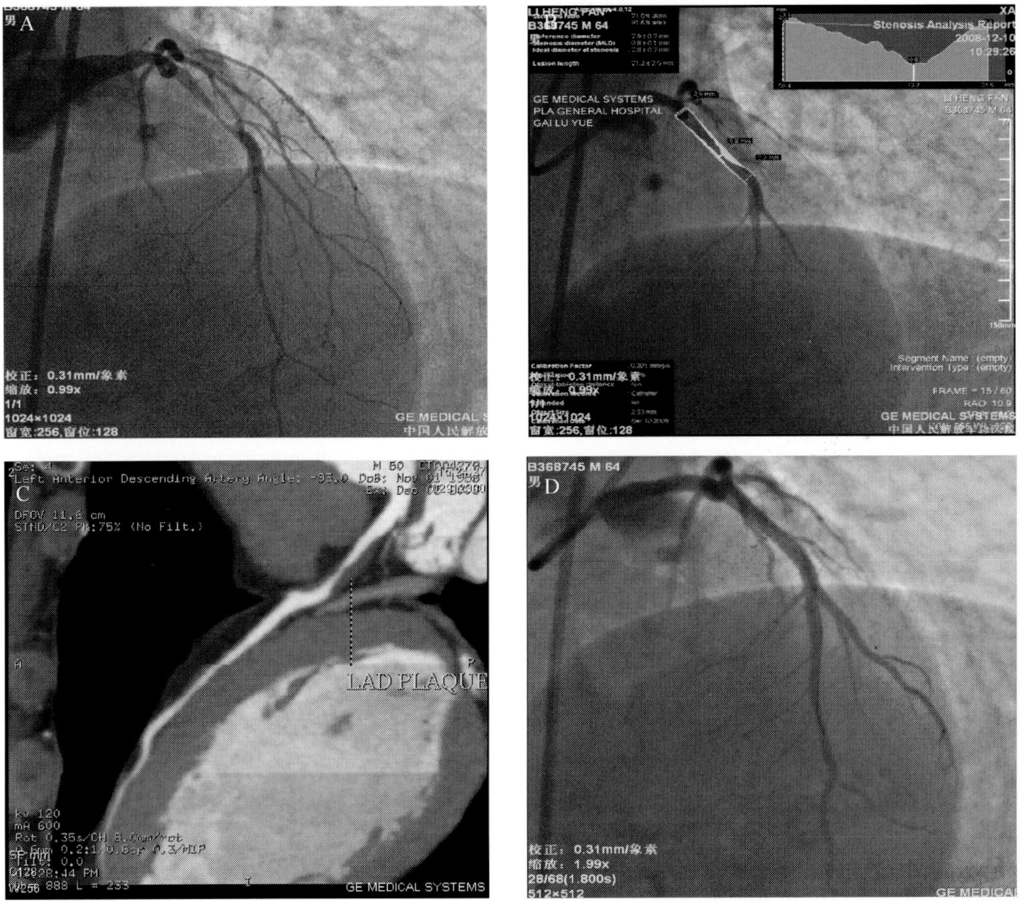

图 2-22　冠状动脉造影显示前降支近段严重狭窄（A），根据造影图像估测的斑块范围（B）明显低于冠状动脉 CT 所显示的斑块范围（C），介入治疗时选择合适的体位直接置入指引导管，根据 CT 所测量的血管直径和长度选择置入支架（D），介入治疗共耗时 10 分钟，使用造影剂 20ml

术，这样既降低了病人因服用大量抗凝药物引起出血的高风险，也减少了因介入治疗导致的并发症的出现。

在这里，肯定会有人质疑冠状动脉 CT 的卫生经济学的问题。多数人认为，冠状动脉 CT 要用造影剂，冠状动脉造影也要用造影剂，而且发现了病变还要进行介入治疗，先做 CT 再行冠状动脉造影是多此一举完全没有必要的。但很多人忽视这样一个事实，有相当多的病人知道冠状动脉 CT 正常后就不再行冠状动脉造影了。从这一点看，冠状动脉 CT 大大节省了治疗费用。

第七章　MDCT 的局限性

目前 MDCT 的使用越来越广泛，执行也越来越迅速。然而，以目前的形式来看，尽管 MDCT 可以通过剂量节能算法减少射线照射，但仍需要比较大的放射剂量和造影剂，有些病人由于严重钙化，金属植入物及心律失常可能造成对冠状动脉某些节段的无法评价。值得庆幸的是，2008 年，GE 公司展出了宝石 CT，它采用宝石作为探测器的材料。由于具备瞬时变能高压发生器等技术，宝石 CT 还具有能谱栅的功能。能谱栅 CT 能做到单能谱图像提取、物质分离、消除伪影，可以彻底根除射线硬化伪影，鉴别冠状动脉斑块性质，定量分析斑块中血栓、纤维化、钙化成分，这种单能谱图像可以根除由于钙化、金属、造影剂所造成的硬化伪影等，对狭窄程度的判断更加真实。它的动态 400 排技术，可以实现四维动态 MDCT 和大范围的灌注。更重要的是，它使放射剂量下降了 50%。目前的报道是，一次冠状动脉 CT 扫描检查的最低辐射剂量记录是 3～5mSv，较常规冠状动脉造影的辐射剂量还要低（3～6mSv）。

如何降低放射剂量

目前，无论是患者还是影像学专家都非常关心冠状动脉 CT 的放射剂量问题，如何在保证图像质量的同时降低心脏扫描时患者所接受的剂量是目前讨论较多的问题。如果在固定条件（如 120kV，700mA 条件下）进行冠状动脉 CT 扫描，病人接受的辐射剂量在 15mSv 左右，明显高于经导管的冠状动脉造影。在这里向大家分享一下我们在降低放射剂量方面的一些经验。

1. 尽量采用前瞻性门控心电技术　冠状动脉 CT 是在心脏舒张中晚期心脏运动幅度最小的时候进行扫描。心电门控技术分为前瞻性门控螺旋扫描和回顾性门控螺旋扫描。前瞻性门控扫描时，射线只覆盖预设的扫描宽度，不连续扫描，这种扫描可以大大地降低扫描剂量。回顾性门控扫描是连续采集图像数据，此种扫描对造影剂要求较高，需要足够的曝光剂量，放射剂量明显超过前瞻性门控扫描。

2. 尽可能地减慢心率　冠状动脉 CT 通常根据患者吸气前的心率自动设置扫描时的螺距，所以心率越快，球管采集的次数越多，病人接受的射线量就越大，所以减慢心率可以在一定程度上降低辐射量。

3. 根据体重调节数据参数，而不是固定参数　体重较轻的病人可以将电压从 700mA 降低至 400mA，造影剂的使用量也可以适当降低，这样在低水平的曝光剂量下也能得到满意的图像，而不是任何病人都用同样的参数。

有意识地做到以上几点，至少可以将冠状动脉 CT 的辐射剂量降低 1/3～1/2，大概每年做一次冠状动脉 CT 检查应该不为过。此外，随着 CT 的技术快速发展，放射量将会进一步降低。

（盖鲁粤　李　萍）

参 考 文 献

1. Achenbach S，Ulzheimer S，Baum U，et al. Noninvasive coronary angiography by retrospectively ECG-gated multislice spiral CT. Circulation，2000，102（23）：2823-2828.
2. 张兆琪. 心血管疾病 64 排 CT 诊断学. 北京：人民卫生出版社，2008：32-33.
3. Otsuka M，Itoh A，Haze K. Sinus venosus type of atrial septal defect with partial anomalous pulmonary venous return evaluated by multislice CT. Heart，2004，90（8）：901.
4. Kaemmerer H，Stern H，Fratz S，et al. Imaging in adults with congenital cardiac disease（ACCD). Thorac Cardiovasc Surg，2000，48（6）：328-335.
5. Datta J，White CS，Gilkeson RC，et al. Anomalous coronary arteries in adults：depiction at multi-detector row CT angiography. Radiology，2005，235（3）：812-818.
6. Schmitt R，Froehner S，Brunn J，et al. Congenital anomalies of the coronary arteries：imaging with contrast-enhanced，multidetector computed tomography. Eur Radiol，2005，15（6）：1110-1121.
7. 王新江，杨立，蔡祖龙，等. 64 层螺旋 CT 对先天性冠状动脉异常起源的显示。[J] 中国医学影像技术，2006，22（10）：1510-1513.
8. Abbara S，Cury RC，Nieman K，et al. Noninvasive evaluation of cardiac veins with 16-MDCT angiography. AJR Am J Roentgenol，2005，185（4）：1001-1006.
9. Achenbach S，Ulzheimer S，Baum U，et al. Noninvasive coronary angiography by retrospectively ECG-gated multislice spiral CT. Circulation，2000，102（23）：2823-2828.
10. Raff GL，Gallagher MJ，O'Neill WW，et al. Diagnostic accuracy of noninvasive coronary angiography using 64-slice spiral computed tomography. J Am Coll Cardiol，2005，46（3）：552-557.
11. Leber AW，Knez A，von Ziegler F，et al. Quantification of obstructive and nonobstructive coronary lesions by 64-slice computed tomography：a comparative study with quantitative coronary angiography and intravascular ultrasound. J Am Coll Cardiol，2005，46（1）：147-154.
12. Achenbach S，Ropers D，Kuettner A，et al. Contrast-enhanced coronary artery visualization by dual-source computed tomography：initial experience. Eur J Radiol，2006，57（3）：331-335.
13. Halon DA，Rubinshtein R，Shiran A，et al. Resolution of an intra-coronary filling defect in the proximal left anterior descending coronary artery demonstrated by 64-slice multi-detector computed tomography. Catheter Cardiovasc Interv，2006，67（2）：246-249.
14. Pugliese F，Mollet NR，Runza G，et al. Diagnostic accuracy of non-invasive 64-slice CT coronary angiography in patients with stable angina pectoris. Eur Radiol，2006，16（3）：575-582.
15. Ropers D，Rixe J，Anders K，et al. Usefulness of multidetector row spiral computed tomography with 64×0.6mm collimation and 330-ms rotation for the noninvasive detection of significant coronary artery stenoses. Am J Cardiol，2006，97（3）：343-348.
16. Hoffmann U，Moselewski F，Cury RC，et al. Predictive value of 16-slice multidetector spiral computed tomography to detect significant obstructive coronary artery disease in patients at high risk for coronary artery disease：patient- versus segment-based analysis. Circulation，2004，110：2638-2643.
17. Kuettner A，Beck T，Drosch T，et al. Diagnostic accuracy of noninvasive coronary imaging using 16-detector slice spiral computed tomography with 188 ms temporal resolution. J Am Coll Cardiol，2005，

45：123-127.
18. Mollet NR，Cademartiri F，Krestin GP，et al. Improved diagnostic accuracy with 16-row multi-slice computed tomography coronary angiography. J Am Coll Cardiol，2005，45：128-132.
19. Hoffmann MH，Shi H，Schmitz BL，et al. Noninvasive coronary angiography with multislice computed tomography. JAMA，2005，293：2471-2478.
20. Leschka S，Alkadhi H，Plass A，et al. Accuracy of MSCT coronary angiography with 64-slice technology：first experience. Eur Heart J，2005，26：1482-1487.
21. 孙昊，高明明，马展鸿，等. 冠状动脉钙化对 64 层螺旋 CT 诊断冠状动脉狭窄的影响. [J] 中华放射学杂志，2007，41 (10)：1023-1027.
22. Cordeiro MA，Miller JM，Schmidt A，et al. Non-invasive half millimetre 32 detector row computed tomography angiography accurately excludes significant stenosis in patients with advanced coronary artery disease and high calcium scores. Heart，2006，92 (5)：589-597.
23. Kullo IJ，Edwards WD，Schwartz RS. Vulnerable plaque：pathobiology and clinical implications [J]. Ann Intern Med，1998，129：1050-1060.
24. Schroeder S，Kopp AF，Baumbach A，et al. Noninvasive detection and evaluation of atherosclerotic coronary plaques with multislice computed tomography [J]. J Am Coll Cardiol，2001，37：1430-1435.
25. Leber AW，Knez A，Becker A，et al. Accuracy of multidetector spiral computed tomography in identifying and differentiating the composition of coronary atherosclerotic plaques [J]. J Am Coll Cardiol，2004，43：1241-1247.
26. Caussin C，Ohanessian A，Ghostine S，et al. Characterization of vulnerable nonstenotic plaque with 16-slice computed tomography compared with intravascular ultrasound [J]. Am J Cardiol，2004，94：99-104.
27. Church TS，Levine BD，McGuire DK，et al. Coronary artery calcium score，risk factors，and incident coronary heart disease events. Atherosclerosis，2007，190 (1)：224-231.
28. Hopkins PN，Ellison RC，Province MA，et al. Association of coronary artery calcified plaque with clinical coronary heart disease in the National Heart，Lung，and Blood Institute's Family Heart Study. Am J Cardiol，2006，97 (11)：1564-1569.
29. Anand DV，Lim E，Hopkins D，et al. Risk stratification in uncomplicated type 2 diabetes：prospective evaluation of the combined use of coronary artery calcium imaging and selective myocardial perfusion scintigraphy. Eur Heart J，2006，27 (6)：713-721.
30. Blumenthal RS，Becker DM，Yanek LR，et al. Comparison of coronary calcium and stress myocardial perfusion imaging in apparently healthy siblings of individuals with premature coronary artery disease. Am J Cardiol，2006，97 (3)：328-333.
31. Naghavi M，Falk E，Hecht HS，et al. From vulnerable plaque to vulnerable patient—Part III：Executive summary of the Screening for Heart Attack Prevention and Education (SHAPE) Task Force report. Am J Cardiol，2006，98 (2A)：2H-15H.
32. Raggi P，Cooil B，Ratti C，et al. Progression of coronary artery calcium and occurrence of myocardial infarction in patients with and without diabetes mellitus. Hypertension，2005，46 (1)：238-243.
33. Agatston AS，Janowitz WR，Hildner FJ，et al. Quantification of coronary artery calcium using ultrafast computed tomography. J Am Coll Cardiol 1990，15 (4)：827-832.
34. Van der Hoeven BL，Liem SS，Pranobe V，et al. Role of calcified spots detected by intravascular ultrasound in patients with ST-segment elevation acute myocardial infarction. Am J Cardiol，2006，98 (3)：309-13.

35. Rubinshtein R, Gaspar T, Halon DA, et al. Prevalence and extent of obstructive coronary artery disease in patients with zero or low calcium score undergoing 64-slice cardiac multidetector computed tomography for evaluation of a chest pain syndrome. Am J Cardiol, 2007, 99 (4): 472-5.
36. Mauter GC, Mautner SL, Froehlich IM, et al. Coronary artery disease: Prediction with in vitro electron beam CT [J]. Radiology, 1994, 192: 619.
37. Maher JE, Bielak LF, Raz JA, et al. Progression of coronary artery calcification: a pilot study. Mayo Clin Proc, 1999, 74 (4): 347-55.
38. Kleiman NS, Anderson HV, Rogers WJ, et al. Comparison of outcome of patients with unstable angina and non-Q-wave acute myocardial infarction with and without prior coronary artery bypass grafting (Thrombolysis in Myocardial Ischemia Ⅲ Registry). Am J Cardiol, 1996, 77 (4): 227-31.
39. Lewis BS, Halon DA. Integrating multidetector computed tomography into clinical practice: computed tomography scanning shows its metal. J Am Coll Cardiol, 2007, 49 (9): 960-2.
40. 孔令燕，金征宇，王怡宁，等. 64 层螺旋 CT 冠状动脉成像评价冠状动脉支架通畅性. [J] 中国医学科学院学报，2006，28 (1)：32-35.
41. Ohnuki K, Yoshida S, Ohta M, et al. New diagnostic technique in multi-slice computed tomography for in-stent restenosis: pixel count method. Int J Cardiol, 2006, 108 (2): 251-8.
42. Pugliese F, Cademartiri F, van Mieghem C, et al. Multidetector CT for visualization of coronary stents. Radiographics, 2006, 26 (3): 887-904.
43. Kefer JM, Coche E, Vanoverschelde JL, et al. Diagnostic accuracy of 16-slice multidetector-row CT for detection of in-stent restenosis vs. detection of stenosis in nonstented coronary arteries. Eur Radiol, 2007, 17 (1): 87-96.
44. Watanabe M, Uemura S, Iwama H, et al. Usefulness of 16-slice multislice spiral computed tomography for follow-up study of coronary stent implantation. Circ J, 2006, 70 (6): 691-7.
45. Mazzarotto P, Di Renzi P, Paluello GM, et al. Comparison between four-slice computed tomography and coronary angiography for the assessment of coronary stents. J Cardiovasc Med (Hagerstown), 2006, 7 (5): 328-34.
46. Kitagawa T, Fujii T, Tomohiro Y, et al. Noninvasive assessment of coronary stents in patients by 16-slice computed tomography. Int J Cardiol, 2006, 109 (2): 188-94.
47. Gilard M, Cornily JC, Pennec PY, et al. Assessment of coronary artery stents by 16 slice computed tomography. Heart, 2006, 92 (1): 58-61.
48. Ehara M, Kawai M, Surmely J, et al. Diagnostic accuracy of coronary in-stent restenosis using 64-slice computed tomography: comparison with invasive coronary angiography. J Am Coll Cardiol, 2007, 49 (9): 951-9.
49. Gaspar T, Halon DA, Lewis BS, et al. Diagnosis of coronary in-stent restenosis with multi-detector row computed tomography. J Am Coll Cardiol, 2005, 46 (8): 1573-9.
50. Rist C, Nikolaou K, Flohr T, et al. High-resolution ex vivo imaging of coronary artery stents using 64-slice computed tomography-initial experience. Eur Radiol, 2006, 16 (7): 1564-9.
51. Mahnken AH, Muhlenbruch G, Seyfarth T, et al. 64-slice computed tomography assessment of coronary artery stents: a phantom study. Acta Radiol, 2006, 47 (1): 36-42.
52. Seifarth H, Ozgun M, Raupach R, et al. 64- versus 16-slice CT angiography for coronary artery stent assessment: in vitro experience. Invest Radiol, 2006, 41 (1): 22-7.
53. Maintz D, Seifarth H, Raupach R, et al. 64-slice multidetector coronary CT angiography: in vitro evaluation of 68 different stents. Eur Radiol, 2006, 16 (4): 818-26.

54. 李忠信，于淑靖，马国军，64 排螺旋 CT 在评价冠状动脉桥血管中的价值. [J] 中国临床医学影像杂志，2007，18（9）：643-645.

55. Pache G，Saueressig U，Frydrychowicz A，et al. Initial experience with 64-slice cardiac CT：non-invasive visualization of coronary artery bypass grafts. Eur Heart J，2006，27（8）：976-80.

56. Chiurlia E，Menozzi M，Ratti C，et al. Follow-up of coronary artery bypass graft patency by multislice computed tomography. Am J Cardiol，2005，95（9）：1094-7.

57. Salm LP，Bax JJ，Jukema JW，et al. Comprehensive assessment of patients after coronary artery bypass grafting by 16-detector-row computed tomography. Am Heart J，2005，150（4）：775-81.

58. Frazier AA，Qureshi F，Read KM，et al. Coronary artery bypass grafts：assessment with multidetector CT in the early and late postoperative settings. Radiographics，2005，25（4）：881-96.

59. Stein PD，Beemath A，Skaf E，et al. Usefulness of 4-，8-，and 16-slice computed tomography for detection of graft occlusion or patency after coronary artery bypass grafting. Am J Cardiol，2005，96（12）：1669-73.

60. Meyer TS，Martinoff S，Hadamitzky M，et al. Improved noninvasive assessment of coronary artery bypass grafts using 64-slice computed tomographic angiography in an unselected patient population. J Am Coll Cardiol，2007，49（9）：946-50.

61. Kahn JK. Angiographic suitability for catheter revascularization of total coronary occlusions in patients from a community hospital setting. Am Heart J，1993，126：561-4.

62. Saito S，Tanaka S，Hiroe Y，et al. Angioplasty for chronic total occlusion by using tapered tip guidewires. Catheter Cardiovasc Interv，2003，59：305-311.

63. Cordero H，Warburton KD，Underwood PL，Heuser RR. Initial experience and safety in the treatment of chronic total occlusions with fiberoptic guidance technology：Optical coherent reflectometry. Catheter Cardiovasc Interv，2001，54：180-187.

64. Ng W，Chen WH，Lee PY，Lau CP. Initial experience and safety in the treatment of chronic total coronary occlusions with a new optical coherent reflectometry-guided radiofrequency ablation guidewire. Am J Cardiol，2003，92：732-734.

65. Orlic D，Stankovic G，Sangiorgi G，et al. Preliminary experience with the frontrunner coronary catheter：Novel device dedicated to mechanical revascularization of chronic total occlusions. Catheter Cardiovasc Interv，2005，64：146-152.

66. Chamié D，Abizaid A，Costa JR Jr，et al. The revascular active percutaneous interventional device for coronary total occlusions study. Catheter Cardiovasc Interv，2008，72（2）：156-163.

67. Mitsudo K，Yamashita T，Asakura Y，Recanalization strategy for chronic total occlusions with tapered and stiff-tip guidewire. The results of CTO new techniQUE for STandard procedure（CONQUEST）trial. J Invasive Cardiol，2008，20（11）：571-577.

68. Lefevre T，Louvard Y，Loubeyre C，et al. A randomized study comparing two guidewire strategies for angioplasty of chronic total coronary occlusion. Am J Cardiol，2000，85：1144-1147.

69. Rees MR，Michalis LK. Activated-guidewire technique for treating chronic coronary artery occlusion. Lancet，1995，346：943-944.

70. Kahler J，Koster R，Brockhoff C，et al. Initial experience with a hydrophilic-coated guidewire for recanalization of chronic coronary occlusions. Catheter Cardiovasc Interv，2000，49：45-50.

第三篇　冠心病与磁共振成像

第一章 概　　述

目前内科药物治疗，外科冠状动脉旁路移植术（coronary artery bypass grafting，CABG）以及不断完善的经皮冠状动脉成形术（PTCA）和支架置入术等已显著提高了冠心病患者的生存率。但考虑到心肌细胞的不可再生性，目前的治疗措施只能够挽救缺血但存活心肌，而无法使梗死心肌再生。因此对冠心病患者来说，无论是早期诊断还是进一步准确评估病变的发生和发展阶段都十分重要。

随着MRI软硬件技术的不断发展和完善，在短短的的十几年间，心血管MR已经发展成为评估心脏结构和功能的“金标准”，其对缺血性心脏病的诊断和随访均具有重要临床意义。

心血管MR具有与超声心动图和CT等类似的层面成像技术，同时还具有其他很多优点。心血管MR能够像超声心动图一样于任意层面成像，但视野大、空间分辨率高、无死角，不受声窗等限制，亦没有操作者依赖性。而MRI无辐射、优良的软组织分辨力、任意层面扫描以及多参数成像特点又是CT无法比拟的。简言之，MRI以其丰富的成像序列、良好的软组织对比、大视野、多角度扫描等优势，能够全面评价心脏形态、功能、心肌灌注和心肌活性等。因此对冠心病患者进行“一站式”（one-stop shop）检查，可谓实至名归。

第二章　心肌节段划分及其生理性功能

为便于分析和比较，有必要对左心室节段进行统一命名和划分。通常从心底到心尖沿着心脏的长轴方向，将左心室分为四个区域：即近段又称基底部、中段、远段以及心尖部（图 3-1 至图 3-4）。基底部和中部又进一步划分为六个节段：前壁（1+7）、前室间隔（2+8）、下室间隔（3+9）、前侧壁（6+12）、下侧壁（5+11）以及下壁（4+10）。远段分为四个节段：前壁（13）、室间隔（14）、下壁（15）和侧壁（16）。上述节段加上心尖部（17）共 17 个节段，形成目前国际上通用的所谓“17 节段分析法”。考虑到冠状动脉不同的解剖变异以及病变时侧支循环等因素，通过左心室受累节段来推测哪支冠状动脉出现病变的方法并不完全可靠。但是，考虑大多数国人均以冠状动脉右优势型为主，所以左心室前壁、前室间隔和心尖部主要由左冠状动脉前降支供血；左心室下壁及下室间隔主要由右冠状动脉供血；左心室侧壁主要由回旋支供血。

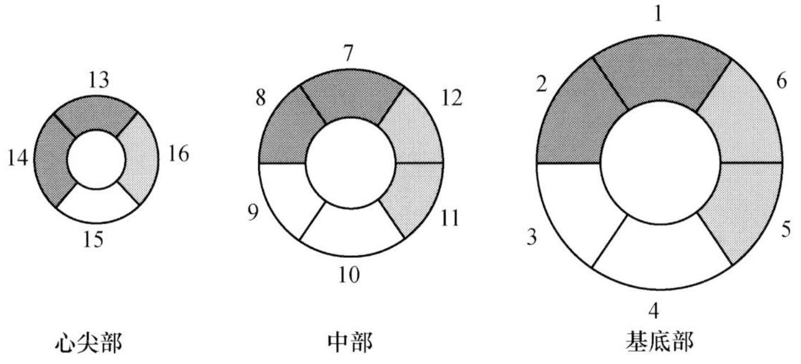

图 3-1　左心室短轴

心肌节段与冠状动脉支配区域对应关系：左前降支供血区域（1、2、7、8、13、14、17）；回旋支供血区域（5、6、11、12、16）；右冠状动脉供血区域（3、4、9、10、15）。室间隔（2、3、8、9、14），前壁（1、7、13），下壁（4、10、15），侧壁（5、6、11、12、16）以及心尖部（17）

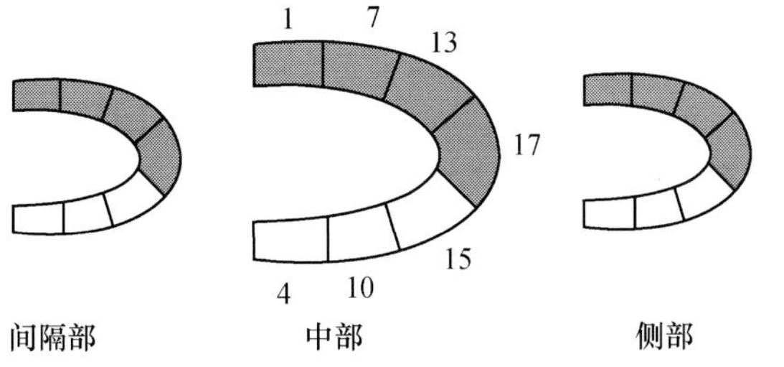

图 3-2　左心室垂直长轴

心肌节段与冠状动脉支配区域对应关系：左前降支供血区域（1、2、7、8、13、14、17）；回旋支供血区域（5、6、11、12、16）；右冠状动脉供血区域（3、4、9、10、15）。室间隔（2、3、8、9、14），前壁（1、7、13），下壁（4、10、15），侧壁（5、6、11、12、16）以及心尖部（17）

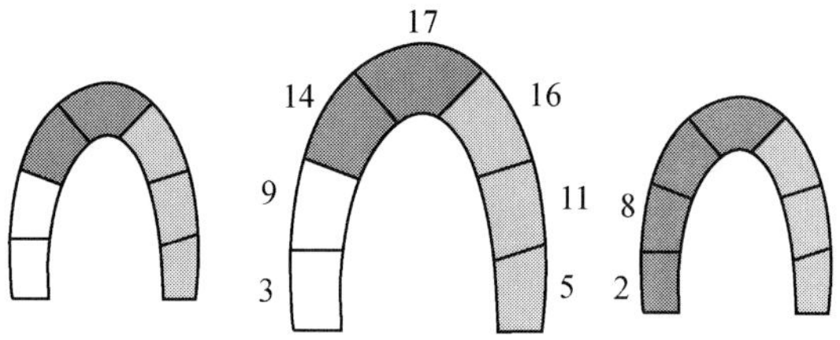

图 3-3　左心室水平长轴

心肌节段与冠状动脉支配区域对应关系：左前降支供血区域（1、2、7、8、13、14、17）；回旋支供血区域（5、6、11、12、16）；右冠状动脉供血区域（3、4、9、10、15）。室间隔（2、3、8、9、14），前壁（1、7、13），下壁（4、10、15），侧壁（5、6、11、12、16）以及心尖部（17）

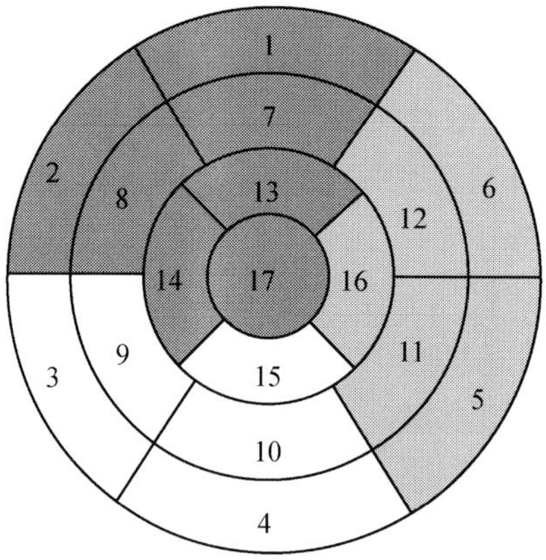

图 3-4　左心室 17 节段分布牛眼示意图：最外层为基底段，最中央为心尖部，中间依次为左心室中段和远段

心肌节段与冠状动脉支配区域对应关系：左前降支供血区域（1、2、7、8、13、14、17）；回旋支供血区域（5、6、11、12、16）；右冠状动脉供血区域（3、4、9、10、15）。室间隔（2、3、8、9、14），前壁（1、7、13），下壁（4、10、15），侧壁（5、6、11、12、16）以及心尖部（17）

心脏房室大小以及室壁厚度的测量均应以舒张末期为准。MRI 电影序列能够很好地帮助我们确定心内膜和心外膜边缘，从而可准确地判断左心室整体和节段性运动。为了消除误差，通常选择切线位进行测量，常见的层面包括左心室短轴位、水平长轴位（俗称四腔心）和垂直长轴位（两腔心），后两者对观察左心室心尖部和二尖瓣下区尤其重要。

心脏 MR 优良的时间和软组织分辨率，以及不受声窗和切面限制等特点，使其能够充分显示心腔各房室大小以及室壁各节段的运动变化。通过工作站的后处理，能够准确计算出左心室舒张末期容积（EDV）、左心室收缩末期容积（ESV）、每搏输出量（SV）、左心室射血分数（LVEF）及心肌质量（Myocardial mass）等。习惯上以定性分析表述左心室节段性运动异常，如运动正常、运动减低、无运动以及矛盾运动等，当然亦可通过计算室壁增厚率进行定量分析。因为 MR 电影序列测量心脏解剖参数准确性高并且可重复性好，因此已发展成为临床上无创性检查的“金标准”。而为了便于不同医生之间以及不同影像学检查方法之间互相比较，上述的 17 节段分析法已成为最合理的划分方法。

心脏收缩不是一个简单的机械运动，概括起来心脏收缩包括三种相互协同的功能：左心室环行短缩、长轴短缩以及室壁增厚。左心室壁肌纤维的分布和排列方向在心肌收缩过程中发挥着不同的作用。左心室心肌纤维呈环行排列，并逐渐斜向心内膜和心外膜，但两者方向相反，几乎垂直。除乳头肌和肌小梁外，真正的纵向心肌纤维稀少。左心室的环行短缩功能主要源自中层心肌，左心室的长轴短缩功能则主要由心内外膜下斜行走向的纤维收缩所致。而放射状室壁增厚主要是心内外膜下斜行纤维相互作用所致，部分是由于环行短缩所致的协同效应。认识和理解左心室壁肌纤维的分布和排列十分重要，有助于对心肌网格标记等图像（myocardial tagging）的理解。

值得提出的是，心外膜下心肌纤维扭矩力强于心内膜下心肌纤维，也正是前者的主动收缩带动了后者的被动改变。因此虽然心脏收缩时内膜面变形最大，但主动发起者则源自靠外层的心肌纤维，所以说如果心外膜下心肌受损，那么心内膜下心肌短缩和室壁增厚率随之消失。对比起来心内膜下心肌在心脏长轴短缩功能中发挥主导作用，在心肌缺血时，由于心内膜下心肌最易受累，因此长轴短缩功能异常被认为是早期探测心肌缺血的一个有价值的参数。

此外心脏逆钟向旋转或扭转（torsion）不仅在心脏收缩过程中发挥了协同效应，而且在心室舒张过程中同样起重要作用。

心肌网格标记技术（myocardial tagging）是一种应用空间预饱和技术在心脏 MRI 电影图像上以交叉的标记线形成网格，将整体的室壁运动变形分隔成更基本的单元，在整个心动周期内准确追踪正常和不正常心室腔的层面内旋转及经平面偏移。因此可对层面内以及经层面室壁运动的测量及室壁增厚的测量进行准确的修正，从而准确判断心肌梗死后左心室重构的功能恢复、机制分析、存活心肌数量等，还可进行定量分析，但由于缺乏复杂的后处理分析软件，故临床应用有限，但其潜在的临床价值不可估量。

第三章　心肌缺血的病理生理学

心肌的血供来自冠状动脉，其静脉血主要经冠状静脉窦回流入右房，也有少量静脉血回流入其他房室，但不具有血流动力学意义。因此，冠脉循环系统独立于体循环和肺循环系统之外，是人体的第三循环系统。除少数变异外，冠状动脉通常有两支，即所谓的左、右冠状动脉，均起自主动脉窦部。其中左主干较短，有两大分支，分别是前降支和回旋支，为左心室的供血动脉。

冠状动脉系统大致可以分成两种，即心外膜下冠状动脉以及心肌内小动脉。正常情况下，冠状动脉阻力主要取决于后者，而心外膜下冠状动脉的阻力几乎可以忽略不计。冠状动脉血流量与冠状动脉灌注压呈正比，而与冠状动脉血管阻力呈反比。通过血管平滑肌的收缩和舒张，冠状动脉能够对血流进行自动调节。因此当主动脉压力在一定范围内变化时，冠状动脉血流都能够保持相当的稳定水平。

心肌组织的血供与其他的肌肉组织不同。首先，其毛细血管密度约是其他骨骼肌血管密度的 2～3 倍，其每克心肌的供血量约为 1ml/min，总供血量达到 250ml/min，约占正常心输出量的 5%。其次，冠状动脉血流主要源于心室舒张期。此外，冠状动脉血流储备巨大。

正常情况下，心肌氧耗与氧供之间存在着一定的平衡关系。例如运动时，可通过冠状动脉扩张增加血流量来提高心肌氧供。这种通过增加冠状动脉血流量的能力，即所谓的冠状动脉血流储备（coronary flow reserve），通常是以冠状动脉最大能力扩张时心肌血流与静息下血流比值来表示，即冠状动脉血流储备指数（coronary flow reserve index），其正常值为 3.5～5。也就是说，通过冠状动脉扩张，最大可使血流增加 3.5～5 倍用于满足不同情况下的临床要求。正是因为这种能力，当冠状动脉狭窄不足 70%时，在静息状态下通过狭窄远端血管的扩张，仍能基本保持正常的心肌灌注。只有当冠状动脉狭窄达到 85%～90%时，才出现心肌灌注异常（图 3-5）。

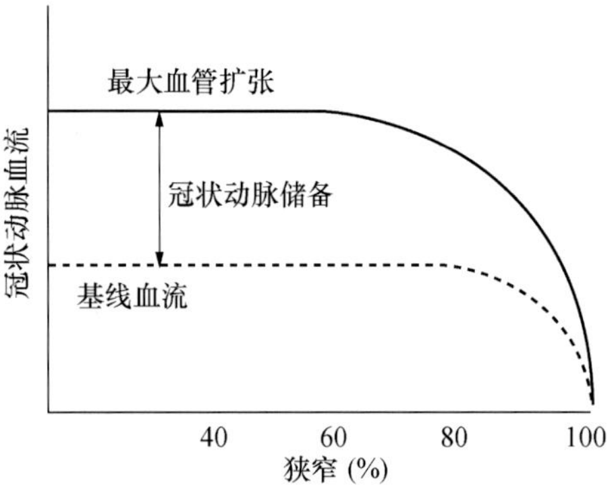

图 3-5　冠状动脉血流储备示意图

虚线为静息状态下心肌血流量，实线为负荷状态下最大心肌血流量。由此可见冠状动脉具有很大的血流储备力。静息状态下，只有当冠状动脉狭窄接近 80%时，血流量才显著下降值得注意的是，当冠状动脉狭窄在 50%～80%时，虽然静息状态下并不出现心肌缺血，但事实上冠状动脉血流储备能力已经降低。因此在运动状态下或者在扩血管药物的作用下，可诱发心肌缺血。因为在这种情况下，正常冠状动脉可发生扩张，而狭窄远端血管扩张能力已经耗竭。因此，腺苷或潘生丁等扩血管药物常常被用于药物负荷试验来评估心肌灌注，诊断有重要临床意义的冠状动脉狭窄（图 3-6）。

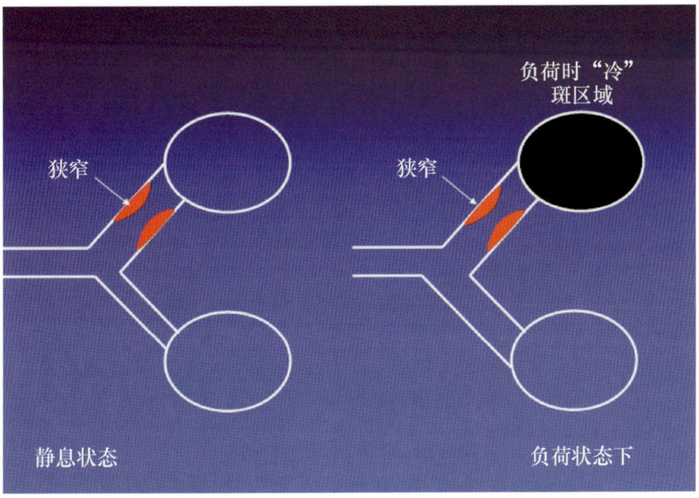

图 3-6 运动负荷试验诊断有意义的冠状动脉狭窄

静息状态下，冠状动脉中度狭窄时，其远端血流量无明显减少，但在运动或药物（腺苷或潘生丁）负荷状态下，其远端出现心肌缺血

研究显示，心肌灌注储备指数与冠状动脉狭窄的百分数呈负相关（$r=0.81$，$P<0.01$）。如以心肌灌注储备指数 1.5 作为阈值，那么探测冠状动脉狭窄（≥75%）的敏感性、特异性和准确性分别为 90%、83%和 87%。

心肌缺血导致一系列顺序发生的事件即所谓的“瀑布效应”（ischemic cascade）。首先出现代谢异常，随后相继发生心肌灌注缺损、舒张功能障碍、收缩功能受损、心电图异常等，最终出现心前区疼痛（图 3-7）。因此如能探测心肌代谢异常或灌注缺损则能够早期诊断冠心病。

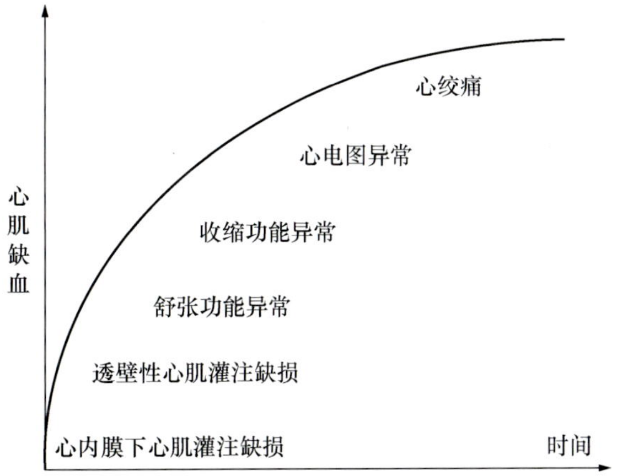

图 3-7 心肌缺血的瀑布效应

如图所示心肌缺血按时间顺序自心肌灌注缺损逐渐发生为心绞痛

当心肌缺血不断加剧时，心肌梗死在所难免。心肌梗死后则形成瘢痕组织，进一步可发生左心室重构（postinfarction left ventricular remodeling）。左心室重构是指急性心肌梗死后数日到数月内发生的心室大小、形态及功能等方面的适应性变化。在早期阶段（72h内），左心室重构主要累及梗死心肌区，表现为受累室壁急性扩张，这个阶段的重构易发生心脏破裂或发展为室壁瘤。晚期左心室重构主要是左心室发生时间依赖性的扩张，室壁张力增高，非梗死室壁节段代偿性肥厚。

第四章　心肌灌注显像

无创性方法评估心肌灌注的临床价值旨在识别轻中度冠状动脉狭窄而暂时无临床症状的病人。为提高诊断的敏感性，需结合运动或药物负荷试验。腺苷和潘生丁是最常用的试验药物，前者半衰期短，安全性高，因此临床上应用更为广泛。

长期以来，以核素心肌灌注扫描为代表的无创性检查方法在冠心病诊断中发挥了重要作用。虽然现阶段磁共振心肌灌注扫描的临床应用还有待于进一步完善和发展，但是其良好的空间分辨力以及具有动态追踪对比剂分布的特点，具有更大的发展潜力。更为重要的是 MRI 能够同时完成其他更多和更有价值的检查，如心血管形态、功能和心肌活力检测等。

在心肌灌注中，通常采用快速“团注法”注射对比剂。经静脉注射后，可动态观察对比剂依次通过右房、右室、肺动脉、左房、左心室到达心肌。心肌灌注的评估方法通常有定性法、半定量法以及定量法三种。

以 Gd-DTPA 为代表的非特异性对比剂，是目前唯一获准在临床上应用的磁共振对比剂。这种水溶性细胞外对比剂（Gd 的螯合物），经静脉注射后可快速通过毛细血管进入细胞间质，并很快经肾脏排泄，故评估心肌灌注时应于注药后 1min 内完成扫描。由于心肌灌注需要较高的时间分辨率，一个心动周期需采集 4～6 层 2D 图像，故对磁共振的软硬件的要求较高。中、低场强（$<$1.5T）的磁共振很难获得兼有良好时间和空间分辨率的图像。

传统心肌灌注扫描采用 Tl Turbo Flash，其特点是对“去相位”（off-resonance）不敏感，但信噪比和时间分辨率较低（约 160ms）。目前最新的心肌灌注采用 TSENSE 结合节段法 EPI 即回波链 EPI 或杂合 EPI，较传统序列进一步提高时间分辨率，大约 112ms，进而可以增加 TR 时间、提高图像的信噪比，其不足之处是对“去相位”效应和涡流敏感。

Gd-DTPA 进入心肌组织后，T_1 豫迟时间缩短导致信号强度升高，因此正常心肌和缺血心肌呈现良好的对比。在静息条件下，如果出现区域性灌注降低或缺损则提示所对应的冠状动脉存在重度狭窄，但在静息条件下，即使心肌灌注正常，也并不能除外冠状动脉狭窄。事实上，多数患者在冠状动脉狭窄 50%～85%之间时，在静息状态下并不一定出现心肌灌注异常，但在腺苷或潘生丁负荷时，则会出现心肌灌注异常，从而能够将有意义的冠状动脉狭窄鉴别出来，这正是 MRI 心肌灌注需结合药物负荷试验的临床价值所在（图 3-8）。目前，CT 冠状动脉造影成像（CTCA）的阴性排查能力已得到充分肯定，但阳性预测值较低，对于合并严重钙化的血管段是否有必要再行导管法 X 线冠状动脉造影受到置疑，除采用传统的核素心肌灌注扫描外，药物负荷 MRI 心肌灌注扫描不失为另一种选择。

虽然 MRI 心肌灌注的临床价值旨在探测心肌缺血，诊断冠心病，而不是着重评估心肌梗死。但在急性和慢性心肌梗死时，亦常常见到不同程度的灌注减低、延迟或缺损。急

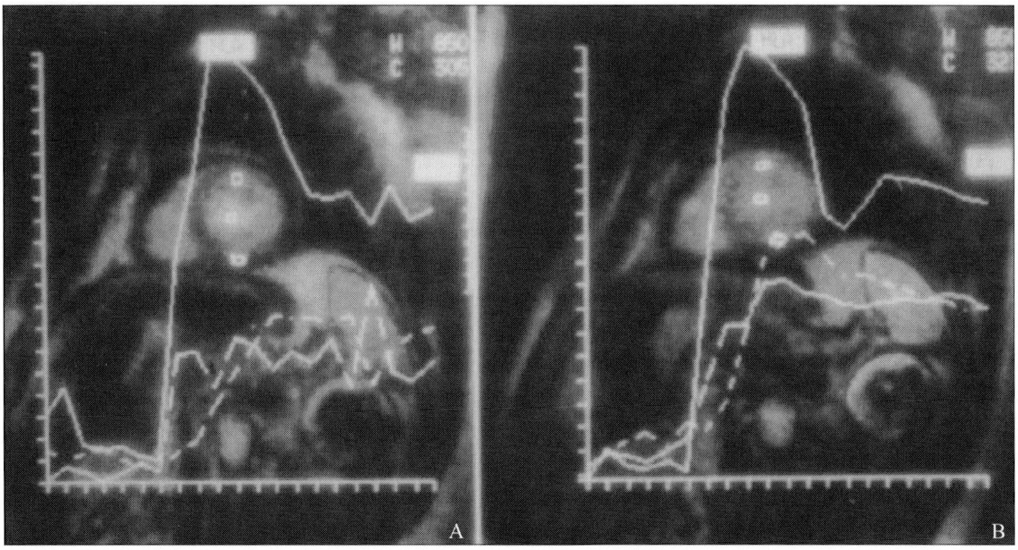

图 3-8　男性冠心病患者，前降支近心段狭窄 75%，静息和药物负荷下时间-信号强度曲线

静息下（A），左心室前壁（低平实线）和下壁（虚线）信号强度曲线基本重叠在一起，无法分开；潘生丁负荷试验下（B）前壁信号曲线平坦，下壁信号曲线（虚线）上升，提示前壁缺血

性心肌梗死时，因心内膜下微循环阻塞，有时可见无血流再灌注现象（no-reflow），提示预后不良。慢性心肌梗死患者，其纤维瘢痕区一般也会出现轻微的灌注缺损或者灌注延迟，这是由于瘢痕组织毛细血管密度低于正常心肌所致。

第五章　心肌灌注延迟扫描

长期以来，人们一直试图找到某种特异性对比剂，以便将心肌梗死准确地识别出来。业已研究的对比剂包括锰离子（Mn^{2+}），膦酸盐螯合物（phosphonate-modified，DTPA），抗肌浆球蛋白抗体（antimyosin-antibodies）以及卟啉类对比剂（porphyrin-based contrast agents）等，但因种种毒性和副作用等，未能在临床得以应用。目前在临床上仍然是以 Gd-DTPA 为代表的非特异性对比剂。正确认识对比剂的组织生化特性，合理应用 MRI 成像序列有助于提高对心肌梗死的诊断和鉴别诊断的认识。

通常在完成首过法心肌灌注扫描后，再追加半量对比剂后 10min，即可进一步实施延迟灌注扫描。过去采用传统序列一次心动周期可采集 3～4 层 2D 图像，一般采集 2～3 层左心室短轴切面和 1 层左心室水平长轴切面（四腔心）。但若全面评价各节段心肌可在 2 个心动周期内采集 6～8 不同层面方向 2D 图像，包括 1 层四腔心、1 层左心室垂直长轴切面（两腔心）及 4～6 层左心室短轴切面，当然这需要牺牲一定的时间分辨率。目前采用 TSENSE EPI 序列，一次心动周期即可采集 6～8 层 2D 图像，以层厚 8～10mm 扫描基本可覆盖整个左心室。

一、急性心肌梗死的延迟强化

心肌梗死急性期延迟强化机制并不完全清楚，但主要是与细胞膜破裂、细胞坏死以及水肿等有关。一般认为，急性期延迟强化区包括梗死区和周围缺血区，因此往往会高估心肌梗死的范围和程度。但随着时间延长，外围的心肌缺血逐渐恢复，强化区域会有所缩小，至瘢痕组织形成时，强化范围进一步缩小，即所谓的“梗死皱缩（infarct shrinkage)”。

二、慢性心肌梗死的延迟强化

虽然慢性心肌梗死延迟强化的机制也还存在一些争议，但主要与对比剂迟进晚出以及胶原纤维组织间隙扩大等有关（图 3-9）。目前多数学者一致的观点（包括组织学对比研究）认为“亮的就是死的”（bright is dead)，即延迟强化与纤维瘢痕组织相对应（图 3-10）。

需要注意的是，对比剂延迟强化对梗死心肌并无特异性，多种其他心肌疾病也可以出现类似现象，如肿瘤、心肌病、心肌炎等。因此诊断需密切结合临床进行综合判断。但心肌梗死的延迟强化具有两个显著特征：一是延迟强化自心内膜向心外膜逐渐扩展；二是延迟强化的节段与冠状动脉分布区相对应。

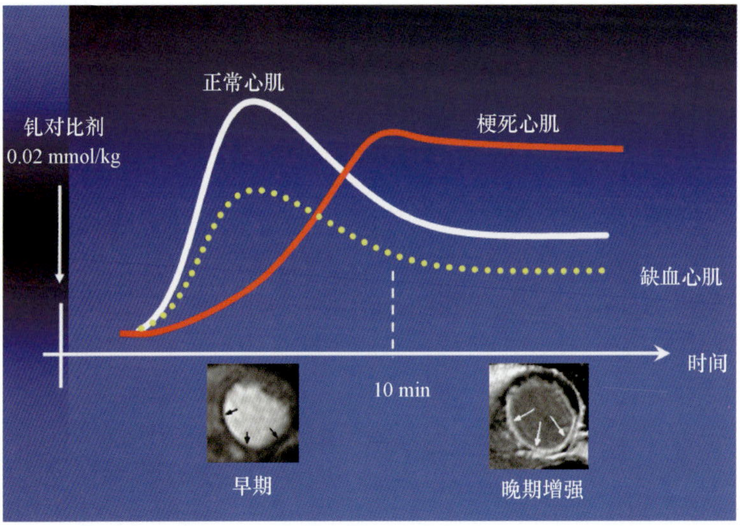

图 3-9　心肌灌注时间-信号强度曲线

正常心肌、缺血心肌和梗死心肌。如图所示，早期缺血和梗死心肌增强峰值均延迟，晚期梗死心肌增强峰值最大

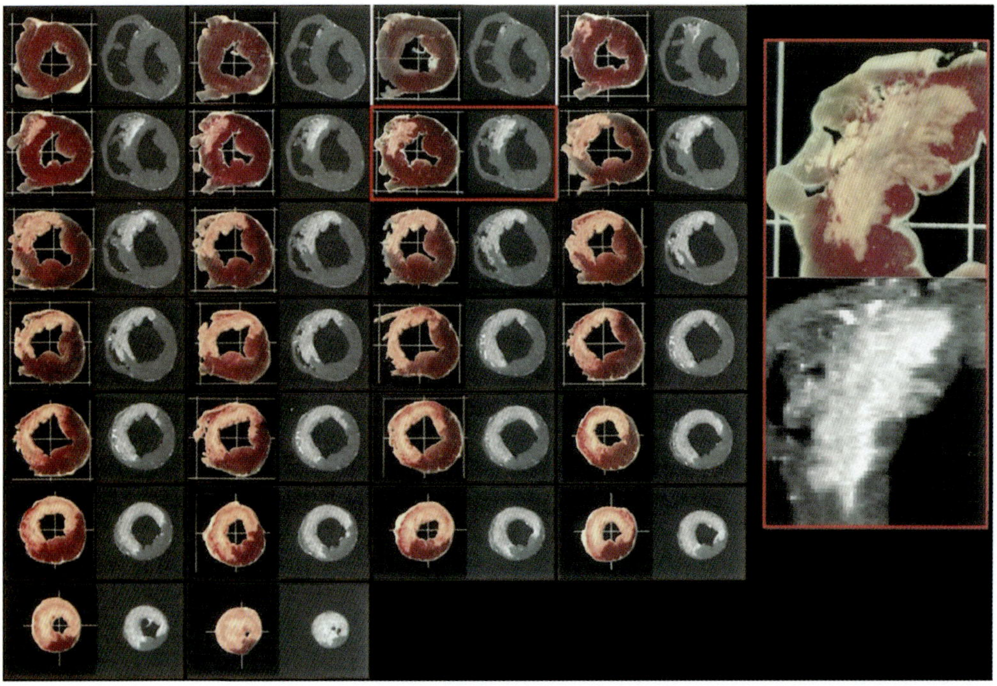

图 3-10　心肌梗死后心肌 TTC 染色病理切片与对比剂延迟强化离体 MRI 标本对照图

自上而下，从心底部到心尖部两者呈良好的对应关系（引自 Kim RJ，Fieno DS，Parrish TB：Relationship of MRI Delayed Contrast Enhancement to Irreversible Injury，Infarct Age，and Contractile Function. Circulation，1999，100：1992-2002）

第六章　药物负荷试验

根据不同的临床需要，MRI负荷试验既可探测心肌缺血又可识别存活心肌。因磁共振无法进行运动负荷试验，故药物负荷试验便成为唯一的方法。负荷药物分两类，一类为血管扩张剂包括腺苷（adenosine）和潘生丁（dipyridamole）；另一类为正性肌力药物，如多巴酚丁胺（dobutamine）。两类药物用途不同，前者用于评价心肌缺血（ischemic myocardium），后者主要用于探测存活心肌（viable myocardium），但大剂量时亦可诱发心肌缺血。

一、腺苷和潘生丁负荷试验

检查前24h需停用氨茶碱、茶碱等黄嘌呤类药物，检查前12h禁食含咖啡因的食物，若使用潘生丁则需禁食24h。检查时准备好氨茶碱，以随时拮抗负荷药物引起的严重并发症。在检查过程中须有心内科医师在场，并监测血压、心电图及血氧饱和度，但一般来说都是安全的。禁忌证包括哮喘、严重房室传导阻滞、严重的瓣膜病和颈动脉狭窄、高血压无法用药物控制（220/120mmHg）及其他磁共振禁忌证。

在检查过程中，如使用潘生丁，则按0.56mg/kg，静脉滴注4min。2min后开始采集图像。若应用腺苷则按140μg/(kg·min)静脉滴注6～8min，3min后开始采集图像，直至扫描结束（图3-11）。

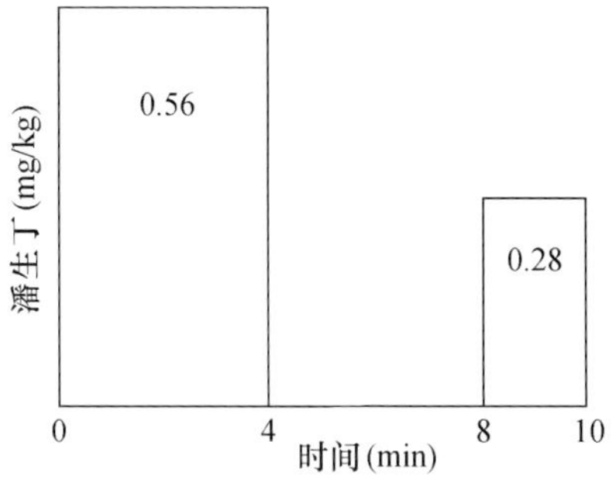

图3-11　潘生丁负荷操作示意图

首次剂量静脉滴注时间4min，间断4min后，2min内给予第二次剂量

检查时，患者可出现颜面潮红、头昏、恶心和胸部不适等不良反应，仅需安慰病人并严密观察生命体征。但若出现支气管痉挛、室性心动过速、第二度及以上房室传导阻滞或心动过缓则须立即停止药物负荷，并予氨茶碱静脉推注。

腺苷或潘生丁药物负荷试验结合心肌灌注扫描能够评估心肌缺血，通常需应用与磁共振相兼容的微型输液泵。所使用的对比剂为Gd-DTPA（马根维显），常规剂量为0.1mmol/kg体重，流速4～5ml/s，并追加相同流速的20ml生理盐水。

新近问世的TSENSE EPI序列，一次心动周期即可采集6～8层2D图像，基本上能够完全覆盖整个左心室。习惯上应用1层左心室水平长轴切面（四腔心）、1层左心室垂直长轴切面（两腔心）以及4～6层左心室短轴切面。

二、多巴酚丁胺负荷试验

检查前48h停用β受体阻滞剂，并准备好β受体阻滞剂，以拮抗负荷药物引起的严重并发症。检查时须心内科医师在场，并同时监测血压、心电图及血氧饱和度。禁忌证包括不稳定型心绞痛、心房颤动、严重心功能不全，既往有持续室性心动过速史、严重瓣膜病、高血压药物无法控制者（220/120mmHg）及其他磁共振禁忌证等。

多巴酚丁胺具有“双相效应”（bi-phase Effect）。探测存活心肌从5μg/(kg·min）开始，递增至10μg/(kg·min)，4～5min后开始采集图像，直至扫描结束。探测心肌缺血则使用大剂量，从20μg/(kg·min）开始，最高递增至40μg/(kg·min)，直至达到目标心率，即0.85×（220－年龄）。如达到最高剂量时仍未达到目标心率，可加用阿托品，以0.25mg为初始剂量，每次递增0.25mg，最高到1mg。

检查时若出现恶心、头昏、心悸、轻度呼吸困难和短暂胸痛等常见不良反应，仅需安慰病人并严密观察生命体征。但若出现持续胸痛、血压下降≥20mmHg、室性心律失常、血压高于220/120mmHg或其他患者不能耐受的不良反应，则须立即停止检查，静脉给予β受体阻滞剂及其他对症处理。

多巴酚丁胺负荷超声已在临床广泛开展，大剂量时，其探测心肌缺血的敏感性和特异性分别可达86%和85%。多年来临床试验表明即使是大剂量应用，只要密切观察，适时给予对症处理，既安全又可靠。因此，近年来鉴于多巴酚丁胺的安全性和“双相效应”，其在MRI负荷试验中应用更受青睐（图3-12）。

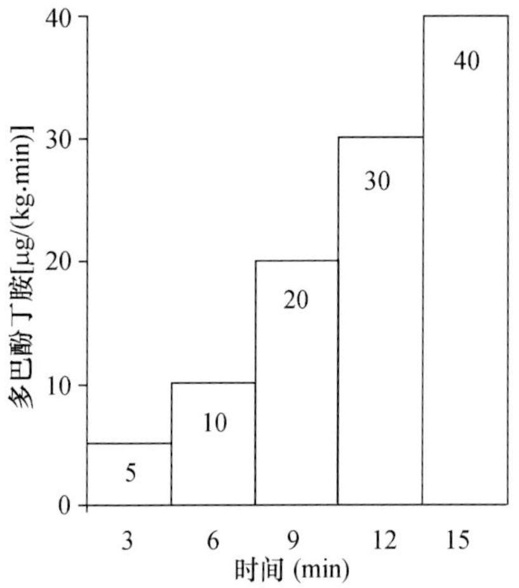

图3-12　多巴酚丁胺负荷试验操作示意图

每级给药持续3min，当达到40μg/(kg·min）仍未达到目标心率时可补加阿托品

小剂量多巴酚丁胺负荷试验时［＜10μg/(kg·min)］，若无或低运动心肌节段恢复或收缩力改善，则提示为活力心肌，多为慢性缺血中的冬眠心肌。大剂量多巴酚丁胺负荷试验时，若出现新的室壁节段性运动异常或室壁运动异常进一步恶化，则提示心肌缺血或缺血加重，多见于有重要意义的冠状动脉狭窄。前者是因为冬眠心肌具有潜在的收缩储备能力，后者是因为冬眠心肌收缩储备能力毕竟有限，因此在大剂量时导致受累节段收缩力下降。

第七章　心肌活力与瘢痕组织

存活心肌通常指顿抑心肌（stunned myocardium）和冬眠心肌（hibernating myocardium）。顿抑心肌是指在心肌急性缺血时，可逆性损伤的心肌暂时出现了收缩功能障碍。冬眠心肌是指在持续的慢性心肌缺血情况下，心肌细胞长时间出现运动功能障碍，而一旦恢复血供，则能恢复心肌收缩力。在这种情况下，心肌细胞主要通过降低有氧代谢或提高无氧代谢能力以保证其活力。总之，存活心肌的功能丧失是可逆的，维持功能的细胞结构并没有破坏，其主要特征有：①具有完整的细胞膜；②具有代谢功能；③有收缩期储备能力即对正性肌力药物有收缩反应；④血运重建术后可改善和恢复心肌收缩力。

目前临床上识别存活心肌的无创性检查以正电子发射断层成像（PET）为“金标准”，但价格昂贵并且应用范围有限。虽然核素心肌灌注/代谢显像也在临床得以应用，但较低的空间分辨率以及辐射等因素，仍需要进一步完善和开拓新的方法。近年来心脏磁共振“一站式”（one stop shop）扫描的临床应用，为冠心病的全面诊断带来了广阔的空间。在心肌活力的判断上更加凸现其独特的价值。心脏 MRI 电影结合正性肌力药物负荷试验能够有效地判断存活心肌，而心肌灌注延迟扫描（delayed enhancement MRI，DE-MRI）则可直接识别瘢痕组织。

应用 MRI 电影结合小剂量多巴酚丁胺负荷试验（DSMRI），通过对比负荷前后受累节段的收缩功能的变化，观察目标节段收缩储备能力，是判断存活心肌的一个可靠指标。小剂量［5～10μg/(kg・min)］多巴酚丁胺能够改善缺血区收缩功能，表现为室壁增厚率提高、运动增强，提示为活力心肌（图 3-13）。但大剂量多巴酚丁胺＞20μg/(kg・min)则加重心肌缺血，引起室壁节段性运动异常，此为多巴酚丁胺的“双相反应”（bi-phase Effect）。

过去曾认为当左心室舒张末期室壁厚度小于 5.5mm 时，基本上为无活力的节段，但近来临床观察这种界定并不可靠，主要是因为无法直接观察存活心肌数量和无法客观检查判断心肌收缩储备，而 DSMRI 被认为是更加准确且安全可靠的方法。

DE-MRI 识别梗死心肌或瘢痕组织具有高度的组织特定性，几乎达到“组织学检查”般准确。国外一组病理对照研究显示心肌梗死节段与延迟强化节段具有高度的一致性（图 3-14）。更为重要的是，DE-MRI 能够全面反映心内膜下以及透壁性心肌梗死等不同程度的病变，克服了 PET 的不足。

阜外心血管病医院对一组（34 例）经临床确诊为陈旧性心肌梗死且拟行再血管化手术治疗患者，于术前接受心脏 DE-MRI 及 ^{99}Tcm-MIBI SPECT 和 ^{18}F-FDG PET 检查，依据 17 节段分析法，进行半定量对比分析。结果显示两种方法一致性较好，对比剂延迟强化所显示的瘢痕组织与 PET 所识别的存活心肌具有很好的互补性。

一系列临床研究还显示 DE-MRI 能够较好地预测血运重建术后心功能的改善。一般认为，延迟强化低于室壁厚度 25％时，成功的血运重建术后，绝大多数节段收缩功能明显改善或恢复；当延迟强化范围大于 75％时，收缩功能多无明显改善；当延迟强化范围在

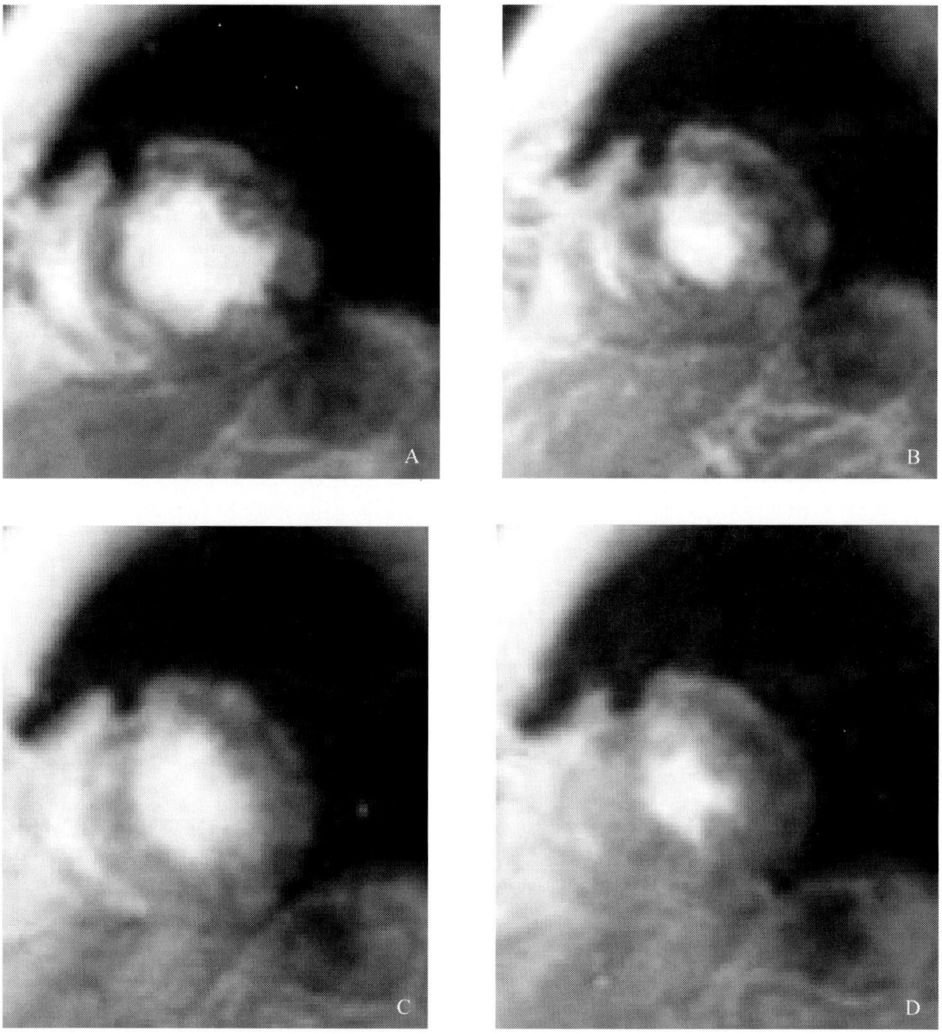

图 3-13 小剂量多巴酚丁胺（10μg·kg^{-1}·min^{-1}）正性肌力作用

静息下左心室短轴舒张期（A）和收缩期（B），可见侧壁和下壁收缩力减低；负荷试验下相对应的层面和时相（C 为舒张期、D 为收缩期），可见在小剂量多巴酚丁胺作用下，左心室侧壁和下壁收缩功能恢复

25%～75%时，部分节段功能改善，部分则无改善。一组对比研究报道，在总共 294 个运动障碍节段中，DE-MRI 强化的程度和范围与^{18}F-FDG PET 代谢显像呈明显的负相关。而在其中 252 个成功再血管化节段中，^{18}F-FDG PET 代谢显像结合^{201}TI SPECT 灌注显像预测心肌收缩功能恢复能力的敏感性、特异性、阳性预测值和阴性预测值分别为 60.2%、98.7%、76.6%和 96.7%；如果以 50%延迟强化为阈值，DE-MRI 则分别为 92.2%、44.9%、72.4%和 78.6%，两者的准确性相当。

总之，现阶段应用 MRI 电影结合正性肌力药物负荷，或通过心肌灌注延迟扫描技术（DE-MRI）能有效地提高心脏 MRI 识别存活心肌和瘢痕组织的能力。这两种方法的优化和互补，无疑能直接指导冠心病再血管化治疗。一般来说，室壁节段性运动异常伴相应区域透壁性延迟强化支持心肌梗死的诊断；而室壁运动正常或节段性运动异常不伴相应区域

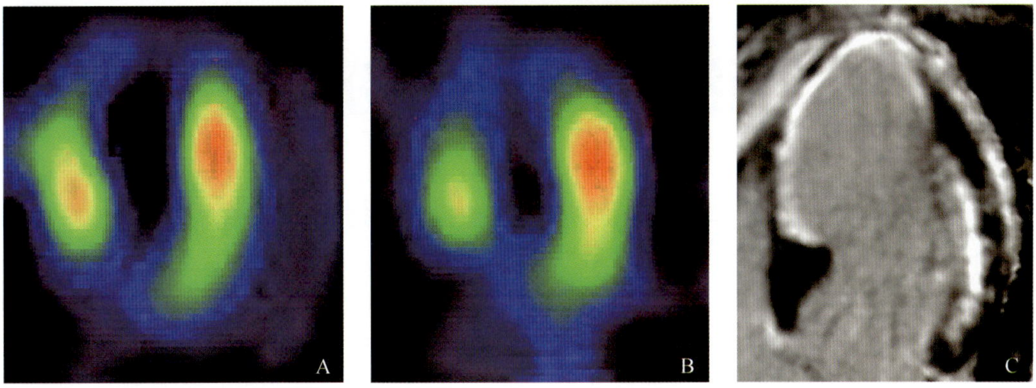

图 3-14 图 A 为运动状态下^{99}Tcm-MIBI SPECT，示心尖部灌注缺损，中远段室间隔中重度降低，侧壁轻中度降低；图 B ^{18}F-FDG PET 示心尖部代谢缺损，无^{18}F-FDG 摄取，室间隔中远段摄取重度减低，侧壁轻中度摄取减低；图 C DE-MRI 示心尖部透壁性强化，中远段室间隔呈次全透壁性强化，基底段室间隔正常，左心室侧壁强化大约 50%，与图 A 和图 B 呈良好的互补关系

延迟强化，或仅伴轻微的延迟强化，提示该节段正常或存活心肌较多。但室壁节段性运动异常伴中等程度的延迟强化，则需进一步通过药物负荷试验（如小剂量多巴酚丁胺）来进行鉴别。若药物负荷试验能够使室壁增厚率提高 1mm，则提示有存活心肌。

第八章 磁共振频谱分析（MRS）

心肌内含三种^{31}P 的代谢物即三磷酸腺苷（ATP）、磷酸肌酸（PCr）、无机磷（Pi）。当各种原因造成心肌缺血时，细胞内 ATP 被过量消耗，为了维持 ATP 水平，过量的 PCr 被用来合成 ATP，导致 PCr/ ATP 下降。坏死心肌无 PCr 或 ATP，但存活心肌则可含有 PCr 或 ATP。因此通过^{31}P-MRS 能够识别缺血和存活心肌。

一幅典型的^{31}P-MRS 可显示 6 个共振波峰（图 3-15），分别对应 ATP 的 3 个^{31}P 原子、PCr、Pi 和环腺苷-磷酸酯（MPE）。由于每一个波峰下面积与样本中的每一种^{31}P 的数量成正比，因此可以通过测量波峰下的面积来定量分析代谢产物。迄今为止，虽然理想化的对各种能量代谢物质准确定量检测还有欠缺，但测试相对比值的方法已经成熟。目前应用较多的指标是 PCr/ATP 比值，正常人心肌的 PCr/ATP 比值是 1.6。因此通过这一比值的变化能够观察心肌能量代谢产物异常的动态反应。

PCr 减少和 Pi 增加是心肌缺血时最早的代谢反应之一，无论是静息、运动（负荷）或治疗过程中，^{31}P-MRS 通过探查到心肌内这些代谢物的变化，可以反映心肌缺血的局部生化改变，这种方法不但能够早期发现缺血心肌，而且能够无创性评估再血管化的有效性，以及各种抗心绞痛药物的治疗效果。此外梗死区瘢痕组织内 ATP 含量极少，而顿抑和冬眠等存活心肌的 ATP 水平仍然与正常心肌组织接近。因此^{31}P-MRS 也非常适合评估心肌的活性。除了冠心病外，^{31}P-MRS 也可用于对扩张型心肌病的评估。

目前，大多数^{31}P-MRS 还只是用于科研，并没有大规模应用在临床上，其发展仍处于起步阶段。究其原因，一是因为要完成此项检查，就必须在现有设备的基础上，安装和更新兼有^{31}P-MRS 功能的射频系统，但大部分医院并不具有更换的实力。而更为重要的一点是，受心脏运动的影响，^{31}P-MRS 的应用范围主要局限于室间隔心肌，并不具有广泛的代表性。

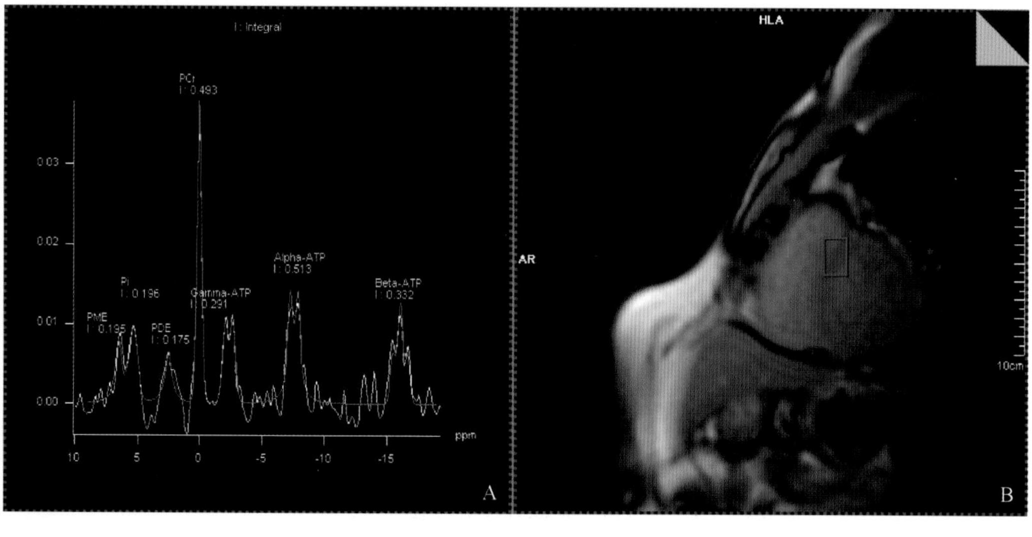

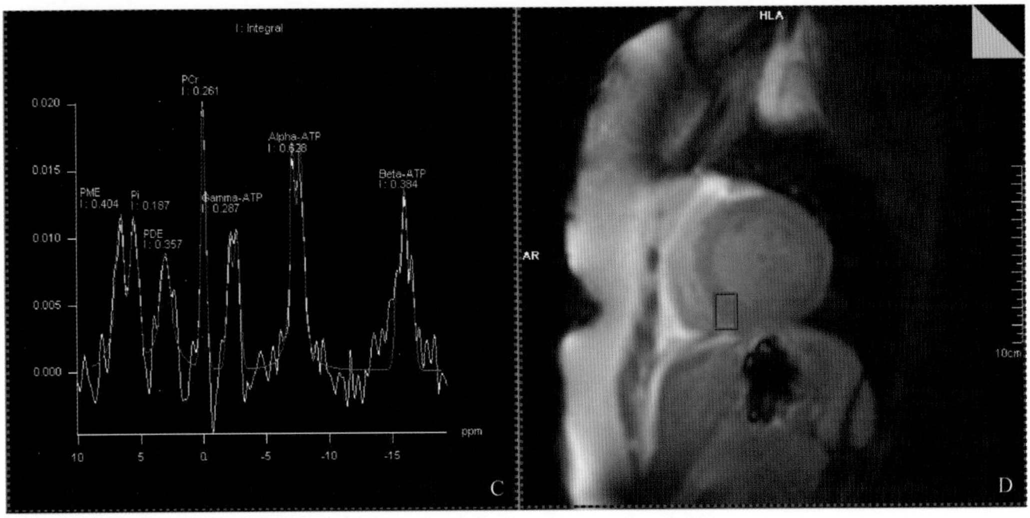

图 3-15　心肌^{31}P-MRS 6 个共振波峰

正常心肌 PCr/ATP 较高（A&B）；缺血心肌 PCr/ATP 降低（C&D）

第九章　冠状动脉磁共振成像

虽然有关冠状动脉磁共振成像（MRCA）的文献报道很多，但该技术本身目前尚存在诸多不足，远未达到临床应用阶段，本章不作详细介绍。对于心律齐、屏气能力良好的患者，采用多次屏气单支冠状动脉扫描，能够显示冠状动脉全貌，有助于判断冠状动脉起源异常（图 3-16）。近年来新近推出的呼吸导航全心冠状动脉成像（whole-heart）扫描，虽然检查时间进一步缩短，一次扫描时间大约 10min，但仍处于试验研究阶段（图 3-17）。今后新的血池对比剂（如超小超顺磁氧化铁，USPIO）的应用，可望有所突破。

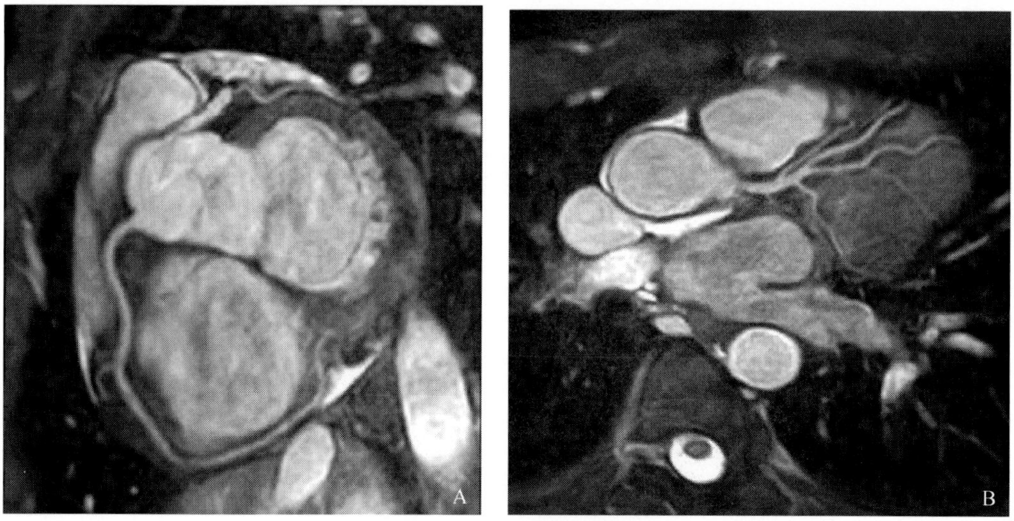

图 3-16　冠状动脉扫描图像

A 图为右冠状动脉扫描图像；B 图为左冠状动脉扫描图像

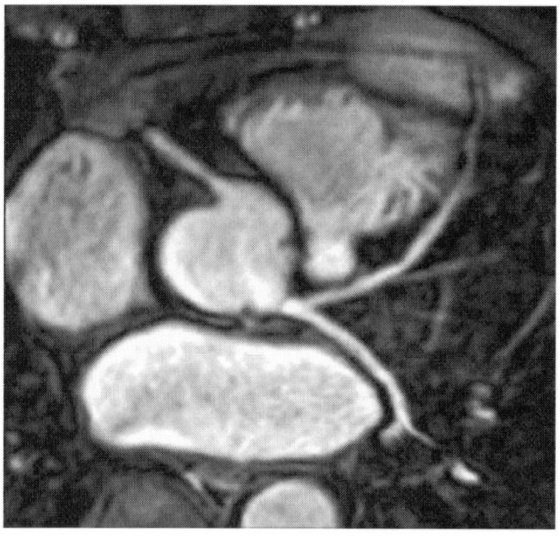

图 3-17　全心冠状动脉成像扫描

第十章　心肌缺血的 MRI 表现

一、心肌灌注异常

由于冠状动脉血流储备的代偿作用，即使存在冠状动脉狭窄，但在静息状态下，并不一定会出现心肌灌注异常。通常只有在冠状动脉严重狭窄程度达 85%～90%时，才可能检测到心肌灌注异常。但在冠状动脉狭窄为 50%～85%时，通过腺苷或潘生丁负荷试验，病变血管所对应的区域可出现灌注减低或缺损（图 3－18）。进一步定量分析可计算峰值信号强度（peak signal intensity，PSI）、对比剂到达峰值时间（time of peak signal intensity，TPSI）、平均对比剂通过时间（mean transit time，MTT）、信号-时间曲线上升支斜率（signal intensity time curve upslope，SITCU）等。缺血心肌表现为 PSI 降低、TPSI 延迟、MTT 增加和 SITCU 降低。定量分析较定性分析能更准确地评价心肌缺血情况。国外研究报道，当冠状动脉狭窄大于 75%时，应用腺苷或潘生丁负荷试验，定性和定量分析探测冠状动脉狭窄的敏感性、特异性和准确性分别可达 90%、83%、87%。国内尚缺乏大规模的临床研究报道。

二、室壁节段性运动异常

一般情况下静息时缺血心肌收缩功能无明显异常。但在大剂量多巴酚丁胺（40μg・kg^{-1}・min^{-1}）和（或）结合阿托品负荷试验下，冠状动脉狭窄相对应的供血区域则可出现节段性运动障碍。国外研究报道，DSMRI 探测室壁运动异常，判断心肌缺血的敏感性和特异性均优于负荷超声心动图（86.2% *vs.* 74.3%；85.7% *vs.* 69.8%），两者的准确性分别为 86.0% 和 72.7%。

值得提出的是，近年来，随着 MDCT 对冠状动脉的直接观察和判断，这种通过药物负荷试验间接推断冠状动脉狭窄的方法的临床价值有所下降。就现阶段实际临床意义而言，通过药物负荷试验判断室壁运动障碍，远不如药物负荷试验评估心肌灌注，更不及药物负荷试验评估存活心肌。当然，MDCT 抑或 X 线冠状动脉造影旨在进行形态学判断，而探测心肌灌注和识别存活心肌则着重于功能的评估，两者的侧重点有所区别。

三、其他

心肌缺血时，室壁厚度、房室腔大小一般无明显变化。对比剂延迟增强扫描时，无论是急性还是慢性心肌缺血，可逆性损害的心肌与正常心肌信号无差异。

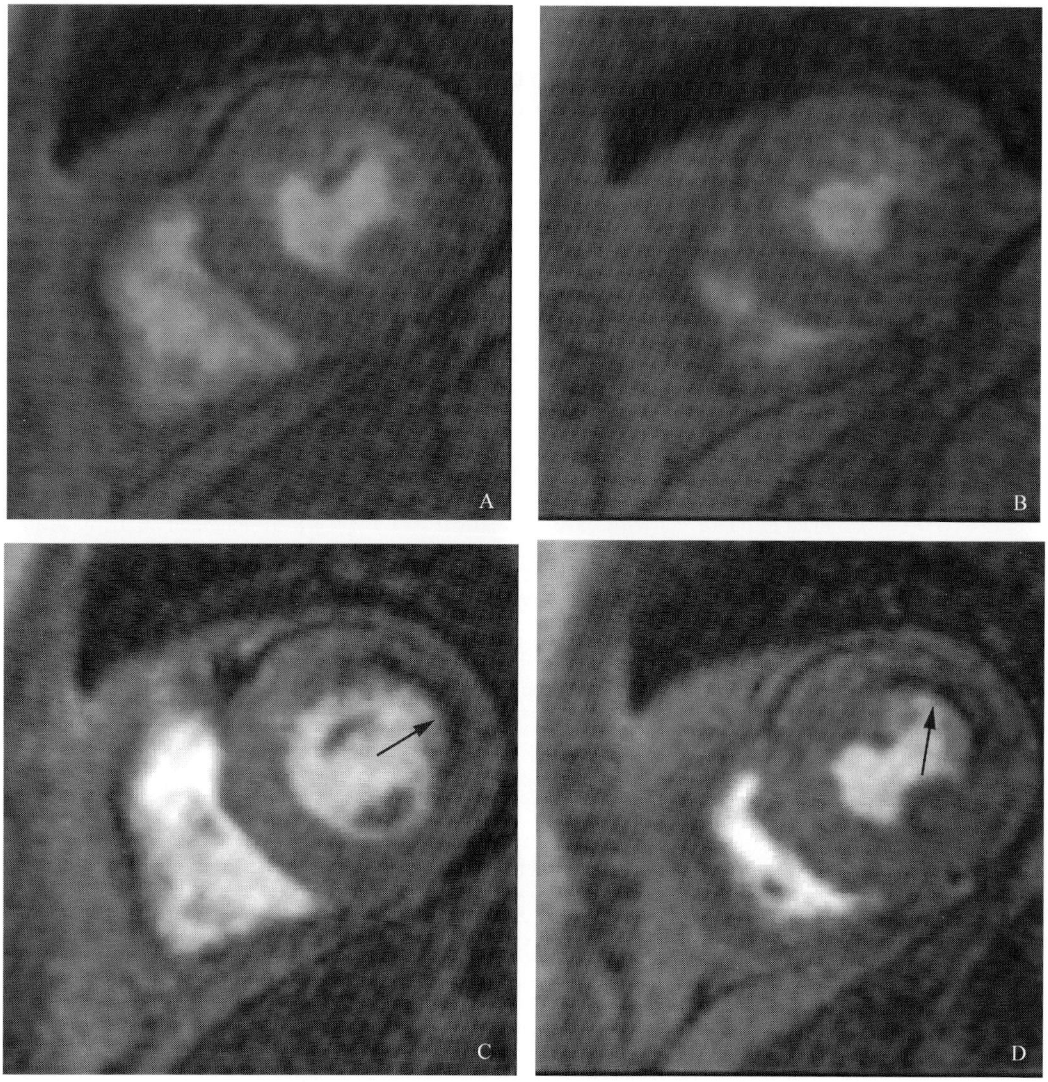

图 3-18　狭窄 70%时潘生丁负荷试验前后对比

男性患者，导管法 X 线冠状动脉造影示回旋支狭窄 70%。静息下左心室短轴两个切面心肌灌注无异常（A，B）；潘生丁负荷试验相对应层面左心室侧壁心内膜下呈现灌注缺损（箭头所示）（C，D）

第十一章　心肌梗死的 MRI 表现

一、急性心肌梗死

急性期由于水肿、炎性细胞浸润等原因，梗死心肌厚度多在正常范围内。但随着时间的推移，无菌性炎症逐渐消退，至瘢痕组织逐渐形成后，梗死区心肌萎缩变薄。受累心肌常伴有不同程度节段性运动异常，大面积心肌梗死时，则引起急性左心功能不全（图 3-19A～D）。

急性或亚急性心肌梗死，在 T_2WI 像上又称水肿权重像（edema-weighted），即使不采用任何对比剂，因水肿等因素，亦可表现为高信号，但实际梗死面积小于信号增强区域（图 3-19E，F）。过去由于 T_2WI 扫描时间长，图像质量欠满意，加上急性心肌梗死患者耐受性差，考虑安全等综合因素，这种序列实际临床应用较少。然而，近年来随着 T_2-weighted STIR TSE（T_2-weighted，short-tau inversion-recovery）序列的开发，不仅抑制了心外膜下脂肪信号，而且减少了无或矛盾运动区域缓慢血流信号的干扰，从而进一步提高了成像质量，其应用价值也得到相应的提升。

毫无疑问，急性心肌梗死区会出现灌注缺损（图 3-19G，H），并且在心肌灌注延迟扫描时，呈现高信号强化（图 3-19I，J），后者甚至被认为是急性心肌梗死预后的预测因子。目前比较一致的看法是，真正可逆性损害心肌，在 DE-MRI 上并不表现为持久性的强化，但梗死区周围缺血损害的心肌有时也会呈现一过性的强化，不过随着时间延长，这种现象会逐渐消失。

概括起来，急性心肌梗死的延迟强化，基于其不同的病理生理学基础，通常表现为四种形式。

一是心内膜下延迟增强，通常心外膜未被累及。DE-MRI 是目前唯一能够识别心内膜下心肌梗死的无创性检查技术。这种类型的心肌梗死临床表现为非 Q 波心肌梗死，预后良好。

二是透壁性延迟强化，通常见于范围广泛的再灌注性心肌梗死，血运重建后无法改善心肌收缩力。

三是类似于透壁性强化但同时伴心内膜下低信号区，即通常所讲的“无复流（no-reflow）”现象。无复流现象是指在透壁性心肌梗死的基础上，无法全部恢复再灌注，其原因包括微循环障碍、心肌坏死或严重水肿压迫壁间血管所致。通常被认为是不良左心室重构的预测因子。急性期心肌梗死大约有 20%～30%患者会出现“无复流”与“低复流”现象。磁共振心肌灌注扫描无论是首过法还是延迟增强均可显示，但 DE-MRI 效果最佳，表现为无信号和低信号区（图 3-19G～I；图 3-20A，B）。对于低复流患者，当延迟大于 30min 时，受累区域仍可出现延迟强化。

四是外围强化而中央区无血流灌注呈现低信号，通常在无再灌注的阻塞性心肌梗死中可以见到，预后不良。

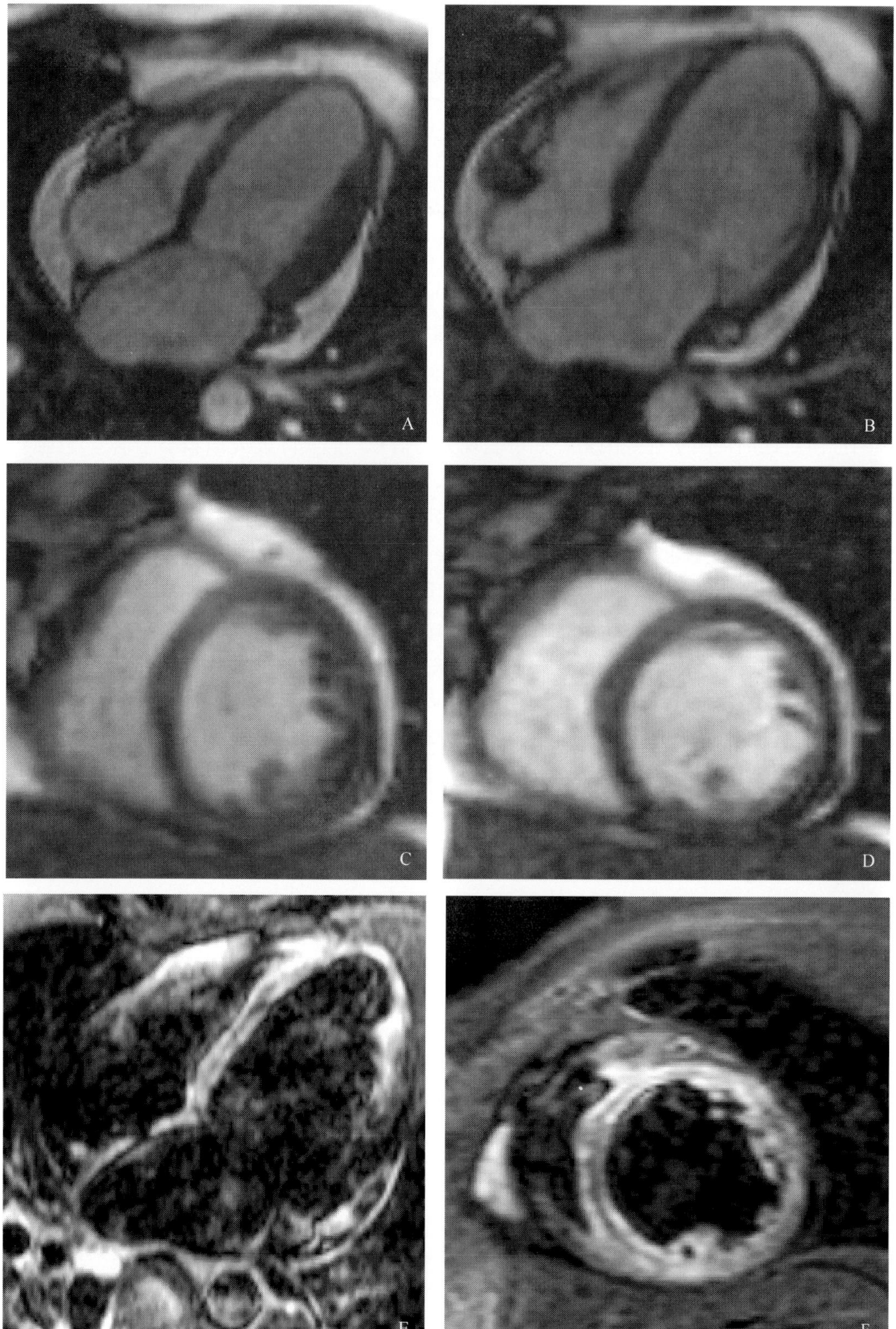
A
B
C
D
E
F

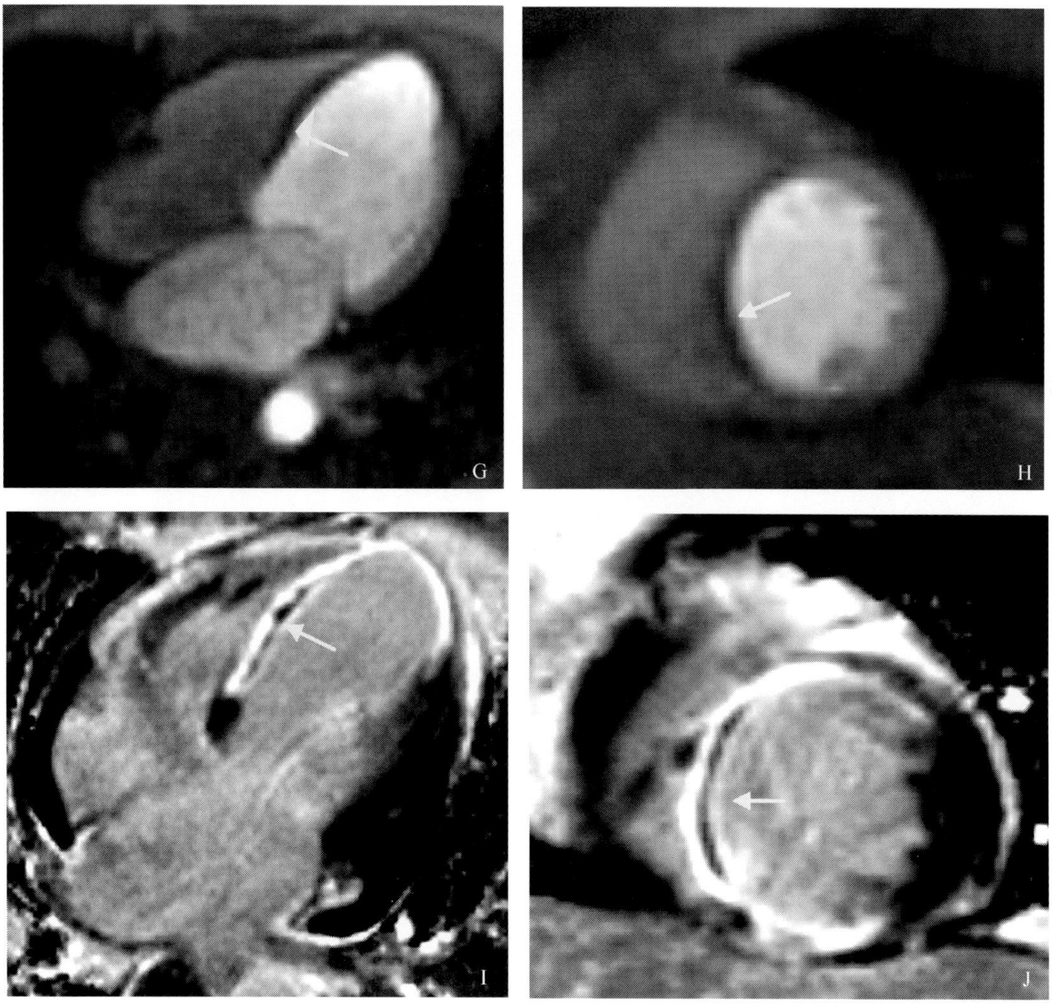

图 3-19　心肌梗死 MRI

男 38 岁，20 天前突发心肌梗死。A～D 心脏水平长轴和短轴收缩期（A，C）和舒张期（B，D）：核磁电影成像（Cine-MRI）示侧壁运动相对较强，余节段包括心尖部、前壁、下壁和室间隔运动消失或明显减低；E，F 心脏水平长轴和短轴对比剂延迟扫描：相对应的受累节段在 T_2WI 表现为高信号，提示心肌缺血或梗死（水肿区）；G，H 首过法心肌灌注扫描时同一层面受累区出现灌注缺损（箭头所示）；I，J DE-MRI 示心尖部和室间隔呈透壁性强化，系实际梗死区，室间隔心内膜下信号缺失系低复流所致（箭头所示）。对比 T_2WI（图 E，F）和 DE-MRI（图 I，J）能将可恢复损害的缺血心肌识别出来

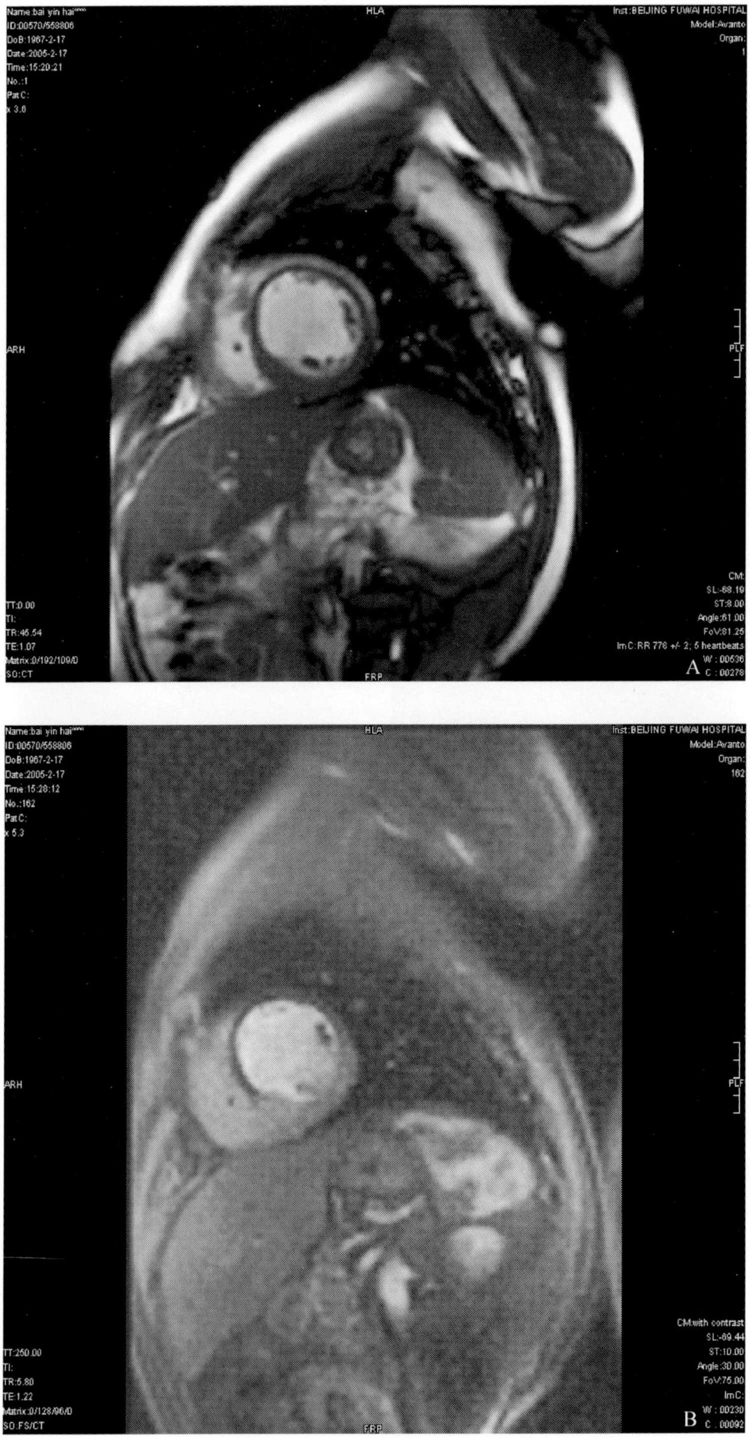
Name:bai yin hai
ID:00570/558806
DoB:1967-2-17
Date:2005-2-17
Time:15:20:21
No.:1
Pat C:
x 3.6
HLA
Inst:BEIJING FUWAI HOSPITAL
Model:Avanto
Organ:
1
ARH
PLF
TT:0.00
TI:
TR:45.54
TE:1.07
Matrix:0/192/109/0
SO:CT
FRP
CM:
SL:-68.19
ST:8.00
Angle:61.00
FoV:81.25
ImC:RR 776 +/- 2; 5 heartbeats
W : 00536
C : 00278
A
Name:bai yin hai
ID:00570/558806
DoB:1967-2-17
Date:2005-2-17
Time:15:28:12
No.:162
Pat C:
x 5.3
HLA
Inst:BEIJING FUWAI HOSPITAL
Model:Avanto
Organ:
162
ARH
PLF
TT:250.00
TI:
TR:5.80
TE:1.22
Matrix:0/128/96/0
SO:FS/CT
FRP
CM:with contrast
SL:-69.44
ST:10.00
Angle:30.00
FoV:75.00
ImC:
W : 00230
C : 00092
B

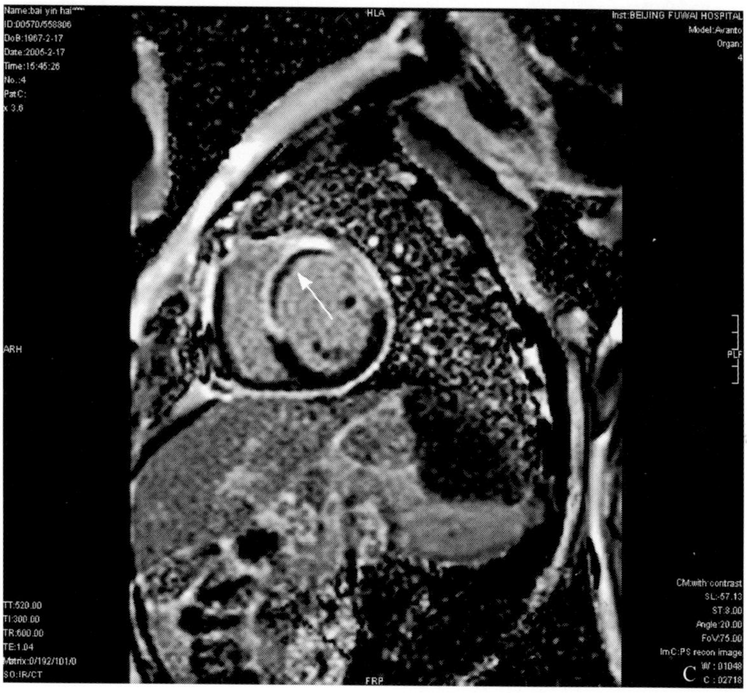

图 3-20　无复流现象 MRI

A，亮血序列左心室短轴位，示左心室前壁及前室间隔室壁厚度明显变薄；B，MR 心肌首过灌注成像左心室短轴位，示相应节段存在灌注缺损；C，心肌灌注延迟增强扫描左心室短轴切面，可见室间隔左心室面及毗邻前壁心内膜下薄层弧形无信号区，其周围包绕高信号，表面大致规则（箭头），结合临床为急性心肌梗死后无血流灌注即“无复流”现象

二、陈旧性心肌梗死

（一）室壁区域性变薄

小面积心肌梗死或心内膜下心肌梗死时，受累节段以及心脏各房室腔多无明显变化。反之，大面积透壁性心肌梗死时，随着心肌瘢痕化逐渐形成，梗死区心肌萎缩变薄（图 3-21A）。进一步伴随着心肌重塑及室壁瘤的形成，左心室腔渐进性扩大，左心功能逐渐降低。乳头肌受累可直接引起二尖瓣关闭不全。

过去认为若厚度<5.5mm，则提示该区域为透壁性陈旧性心肌梗死。近年来，结合正性肌力药物负荷试验以及通过血运重建术后对比分析发现，即使室壁厚度<5.5mm，部分节段仍然能够恢复收缩功能，提示仍然残存活力心肌。

（二）室壁节段性运动异常

根据梗死范围与程度不同，受累心肌节段表现为运动减弱、无运动或矛盾运动（图 3-21B，C）。通过计算室壁增厚率及运用 Tagging 技术，能够更加准确地进行定量分析。值得提出的是其受累节段与冠状动脉分布区域相对应。

三、心肌灌注异常

梗死区瘢痕组织大多数表现为灌注减低、延迟或缺损（图 3-21E，F）。这主要是由于纤维化组织毛细血管密度比正常心肌低所致。

四、心肌灌注延迟强化

早期的动物实验病理对照研究以及近十年来临床实践均反复论证，对比剂延迟增强扫描时梗死区瘢痕组织表现为异常强化，即所谓的“亮的就是死的（bright is dead)”。磁共振大视野、任意角度、良好的空间分辨力以及高度的组织特定性能够将任何部位和不同程度的心肌梗死识别出来，大体上能将心内膜下25%、50%、75%、100%的梗死一一区分出来。这种通过在体显像技术将心肌梗死的大小、范围、程度等的准确显示，无疑能够有效地指导临床治疗，也是迄今为止其他任何无创性技术都无法比拟的（图3-21G，H)。

一系列对比研究显示，心肌节段性运动异常伴对比剂延迟强化与^{18}F-FDG PET 和 SPECT 有很好的相关性。Knuesel 等报道 DE-MRI 非强化的活力节段与^{18}F-FDG PET 所检测的活力节段相关系数达0.82（$P<0.001$)。Kuhl 等报道在165个严重运动障碍节段

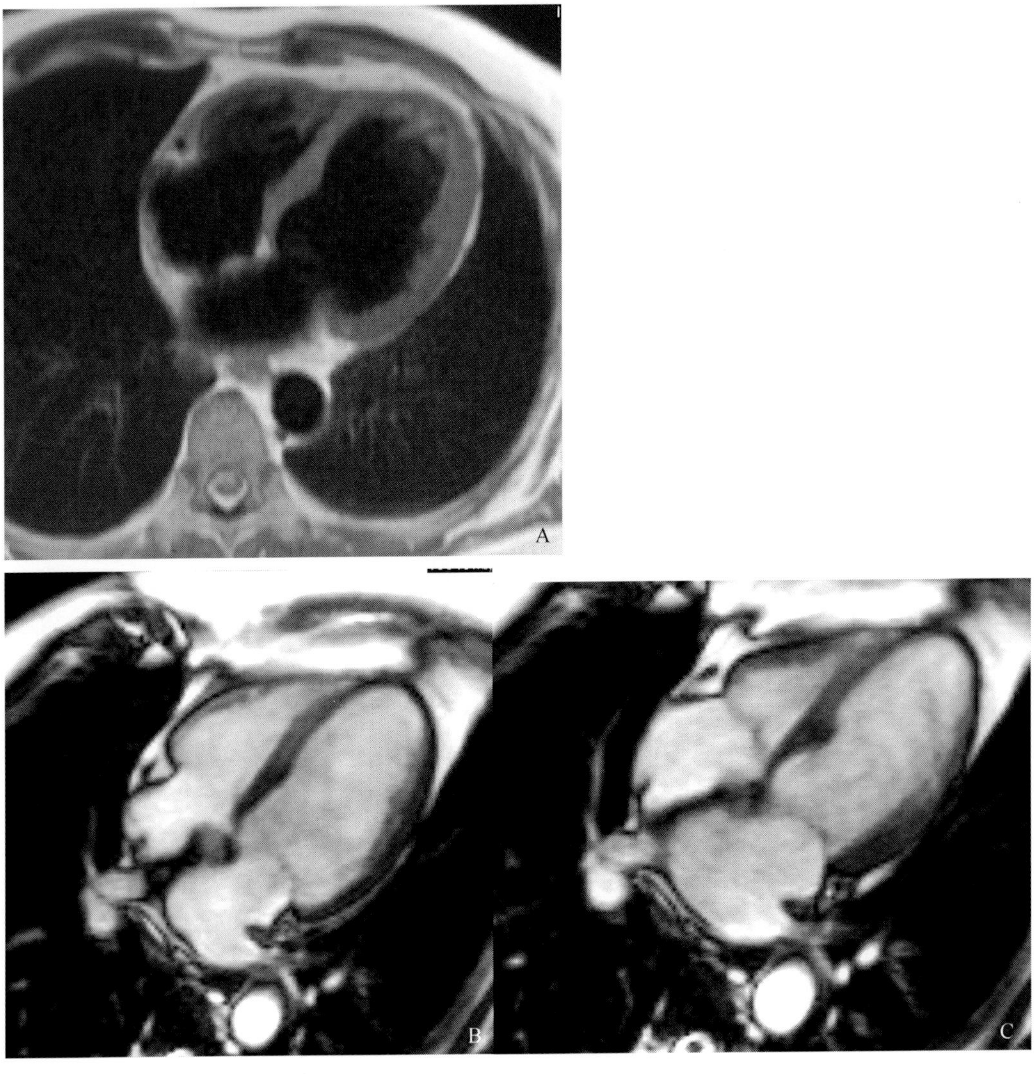

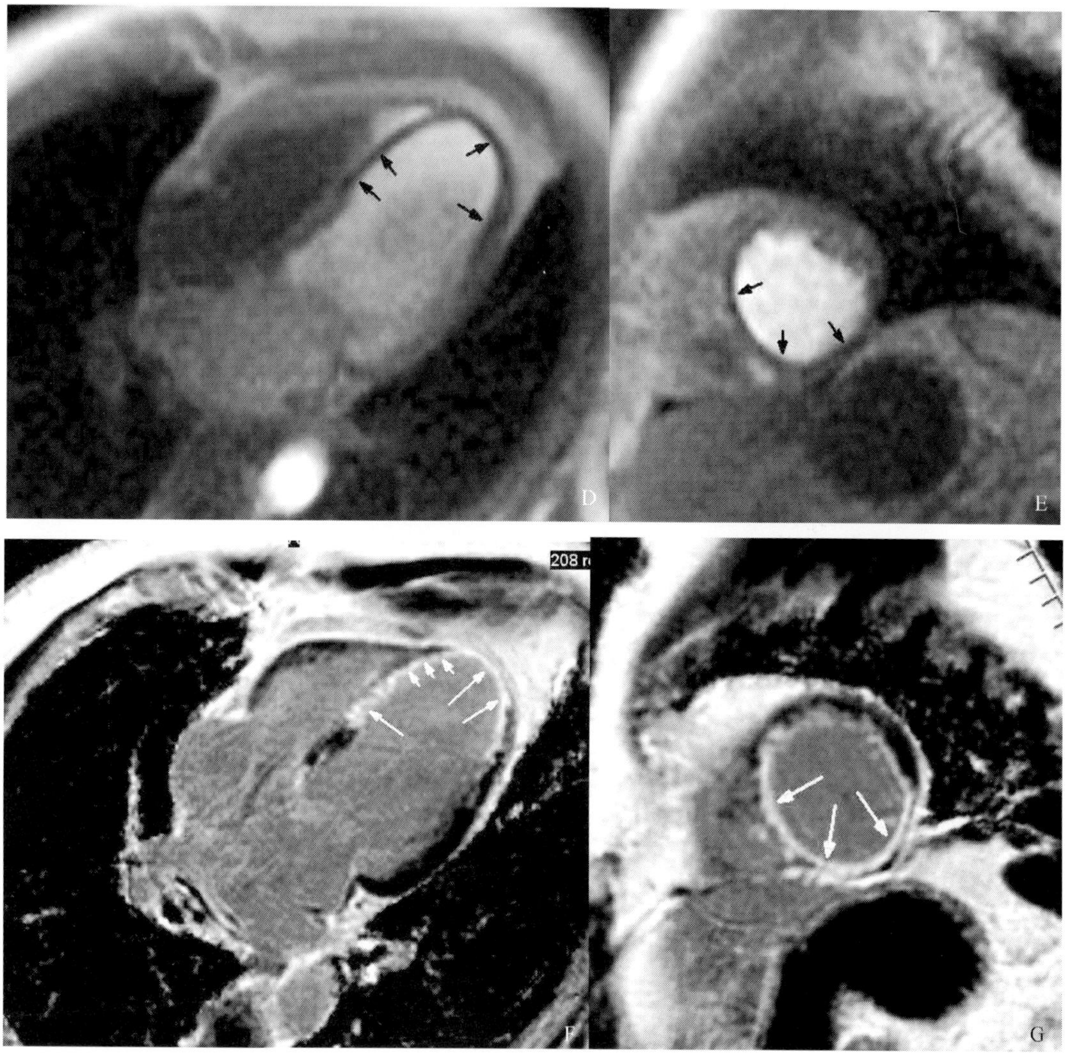

图 3-21　前降支重度狭窄 MRI

男，54 岁，左心室及冠状动脉造影示前降支重度狭窄伴左心室心尖部运动丧失，LVEF28%。A：MR HASTE 横轴位示心尖部变薄，毗邻心腔可见湍流信号；B，C：TrueFisp 电影序列舒张期和收缩期，可见心尖部和毗邻的室间隔和侧壁基本无收缩运动，仅见基底段运动；D，E：首过法心肌灌注水平长轴和短轴示相应的区域呈明显的灌注缺损（箭头所示）；F，G：心肌灌注延迟扫描相对应的区域明显强化（长箭头示透壁性心肌梗死，短箭头示次全透壁性心肌梗死）

中，^{18}F-FDG PET 葡萄糖吸收与 DE-MRI 强化范围和程度呈明显的负相关（$r=0.86$，$P<0.001$）；DE-MRI 强化节段占 T_{99}-MIBI-SPECT 灌注缺损合并^{18}F-FDG PET 代谢缺失节段的 80%±23%；DE-MRI 探测无活力心肌的敏感性和特异性分别为 96%和 84%。

概括起来，陈旧性心肌梗死延迟强化即所谓的缺血性增强具有两个重要特点：其一从心内膜下向心外膜方向扩散；其二延迟强化与“肇事血管”供血区域相对应，且沿血管纵轴方向延伸。

第十二章　心肌梗死并发症

一、室壁瘤

室壁瘤是心肌梗死常见的并发症之一，通常分为真性和假性室壁瘤两种。真性室壁瘤瘤壁以纤维瘢痕组织为主；假性室壁瘤是左心室壁破裂后，被外面的心包粘连包裹所致。依据病理解剖学特点，真性室壁瘤又分为功能性室壁瘤和解剖学室壁瘤。就影像学表现而言，功能性室壁瘤在舒张末期没有局部的外形膨凸，收缩期才出现局部的无运动或矛盾运动（图 3-22）。解剖学室壁瘤则在舒张期与收缩期都向外膨凸，呈明显的矛盾运动（图 3-23）。

典型的真、假室壁瘤影像学诊断无太大困难，但对一些非典型患者，有时却充满挑战性，心脏 MR 具有一定的优势。

真性室壁瘤 MR 影像学特点（图 3-22 和图 3-23）：①受累节段室壁变薄，收缩期室壁增厚率消失；②受累节段无运动或矛盾运动；③瘤体与左心室腔相通，瘤口较大；④瘤壁延迟强化，与正常左心室壁相连续，无中断现象。假性室壁瘤 MR 影像学特点（图 3-24）：①瘤壁与正常左心室壁连续性中断，瘤口较小；②瘤壁无明显的延迟强化；③瘤体内可见大量血栓形成。

真性室壁瘤与假性室壁瘤的本质区别是瘤壁的组成不同，鉴别要点应是瘤壁与左心室的连续性有无中断。实际上，前者仍然是室壁的一部分，只不过纤维瘢痕组织替代了心肌组织；后者系室壁穿孔后形成的血肿。DE-MRI 良好的组织特定性能够对此作出诊断和鉴别诊断（图 3-23 和图 3-24）。

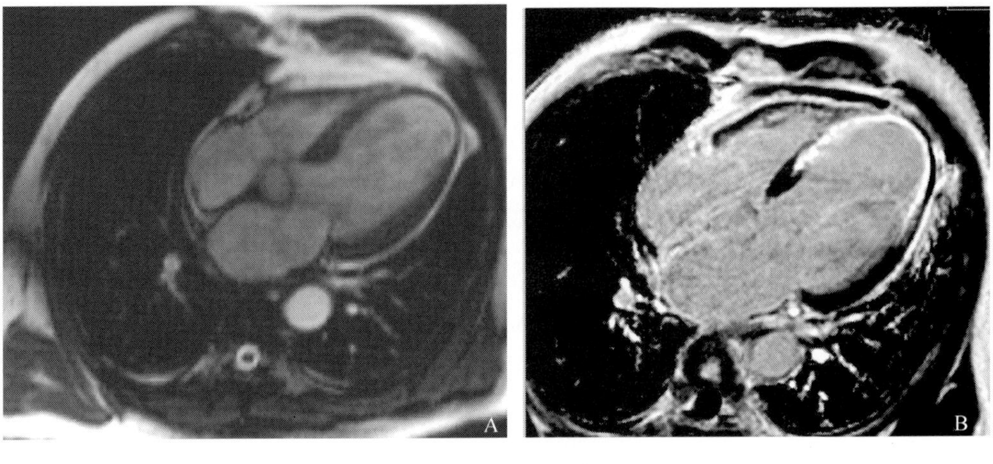

图 3-22　功能性室壁瘤

cine-MRI 收缩期可见心尖部运动消失，轻度矛盾运动（A）；对比剂延迟增强扫描可见相应节段呈透壁性强化（B）

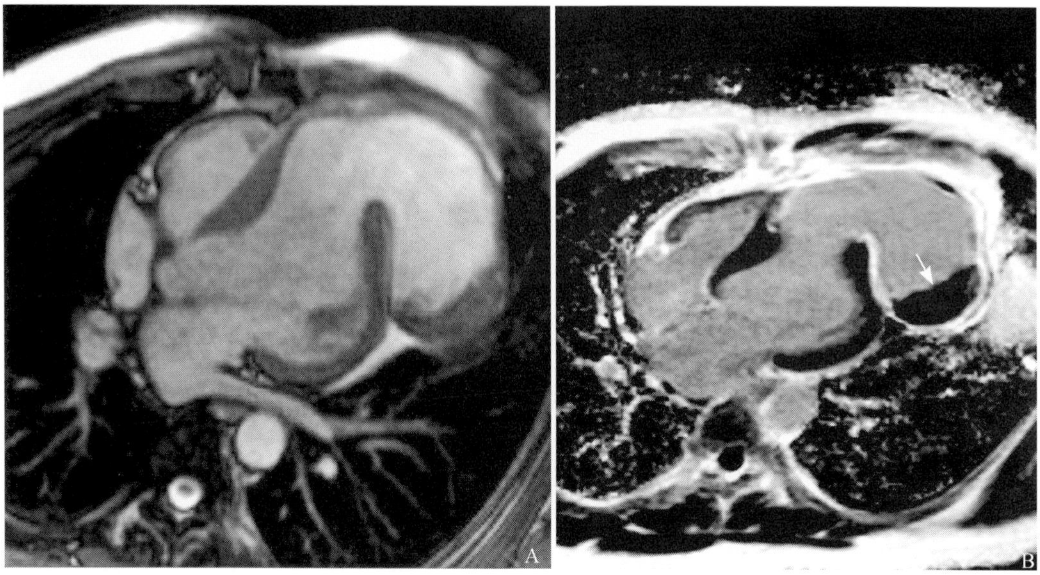

图 3-23 解剖性室壁瘤

cine-MRI 示心尖部凸出心影外巨大囊腔，瘤口直径较大（A）；对比剂延迟增强扫描示囊腔壁呈均匀一致的强化，与正常心室壁相延续，囊腔内无信号团块状影为附壁血栓。外科手术证实为左心室巨大真性室壁瘤伴血栓形成，瘤壁为梗死后瘢痕组织形成而非粘连的心包

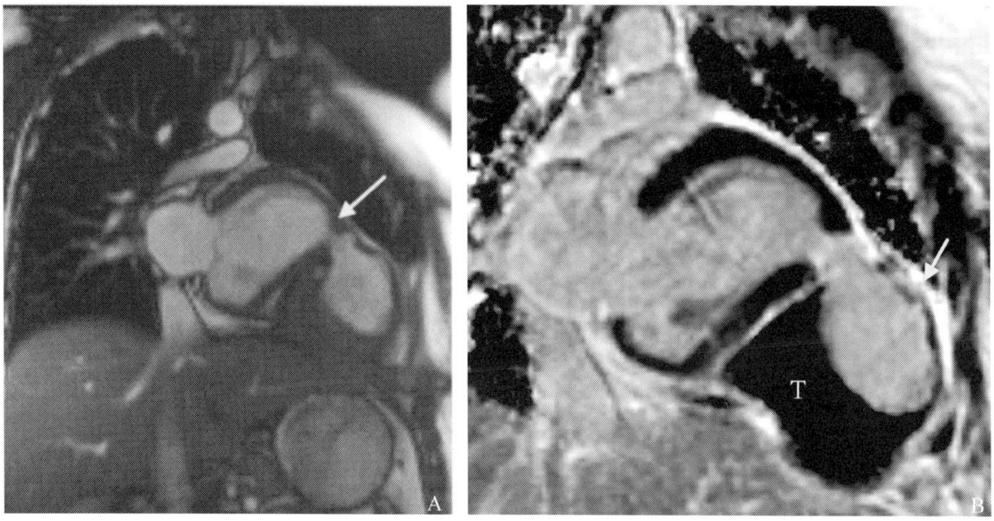

图 3-24 假性室壁瘤

cine-MRI 示心尖部凸出心影外巨大囊腔，瘤口直径较小（A 中箭头所示）；对比剂延迟增强扫描未见瘤壁强化（B），B 中箭头示心包下脂肪组织，虽为高信号，但位于心外膜下心肌轮廓之外并部分粘连在瘤壁上。囊腔内无信号巨大团块状影为附壁血栓（T）

二、附壁血栓

附壁血栓易发生在室壁瘤或室壁运动严重障碍的毗邻心腔内，特别是在心尖部或深陷在肌小梁中，超声心动图易漏诊。心脏 MRI 电影和 DE-MRI 很容易将其识别，特别是后者高信号血池内出现无或低信号血块，两者呈良好的对比（图 3-25）。需要特别指出的是附壁血栓需要与无复流或低复流心肌相鉴别（图 3-19 及图 3-20）。因为两者均表现为无信号。主要鉴别要点为无复流居心肌内，附壁血栓位于心腔内，其他征象：（1）无复流多位于室间隔心内膜下，血栓多位于室壁瘤腔内，特别是心尖部；（2）无复流边缘规则，与周围心肌连续呈光滑弧形，血栓表面多不规则，体积大；（3）无复流仅见于急性或亚急性心肌梗死，血栓多发生在慢性心肌梗死患者中。

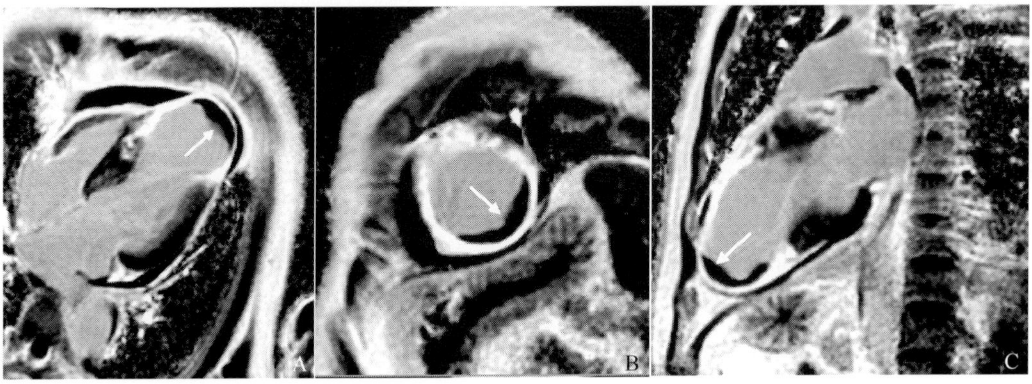

图 3-25　心尖部室壁瘤透壁性强化伴附壁血栓形成（箭头所示）

DE-MRI 四腔位（A）、左心室短轴（B）以及长轴位（C）

第十三章　影响 MRI 图像质量的因素

一、伪影

与其他影像学方法相比，MRI 是产生伪影较多的一种影像技术。在磁共振检查过程中，伪影的产生与患者、机器设备、扫描序列等多种因素有关，有些可以通过一定的方法避免，如屏气可以避免呼吸运动伪影，而有些则无法回避，如心脏大血管搏动伪影。所有伪影都会直接影响 MR 图像质量。只有正确认识伪影产生的原因以及各种伪影的图像特征，方能有效地抑制以致消除伪影，提高图像质量。现简单介绍几种主要伪影及其解决方法。

（一）相位编码方向的运动伪影（phase-encoding motion artifacts）

运动伪影系指在检查中因生理运动和病人随机的不自主的运动而产生的模糊影。运动伪影具有以下共同特点：（1）主要出现在相位编码方向上；（2）伪影的强度取决于运动结构的信号强度，后者信号强度越高，相应的伪影越亮；（3）伪影复制的数目、位置受基本正弦运动的相对强度、脉冲序列重复时间（TR）、采集次数（NEX）、视野（FOV）等因素的影响。因为运动伪影是由于在位编码方向空间频率编码错位，形成错误登记所致的连续性模糊伪影，故可用改变相位编码方向使运动产生的伪影位于靶器官之外来解决。在流动的血液相位编码方向上，当扫描平面与血管走行方向平行时，产生与血管形状类似的条状阴影。使用预饱和技术可消除来自扫描层上下方的血管伪影。另外，相位/频率方向交换，可使伪影方向变换 90°，而使病变区躲开伪影干扰。

（二）心脏搏动伪影

心脏搏动伪影不仅可以造成心脏 MRI 图像的模糊，而且伪影会重叠于周围结构上。心脏搏动伪影具有以下特点：（1）具有很强的周期性；（2）受检者不能自主控制；（3）沿相位编码方向分布。

消除心脏搏动伪影的方法：（1）施加心电门控或心电触发技术，主要用于心脏大血管 MR 检查；（2）在心脏区域施加预饱和带，主要用于心脏周围结构如脊柱的检查；（3）切换相位编码方向，如脊柱矢状面或横断面成像时，如果相位编码为前后方向，心脏搏动伪影将重叠在脊柱上，如果把相位编码方向改成左右（横断面）或上下（矢状面），伪影将不再重叠于脊柱上。

（三）慢血流伪影（slow flow artifacts）

血流缓慢使流动造成的失相位或流空效应不明显，这些血管内血流的信号与流动本身关系不大，而主要取决于血液的 T_1 值和 T_2 值，因此，冠心病或心肌病患者心脏扩大、心脏收缩运动明显减低的情况下，心腔内血流的流空效应减轻，出现中高混杂信号，尤其多见于室壁瘤。其中以靠近心内膜面的流速降低更为明显，在黑血序列下易与附壁血栓、肌小梁等混淆。在这种情况下，应用梯度回波特别是稳态自由进动电影序列（TrueFISP）

动态观察肌壁与心腔内血流运动情况，有助于鉴别缓慢血流、血栓及肌小梁。

二、空间分辨率和信噪比

空间分辨力是指 MRI 对解剖细节的显示能力，即显示最小体积病灶或结构的能力，取决于成像体素的实际大小。一般用层厚和平面内空间分辨率表示。层厚代表层面选择方向的空间分辨力。层面内的空间分辨力受 FOV 和矩阵的影响。FOV 不变，矩阵越大则体素越小，空间分辨力越高；矩阵不变，FOV 越大则体素越大，空间分辨力越低。实际上空间分辨力还受其他图像质量的影响，如对比噪声比（CNR）、信噪比（SNR）等。故在临床应用中还应该注意空间分辨力与 SNR 的关系，权衡两者的利弊。

目前常规心脏形态与功能成像的层面内的空间分辨率可达（1～2mm）×（1～2mm），层厚 6～8mm，比 CT 要低得多，首过灌注空间分辨率更低。

信噪比（signal to noise ratio，SNR）SNR 是指感兴趣区的信号强度与背景噪声强度的比值，SNR 越高，图像越清楚，MRI 质量越高，因此是 MRI 最重要的质控参数。SNR 与很多因素有关，包括扫描序列与参数（TR 时间、TE 时间、NEX、层厚、矩阵、FOV)、磁场强度、梯度场、线圈、并行采集等。临床实际应用时由于主磁场强度固定，主要是通过调整扫描序列与参数提高图像的信噪比。如延长 TE、TR，增大 FOV，增加层厚等，故在心脏扫描时要根据具体情况灵活设置扫描参数，以获取最佳的信噪比。

三、对比噪声比（contrast to noise ratio，CNR）

对比噪声比是指两种组织信号强度的相对差别，即两种组织信号强度差值与背景噪声的标准差的比值，差别越大则图像对比越好。CNR 主要受三个方面的影响：（1）组织间的固有差别，即两种组织的 T_1 值、T_2 值、质子密度、运动等的差别，差别越大则 CNR 越大，对比越好。如果组织间的固有差别很小，即便检查技术用得最好，CNR 也很小。（2）成像技术，包括场强、所用序列、成像参数等。合理的成像参数可提高图像的 CNR。（3）人工对比，有的组织间的固有差别很小，可以利用对比剂的方法增加两者间的 CNR，提高病变检出率。

四、心外膜下脂肪

心外膜下脂肪主要影响右室心肌和心包的观察，最佳的处理办法是缩小层厚，以减少心外膜脂肪与邻近组织的部分容积效应。但由于目前 MR 的空间分辨率尚不能达到 CT 的水平，故此法在心脏 MR 作用有限。因此，在实际工作中采用抑脂序列，再与常规扫描图像对比分析。

第十四章 鉴别诊断

一、应激性心肌病

20世纪90年代初期，日本学者首先报道了一种特殊的临床综合征：冠状动脉造影未见有意义的病变而左心室中远段，尤其是心尖部，出现急性短暂性室壁无运动。这些患者常伴随胸痛、心电图异常及轻微心肌酶学改变，但程度相对较轻。因为这些患者左心室收缩期表现与日本的一种颈窄基底宽的捕鱼罐（Takotsubo）相似，故早期该病被命名为“Takotsubo心肌病（Takotsubo cardiomyopathy）”。后来，又有学者将类似的疾病描述为“短暂性左心室心尖球状扩张（transient left ventricular apical ballooning）”。

应激性心肌病患者以女性居多。因为其临床表现与急性心肌梗死非常相似，误诊的结果很可能导致对这些患者进行毫无意义的溶栓治疗。但如果及时发现，早期诊断并对症处理，则预后良好，反之，若处理不当或不及时可以造成患者死亡。

应激性心肌病的发病机制存在多种假设。利用目前我们已经了解的病理生理学知识很难对其作出合理解释。从目前收集的临床资料来看，该综合征完全不同于经典的急性冠状动脉综合征。首先，冠状动脉造影未发现有意义的狭窄或阻塞性病变；其次，受累心肌节段大大超出了单支冠状动脉病变的供血区域，且心尖部是必定受累的部位；再次，受累左心室范围和程度与心肌酶的升高极度不成比例；最后，受累左心室节段及左心室功能多能在数周内完全恢复，预后良好。上述特征每一条都可以出现在典型的急性冠状动脉综合征中，但当它们同时发生在同一患者身上时，则形成一种独立而特殊的临床综合征。神经内分泌系统在该病的发生中可能起重要作用，尤其是交感神经过度刺激可能是其基础病因。另一种可能性是冠状动脉痉挛造成的缺血，一些研究也发现，应激性心肌病患者大多易于发生冠状动脉痉挛，但是考虑到这些患者心电图多缺乏明显的ST段抬高，并且心肌酶水平多正常或升高程度与受累左心室范围不成比例，因此很难用多支冠状动脉痉挛来解释。还有一种可能性是儿茶酚胺介导的心肌顿抑，目前已有多项研究支持，并且很可能是包括本病在内的多种与神经系统相关心肌功能异常疾病的共同发病基础。

左心室中远段尤其是心尖部容易受累，而基底段少见，其原因目前还不清楚。一些研究认为，心尖部的心肌对交感神经刺激反应更敏感，因此当循环血液中儿茶酚胺水平突然升高时，左心室心尖部心肌更易受到损害。另外，冠状动脉从基底到心尖部存在的灌注梯度也可能导致心尖部更易受累。

概括起来，应激性心肌病的临床和影像学特征：（1）重度的心理或生理打击是前提；（2）急性胸痛伴心电图的ST段升高和（或）T波倒置，且能在短期内恢复；（3）冠状动脉造影无有意义的狭窄；（4）左心室大面积收缩功能异常，主要累及左心室中远段，尤其是心尖部；（5）心肌酶学变化与左心室受累程度不相符合；（6）受累的左心室节段收缩功能具有可恢复性；（7）适时的对症治疗，预后良好。

MRI 全面和综合能力具有诊断和鉴别诊断的价值。应用 MRI 电影序列能够充分显示受累节段运动功能障碍，特别是结合对比剂灌注扫描，DE-MRI 通过显示受累室壁节段无延迟强化，或者轻度延迟强化与左心室受累程度不符，提示存在大量的存活心肌，从而与冠心病心肌梗死真正区别开来（图 3-26）。当然 MRI 检查的可重复性也有助于定期随访观察病变的进展和恢复。

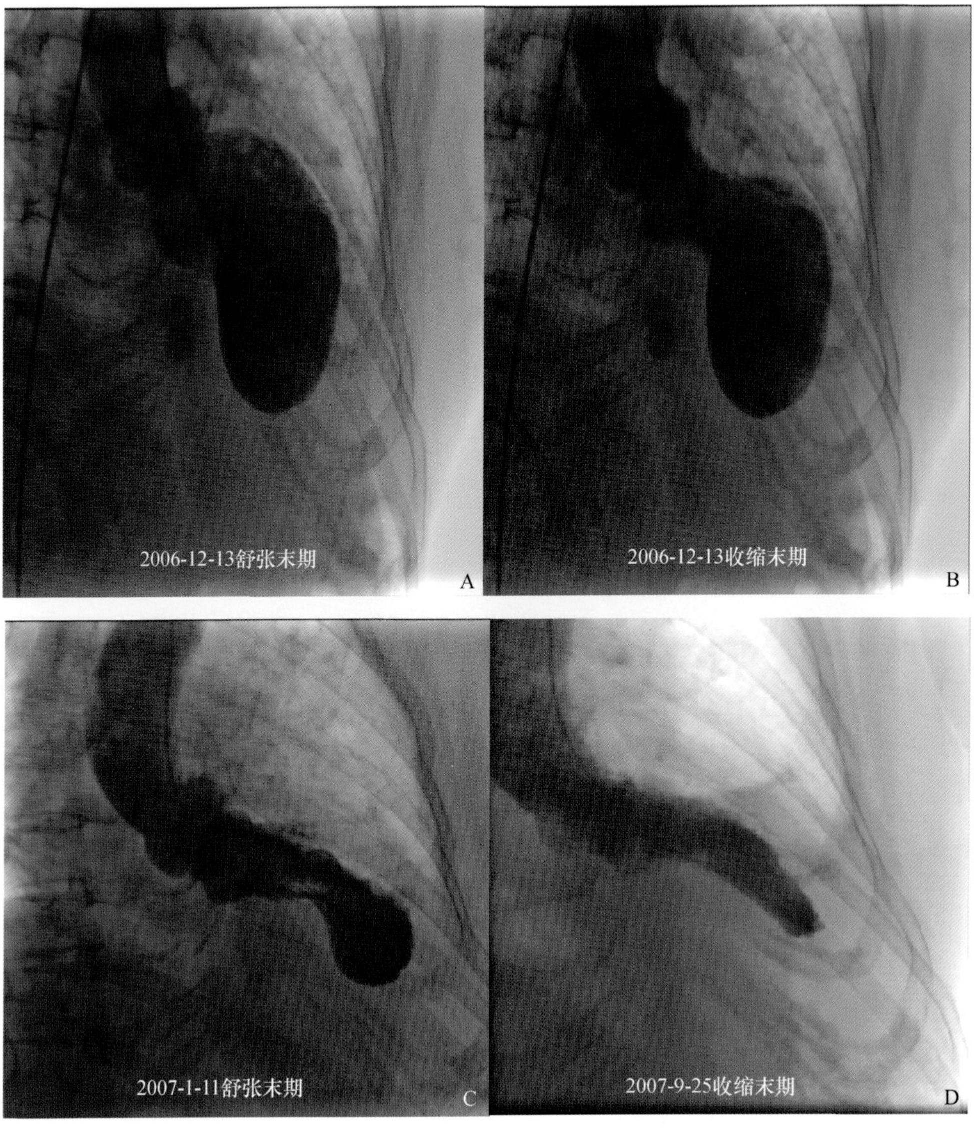

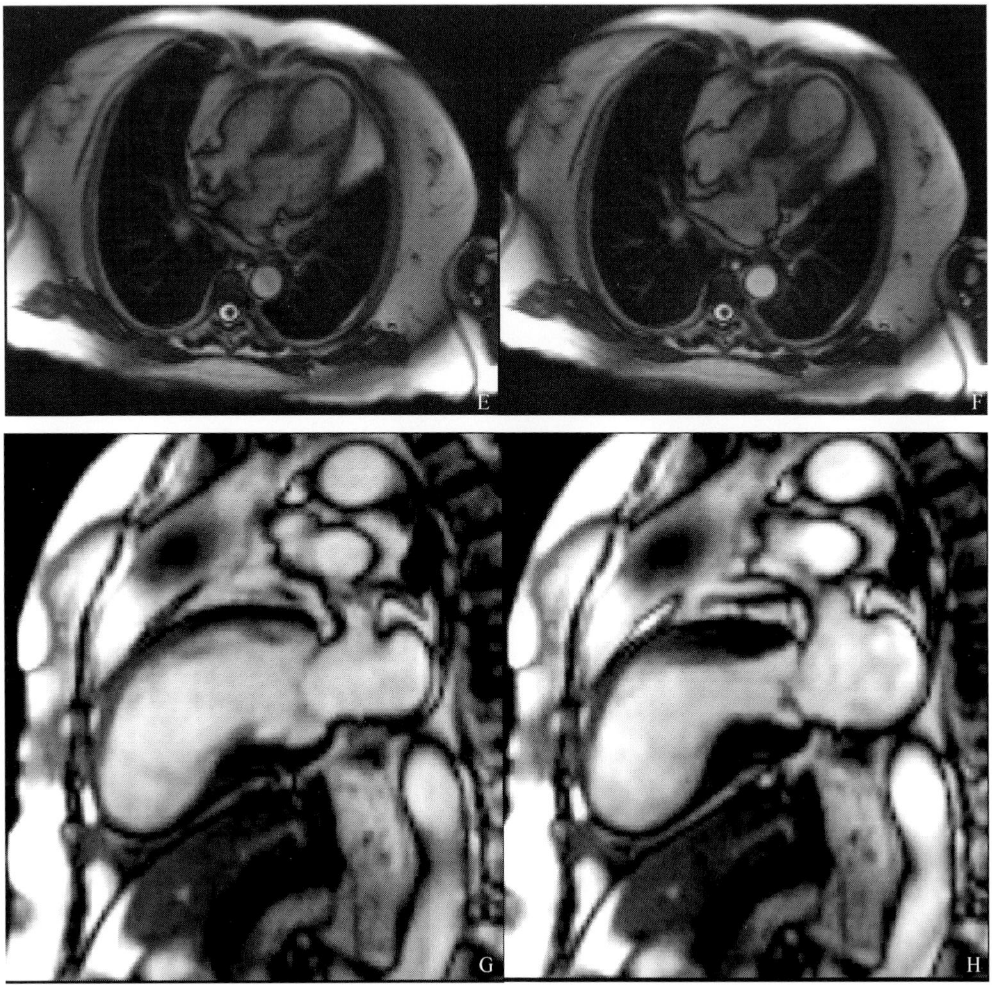

图 3-26 应激性心肌病

女性患者 71 岁，发病后次日 X 线导管法左心室造影，基底段运动正常，左心室中远段室壁无运动，形成巨大室壁瘤，类似细口状壶腹瓶，约占左心室容积 3/4（图 A，B）；1 个月左心室造影示左心室室壁瘤明显减小，约占左心室容积 1/4（图 C）；10 个月后左心室造影示室壁瘤消失，左心室收缩功能基本恢复正常（图 D）

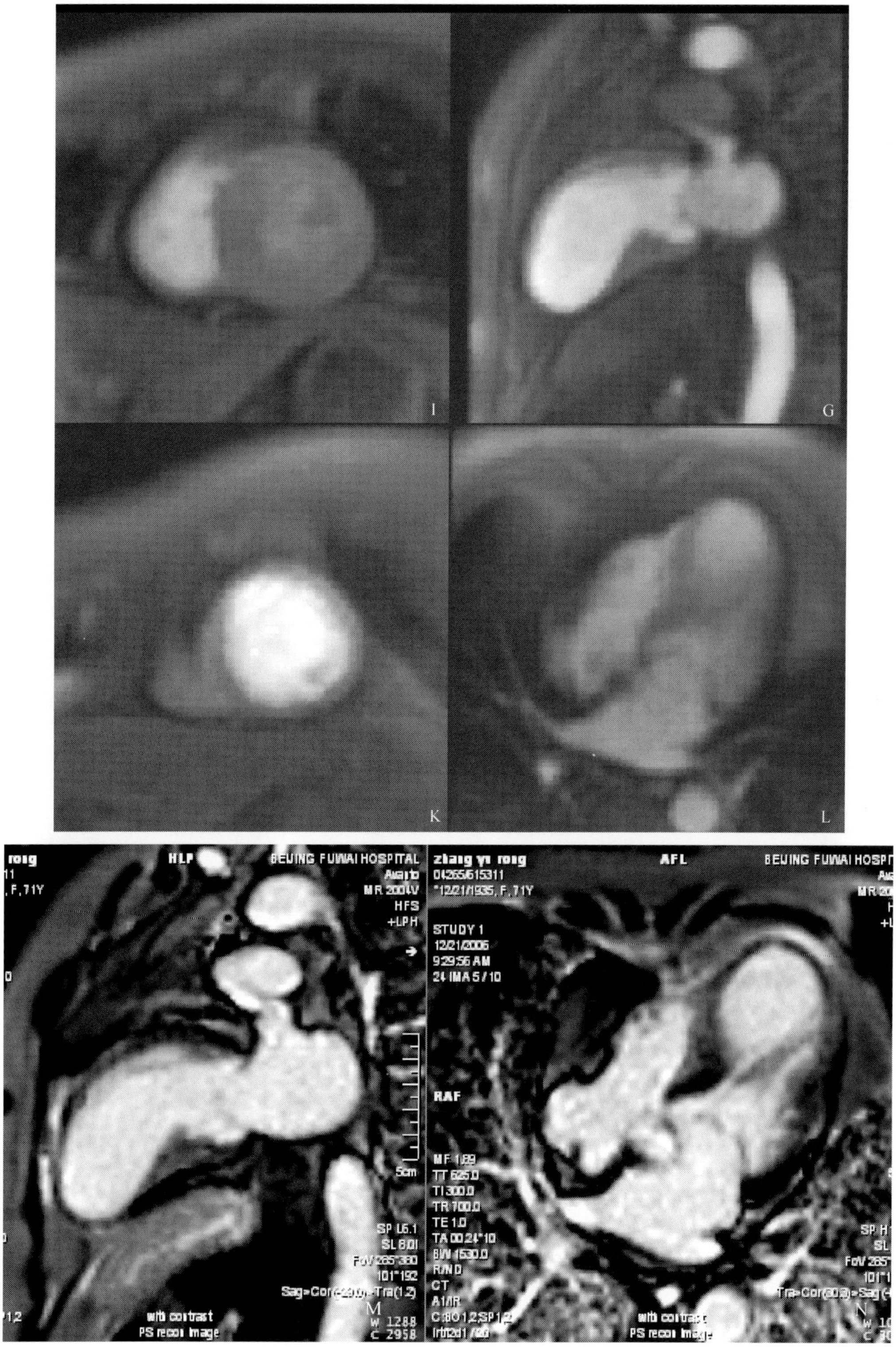

图 3-26（续）　应激性心肌病

发病后 10 日 MRI 扫描：电影可见左心室心尖部巨大室壁瘤形成（E～H：E&G 舒张末期；F/H 收缩末期），但首过灌注（I～L）及延迟增强均未见明显异常（M，N），提示心肌灌注良好和无梗死心肌

二、其他类型心肌病

（一）扩张型心肌病

与“缺血型增强”均可见于内膜下心肌受累且延迟增强分布与相应冠状动脉灌注区域相匹配的特点不同，典型的“非缺血型增强”多位于壁内或心外膜下心肌，且不与任何冠状动脉的灌注区域相吻合。

扩张型心肌病非缺血性增强的主要表现形式为局限于心室肌壁内的点片状或线性条纹状增强，多见于室间隔。扩张型心肌病（DCM）壁内增强与预后有关，一般来说，壁内增强的范围越大，预后越差。

（二）肥厚型心肌病

肥厚型心肌病主要有两种延迟增强形式。典型表现为局限于心肌肥厚区域的多发片状或团块状增强，以右室游离壁与室间隔的连接处最易被累及；另一种形式则为弥漫于全心的散在分布的增强。肥厚型心肌病的延迟增强可能是紊乱排列的心肌细胞间大量纤维组织及肥厚心肌区散在梗死灶的反映。磁共振心肌延迟强化的存在及其严重程度能够判断肥厚型心肌病的进展和预测其预后。有研究提示 HCM 延迟增强的范围和程度与心源性猝死、左心室扩大及心力衰竭的风险相关。近年来有研究显示，与团块状延迟强化患者相比，弥漫性延迟强化患者预后更差，其猝死发生率更高。

（三）心肌淀粉样变性

心肌淀粉样变延迟强化的病理学特征是心肌组织中不可溶解的淀粉样蛋白成分的渗出。主要表现为肌壁内弥漫且不均一的增强，因心内膜下增强更为明显，故在室间隔部位常出现“斑马征”（图 3-27）

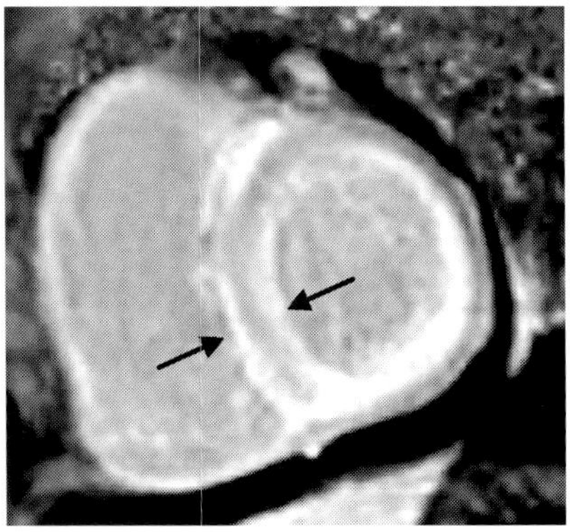

图 3-27　应激性心肌病

左室短轴位：对比剂灌注延迟扫描示弥漫性强化以心内膜下为主，在室间隔形成“斑马征”（箭头所示），右室壁亦有轻度强化

（四）心肌炎

急性心肌炎主要表现为分散于心外膜下心肌的点片状增强，以左心室游离壁受累最多见，在部分病例可见室间隔的局灶性增强；慢性心肌炎主要表现为壁内增强。心肌炎的延迟增强机制可能与心肌梗死是相同的，急性期反映了心肌细胞坏死和局部组织水肿，慢性期反映了瘢痕的形成。此外急性心肌炎延迟增强的范围和形式具有动态变化的特点，在治疗过程中延迟增强灶会在几天或几周之内逐渐消散，并有可能在治愈后消失。

第十五章 比较影像学

一、X 线平片

无法定性诊断冠心病，一般情况下心脏形态、大小和肺血管纹理多无异常改变。但对显示继发于左心功能不全的肺淤血、肺水肿以及预后评估等有重要意义，对并发症如室壁瘤以及与其他疾病的鉴别诊断有一定的帮助。

二、超声心动图

超声心动图既能显示心脏形态结构变化，又能观察室壁节段性运动异常，能够初步提示病变血管所对应的病变区域。此外结合多巴酚丁胺负荷试验可提高探测心肌缺血的敏感性。但其声窗窄，空间分辨率低，近场回声弱，观察心尖和心外膜受限，而且具有明显的操作者依赖性。

三、核素心肌灌注扫描

疑似冠心病病人分别在运动（或负荷试验）和静息状态下行^{99}Tcm-MIBI-SPECT 检查，通过检测有无心肌缺血，可诊断冠心病。冠心病心肌梗死患者需明确存活心肌多寡时，可实施^{18}F-FDG-PET 显像，这是目前评估存活心肌最可靠的无创性检查方法。但价格昂贵，且无法识别心内膜下心肌梗死为其不足。

四、冠状动脉 CTA

冠状动脉 CTA 可多视角观察管腔且能显示管壁结构和识别软硬斑块，目前已在临床广泛应用。冠状动脉 CTA 阴性排查率高，但阳性预测值低，因此对合并明显钙化病变的血管段无法准确地判断管腔的狭窄程度，此外对支架内狭窄判断也受限，目前尚无法全面取代 X 线导管法冠状动脉造影（图 3-28）。现阶段主要用于冠心病筛查、支架或搭桥术后随访等。

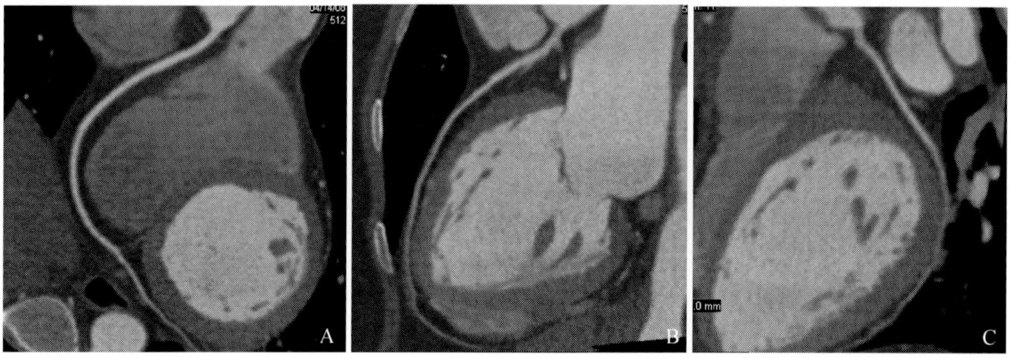

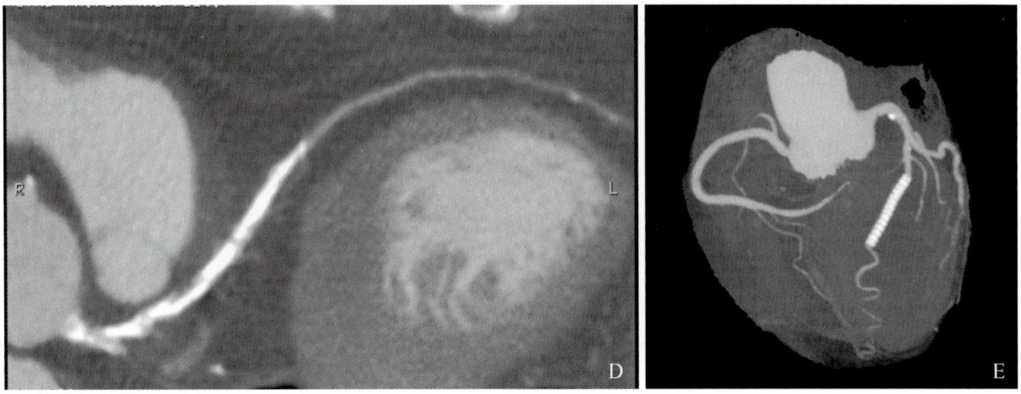

图 3-28　冠状动脉 CTA 曲面重建图像（A～C）依次显示正常右冠状动脉、前降支和回旋支，可见管壁光滑、管腔无狭窄；当发生严重钙化时，则无法判断管腔内有无狭窄（D）；现阶段也无法准确地评估支架内狭窄（E）

五、冠状动脉磁共振血管造影

冠状动脉磁共振血管造影仍处于试验研究阶段，目前仍在发展和完善之中。

六、血管内超声成像（IVUS）

在心导管基础上发展起来的血管内超声成像（intravascular ultrasound，IVUS）不仅能够直接显示管腔和管壁结构，而且能够识别斑块的性质。脂质斑块表现为低回声影，无钙化的纤维斑块表现为无声影的强回声，钙化灶则表现为有声影的强回声（图 3-29）。目前 IVUS 与冠状动脉介入技术的结合能进一步优化治疗效果。

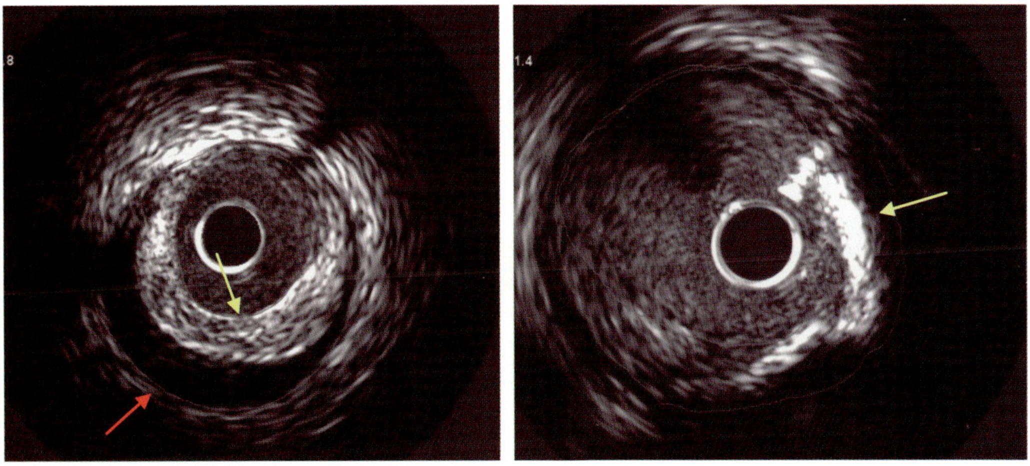

图 3-29　冠状动脉粥样斑块 IVUS 所见

A 图无声影的强回声为纤维帽（白箭头）、其下的低回声影为脂质斑块（灰箭头）；B 图有声影的强回声为钙化影（箭头所示）

七、光学相干断层成像

光学相干断层成像（optical coherence tomography，OCT）与 IVUS 有些类似，但成像导管是由单一光导纤维组成的。OCT 利用近红外线从组织反射回来的不同光学特征进行组织分析成像，其最大优势在于它的高分辨率，达 10μm，比 IVUS 分辨率高 10 倍，可以从组织水平清楚显示血管壁的结构，虽然其穿透率不及 IVUS，但特别适合评估各种冠状动脉硬化斑块的特征。目前 OCT 技术仍有待于进一步发展和完善，但其显示内膜增生等细微结构能力以及区分脂质斑块、纤维斑块和钙化斑块的能力均明显优于 IVUS，有望成为评价不稳定斑块及支架治疗效果的理想手段。

第十六章　冠心病影像学检查合理应用和优化组合

现阶段 X 线冠状动脉造影仍然是诊断冠心病的“金标准”。冠心病无创性诊断最佳方法是多排螺旋 CT 血管成像技术（MDCTA）结合心脏 MRI，两种方法的优势互补，基本上能够满足临床需要。前者旨在识别和判断冠状动脉狭窄，后者旨在通过全面评估冠心病心肌缺血或梗死所致的一系列后果，如心脏结构、功能、心肌活力等。此外核素心肌灌注显像和 PET 等能够进一步对心肌缺血和心肌活力进行有效的判断。冠心病介入治疗结合 IVUS 和 OCT 则可进一步完善手术治疗效果。

（赵世华）

参 考 文 献

1. 赵世华，闫朝武，杨敏福，等. 磁共振心肌灌注延迟增强与核素心肌灌注/代谢显像识别存活心肌对比研究. 中华心血管病杂志，2006，34（12）：1072-1076.
2. 赵世华，韦云青，曾庆玉，等. 小剂量多巴酚丁胺负荷试验结合 MR 电影鉴别存活心肌的实验研究. 中华放射学杂志，2002，36（8）：694-698.
3. 王 莉，朱海云，林 琳，等. DSA 冠状动脉狭窄与 MRI 相应供血区心肌缺血、坏死程度的对比分析. 临床放射学杂志，2007，26（1）：30-33.
4. Jahnke C, Paetsch I, Achenbach S, et al. Coronary MR imaging: breath-hold capability and patterns, coronary artery rest periods, and beta-blocker use. Radiology, 2006, 239 (1): 71-78.
5. Leiner T, Katsimaglis G, Yeh EN, et al. Correction for heart rate variability improves coronary magnetic resonance angiography. J Magn Reson Imaging, 2005, 22 (4): 577-582.
6. Sakuma H, Ichikawa Y, Suzawa N, et al. Assessment of coronary arteries with total study time of less than 30 minutes by using whole-heart coronary MR angiography. Radiology, 2005, 237 (1): 316-321.
7. Maintz D, Ozgun M, Hoffmeier A, et al. Selective coronary artery plaque visualization and differentiation by contrast-enhanced inversion prepared MRI. Eur Heart J, 2006, 27 (14): 1732-1736.
8. Priest AN, Ittrich H, Jahntz CL, et al. Investigation of atherosclerotic plaques with MRI at 3 T using ultra-small superparamagnetic particles of iron oxide. Magn Reson Imaging, 2006, 24 (10): 1287-1293.
9. Jahnke C, Paetsch I, Schnackenburg B, et al. Coronary MR angiography with steady-state free precession: individually adapted breath-hold technique versus free-breathing technique. Radiology, 2004, 232 (3): 669-676.
10. Schuijf JD, Bax JJ, Shaw LJ, et al. Meta-analysis of comparative diagnostic performance of magnetic resonance imaging and multislice computed tomography for noninvasive coronary angiography. Am Heart J, 2006, 151 (2): 404-411.
11. Dewey M, Teige F, Schnapauff D, et al. Combination of free-breathing and breathhold steady-state free precession magnetic resonance angiography for detection of coronary artery stenosis. J Magn Reson Imaging, 2006, 23 (5): 674-681.
12. Fuster V, Fayad ZA, Moreno PR, et al. Atherothrombosis and high-risk plaque: Part Ⅱ: approaches by noninvasive computed tomographic/magnetic resonance imaging. J Am Coll Cardiol, 2005, 46 (7): 1209-1218.
13. 刘 新，赵锡海，程流泉，等. 冠状动脉 CT 和 MR 血管成像诊断粥样硬化斑块和狭窄的对比研究. 中华放射学杂志，2006，40（11）：1156-1160.
14. 贺 毅，张兆琪，于 薇，等. 小剂量多巴酚丁胺负荷 MRI 与负荷超声心动图检测存活心肌的对比研究. 中华放射线学杂志，2006，40（11）：1152-1155.
15. Nijveldt R, Hofman MB, Hirsch A, et al. Assessment of microvascular obstruction and prediction of short-term remodeling after acute myocardial infarction: cardiac MR imaging study. Radiology, 2009, 250 (2): 363-370.
16. Klumpp B, Hoevelborn T, Fenchel M, et al. Magnetic resonance myocardial perfusion imaging-First

experience at 3.0T. Eur J Radiol, 2009, 69 (1): 165-172.
17. Merkle N, Wöhrle J, Grebe O, et al. Assessment of myocardial perfusion for detection of coronary artery stenosis by steady-state, free-precession magnetic resonance first-pass imaging. Heart, 2007, 93 (11): 1381-1385.
18. Trindade ML, Caldas MA, Tsutsui JM, et al. Determination of size and transmural extent of acute myocardial infarction by real-time myocardial perfusion echocardiography: a comparison with magnetic resonance imaging. J Am Soc Echocardiogr, 2007, 20 (2): 126-135.
19. Schwitter J. Myocardial perfusion imaging by cardiac magnetic resonance. J Nucl Cardiol, 2006, 13 (6): 841-854.
20. Watkins S, Oldroyd KG, Frohwein S. Magnetic resonance myocardial perfusion imaging: a new era in the detection of reversible myocardial ischaemia. Heart, 2007, 93 (1): 7-10.
21. Bodí V, Sanchis J, López-Lereu MP, et al. Microvascular perfusion 1 week and 6 months after myocardial infarction by first-pass perfusion cardiovascular magnetic resonance imaging. Heart, 2006, 92 (12): 1801-1807.
22. Bandettini WP, Arai AE. Advances in clinical applications of cardiovascular magnetic resonance imaging. Heart, 2008, 94 (11): 1485-1495.
23. Cury RC, Shash K, Nagurney JT, et al. Cardiac magnetic resonance with T2-weighted imaging improves detection of patients with acute coronary syndrome in the emergency department. Circulation, 2008, 118 (8): 837-844.
24. Kim RJ, Albert TS, Wible JH, et al. Performance of delayed-enhancement magnetic resonance imaging with gadoversetamide contrast for the detection and assessment of myocardial infarction: an international, multicenter, double-blinded, randomized trial. Circulation, 2008, 117 (5): 629-637.
25. Selvanayagam JB, Cheng AS, Jerosch-Herold M, et al. Effect of distal embolization on myocardial perfusion reserve after percutaneous coronary intervention: a quantitative magnetic resonance perfusion study. Circulation, 2007, 116 (13): 1458-1464.
26. Muehling OM, Huber A, Cyran C, et al. The delay of contrast arrival in magnetic resonance first-pass perfusion imaging: a novel non-invasive parameter detecting collateral-dependent myocardium. Heart, 2007, 93 (7): 842-847.
27. Cheng AS, Pegg TJ, Karamitsos TD, et al. Cardiovascular magnetic resonance perfusion imaging at 3-tesla for the detection of coronary artery disease: a comparison with 1.5-tesla. J Am Coll Cardiol, 2007, 49 (25): 2440-2449.
28. Gershlick AH, de Belder M, Chambers J, et al. Role of non-invasive imaging in the management of coronary artery disease: an assessment of likely change over the next 10 years. A report from the British Cardiovascular Society Working Group. Heart, 2007, 93 (4): 423-431.
29. Klem I, Heitner JF, Shah DJ, et al. Improved detection of coronary artery disease by stress perfusion cardiovascular magnetic resonance with the use of delayed enhancement infarction imaging. J Am Coll Cardiol, 2006, 47 (8): 1630-1638.
30. Biagini E, van Geuns RJ, Baks T, et al. Comparison between contrast echocardiography and magnetic resonance imaging to predict improvement of myocardial function after primary coronary intervention. Am J Cardiol, 2006, 97 (3): 361-366.
31. Selvanayagam JB, Jerosch-Herold M, Porto I, et al. Resting myocardial blood flow is impaired in hibernating myocardium: a magnetic resonance study of quantitative perfusion assessment. Circulation, 2005, 112 (21): 3289-3296.

32. Bodí V, Sanchis J, López-Lereu MP, et al. Usefulness of a comprehensive cardiovascular magnetic resonance imaging assessment for predicting recovery of left ventricular wall motion in the setting of myocardial stunning. J Am Coll Cardiol, 2005, 46 (9): 1747-1752.
33. Mahnken AH, Koos R, Katoh M, et al. Assessment of myocardial viability in reperfused acute myocardial infarction using 16-slice computed tomography in comparison to magnetic resonance imaging. J Am Coll Cardiol. 2005, 45 (12): 2042- 2047.
34. Ibrahim T, Nekolla SG, Hörnke M, et al. Quantitative measurement of infarct size by contrast-enhanced magnetic resonance imaging early after acute myocardial infarction: comparison with single-photon emission tomography using Tc99m-sestamibi. J Am Coll Cardiol, 2005, 45 (4): 544-552.
35. Plein S, Greenwood JP, Ridgway JP, et al. Assessment of non-ST-segment elevation acute coronary syndromes with cardiac magnetic resonance imaging. J Am Coll Cardiol, 2004, 44 (11): 2173-2181.
36. Gibbons RJ, Valeti US, Araoz PA, et al. The quantification of infarct size. J Am Coll Cardiol, 2004, 44 (8): 1533-1542.
37. Fieno DS, Shea SM, Li Y, et al. Myocardial perfusion imaging based on the blood oxygen level-dependent effect using T2-prepared steady-state free-precession magnetic resonance imaging. Circulation, 2004, (10): 1284-1290.
38. Paetsch I, Jahnke C, Wahl A, et al. Comparison of dobutamine stress magnetic resonance, adenosine stress magnetic resonance, and adenosine stress magnetic resonance perfusion. Circulation, 2004, 110 (7): 835-842.
39. Wolff SD, Schwitter J, Coulden R, et al. Myocardial first-pass perfusion magnetic resonance imaging: a multicenter dose-ranging study. Circulation, 2004, 110 (6): 732-737.
40. Lee DC, Simonetti OP, Harris KR, et al. Magnetic resonance versus radionuclide pharmacological stress perfusion imaging for flow-limiting stenosis of varying severity. Circulation, 2004, 110 (1): 58-65.
41. Taylor AJ, Al-Saadi N, Abdel-Aty H, et al. Detection of acutely impaired microvascular reperfusion after infarct angioplasty with magnetic resonance imaging. Circulation, 2004, 109 (17): 2080-2085.
42. Muehling OM, Wilke NM, Panse P, et al. Reduced myocardial perfusion reserve and transmural perfusion gradient in heart transplant arteriopathy assessed by magnetic resonance imaging. J Am Coll Cardiol, 2003, 42 (6): 1054-1060.
43. Nagel E, Klein C, Paetsch I, et al. Magnetic resonance perfusion measurements for the noninvasive detection of coronary artery disease. Circulation, 2003, 108 (4): 432-437.
44. Kühl HP, Beek AM, van der Weerdt AP, et al. Myocardial viability in chronic ischemic heart disease: comparison of contrast-enhanced magnetic resonance imaging with (18) F-fluorodeoxyglucose positron emission tomography. J Am Coll Cardiol, 2003, 41 (8): 1341-1348.
45. Ibrahim T, Nekolla SG, Schreiber K, et al. Assessment of coronary flow reserve: comparison between contrast-enhanced magnetic resonance imaging and positron emission tomography. J Am Coll Cardiol, 2002, 39 (5): 864-870.
46. Gunning MG, Kaprielian RR, Pepper J, et al. The histology of viable and hibernating myocardium in relation to imaging characteristics. J Am Coll Cardiol, 2002, 39 (3): 428-435.
47. Klein C, Nekolla SG, Bengel FM, et al. Assessment of myocardial viability with contrast-enhanced magnetic resonance imaging: comparison with positron emission tomography. Circulation, 2002, 105 (2): 162-167.
48. van der Wall EE, Vliegen HW, de Roos A, et al. Magnetic resonance imaging in coronary artery dis-

ease. Circulation, 1995, 92 (9): 2723-2739.

49. Gunning MG, Anagnostopoulos C, Knight CJ, et al. Comparison of 201Tl, 99mTc-tetrofosmin, and dobutamine magnetic resonance imaging for identifying hibernating myocardium. Circulation, 1998, 98 (18): 1869-1874.
50. Cullen JH, Horsfield MA, Reek CR, et al. A myocardial perfusion reserve index in humans using first-pass contrast-enhanced magnetic resonance imaging. J Am Coll Cardiol, 1999, 33 (5): 1386-1394.
51. Al-Saadi N, Nagel E, Gross M, et al. Improvement of myocardial perfusion reserve early after coronary intervention: assessment with cardiac magnetic resonance imaging. J Am Coll Cardiol, 2000, 36 (5): 1557-1564.
52. Klocke FJ, Simonetti OP, Judd RM, et al. Limits of detection of regional differences in vasodilated flow in viable myocardium by first-pass magnetic resonance perfusion imaging. Circulation, 2001, 104 (20): 2412-2416.
53. Bottomley PA, Wu KC, Gerstenblith G, et al. Reduced myocardial creatine kinase flux in human myocardial infarction: an in vivo phosphorus magnetic resonance spectroscopy study. Circulation, 2009, 119 (14): 1918-1924.
54. Pohost GM, Forder JR. From the atomic nucleus to man: nuclear magnetic resonance spectroscopy, the next horizon in diagnostic cardiology. J Am Coll Cardiol, 2003, 42 (9): 1594-1595.
55. Pilz G, Jeske A, Klos M, et al. Prognostic value of normal adenosine-stress cardiac magnetic resonance imaging. Am J Cardiol, 2008, 101 (10): 1408-1412.
56. Pingitore A, Lombardi M, Scattini B, et al. Head to head comparison between perfusion and function during accelerated high-dose dipyridamole magnetic resonance stress for the detection of coronary artery disease. Am J Cardiol, 2008, 101 (1): 8-14.
57. Nandalur KR, Dwamena BA, Choudhri AF, et al. Diagnostic performance of stress cardiac magnetic resonance imaging in the detection of coronary artery disease: a meta-analysis. J Am Coll Cardiol, 2007, 50 (14): 1343-1353.
58. Jahnke C, Nagel E, Gebker R, et al. Prognostic value of cardiac magnetic resonance stress tests: adenosine stress perfusion and dobutamine stress wall motion imaging. Circulation, 2007, 115 (13): 1769-1776.
59. Kraitchman DL, Sampath S, Castillo E, et al. Quantitative ischemia detection during cardiac magnetic resonance stress testing by use of FastHARP. Circulation, 2003, 107 (15): 2025-2030.
60. van Rugge FP, van der Wall EE, Spanjersberg SJ, et al. Magnetic resonance imaging during dobutamine stress for detection and localization of coronary artery disease. Quantitative wall motion analysis using a modification of the centerline method. Circulation, 1994, 90 (1): 127-138.
61. Bluemke DA, Achenbach S, Budoff M, et al. Noninvasive coronary artery imaging: magnetic resonance angiography and multidetector computed tomography angiography: a scientific statement from the american heart association committee on cardiovascular imaging and intervention of the council on cardiovascular radiology and intervention, and the councils on clinical cardiology and cardiovascular disease in the young. Circulation, 2008, 118 (5): 586-606.
62. Yeon SB, Sabir A, Clouse M, et al. Delayed-enhancement cardiovascular magnetic resonance coronary artery wall imaging: comparison with multislice computed tomography and quantitative coronary angiography. J Am Coll Cardiol, 2007, 50 (5): 441-447.
63. Kwong RY, Chan AK, Brown KA, et al. Impact of unrecognized myocardial scar detected by cardiac magnetic resonance imaging on event-free survival in patients presenting with signs or symptoms of cor-

onary artery disease. Circulation, 2006, 113 (23): 2733-2743.

64. Bülow H, Klein C, Kuehn I, et al. Cardiac magnetic resonance imaging: long term reproducibility of the late enhancement signal in patients with chronic coronary artery disease. Heart, 2005, 91 (9): 1158-1163.
65. Perin EC, Silva GV, Sarmento-Leite R, et al. Assessing myocardial viability and infarct transmurality with left ventricular electromechanical mapping in patients with stable coronary artery disease: validation by delayed-enhancement magnetic resonance imaging. Circulation, 2002, 106 (8): 957-961.
66. Krittayaphong R, Maneesai A, Chaithiraphan V, et al. Comparison of diagnostic and prognostic value of different electrocardiographic criteria to delayed-enhancement magnetic resonance imaging for healed myocardial infarction. Am J Cardiol, 2009, 103 (4): 464-470.
67. Fratz S, Hauser M, Bengel FM, et al. Myocardial scars determined by delayed-enhancement magnetic resonance imaging and positron emission tomography are not common in right ventricles with systemic function in long-term follow up. Heart, 2006, 92 (11): 1673-1677.
68. Wagner A, Mahrholdt H, Thomson L, et al. Effects of time, dose, and inversion time for acute myocardial infarct size measurements based on magnetic resonance imaging-delayed contrast enhancement. J Am Coll Cardiol, 2006, 47 (10): 2027-2033.
69. Thiele H, Kappl MJ, Conradi S, et al. Reproducibility of chronic and acute infarct size measurement by delayed enhancement-magnetic resonance imaging. J Am Coll Cardiol, 2006, 47 (8): 1641-1645.
70. Selvanayagam JB, Kardos A, Francis JM, et al. Value of delayed-enhancement cardiovascular magnetic resonance imaging in predicting myocardial viability after surgical revascularization. Circulation, 2004, 110 (12): 1535-1541.
71. Oshinski JN, Yang Z, Jones JR, et al. Imaging time after Gd-DTPA injection is critical in using delayed enhancement to determine infarct size accurately with magnetic resonance imaging. Circulation, 2001, 104 (23): 2838-2842.
72. Kühl HP, van der Weerdt A, Beek A, et al. Relation of end-diastolic wall thickness and the residual rim of viable myocardium by magnetic resonance imaging to myocardial viability assessed by fluorine-18 deoxyglucose positron emission tomography. Am J Cardiol, 2006, 97 (4): 452-457.
73. Shan K, Constantine G, Sivananthan M, et al. Role of cardiac magnetic resonance imaging in the assessment of myocardial viability. Circulation, 2004, 109 (11): 1328-1334.
74. Lima JA. Myocardial viability assessment by contrast-enhanced magnetic resonance imaging. J Am Coll Cardiol, 2003, 42 (5): 902-904.
75. Zamorano J, Delgado J, Almería C, et al. Reason for discrepancies in identifying myocardial viability by thallium-201 redistribution, magnetic resonance imaging, and dobutamine echocardiography. Am J Cardiol, 2002, 90 (5): 455-459.
76. Dendale P, Franken PR, Holman E, et al. Validation of low-dose dobutamine magnetic resonance imaging for assessment of myocardial viability after infarction by serial imaging. Am J Cardiol, 1998, 82 (3): 375-377.
77. Codreanu A, Odille F, Aliot E, Marie PY, et al. Electroanatomic characterization of post-infarct scars comparison with 3-dimensional myocardial scar reconstruction based on magnetic resonance imaging. J Am Coll Cardiol, 2008, 52 (10): 839-842.
78. Christiansen JP, Edwards C, Sinclair T, et al. Detection of myocardial scar by contrast-enhanced cardiac magnetic resonance imaging in patients with troponin-positive chest pain and minimal angiographic coronary artery disease. Am J Cardiol, 2006, 97 (6): 768-771.

第四篇　冠心病核医学诊断

概　　述

作为一种无创性检查，放射性核素显像在心血管疾病中的应用越来越广泛，已形成了一门独立的医学分支学科——核心脏病学（Nuclear Cardiology）。与其他显像方法，如X线计算机断层成像（CT）、超声检查、磁共振成像（MRI）相比，放射性核素显像的独特之处是，它以功能显像为主，而不只是解剖形态显像。随着新的放射性药物的研制以及单光子发射型计算机断层（SPECT）和正电子发射型计算机断层（PET）的应用，放射性核素显像已是一些心血管疾病的主要或辅助性的诊断方法。放射性核素显像是诊断冠心病、评估冠状动脉病变程度和范围、评价疗效以及判断预后的可靠的无创性检查方法。负荷试验心肌灌注显像是诊断冠心病的最可靠的无创性方法，心肌灌注、PET显像是估价心肌活力的"金标准（golden standard)"，而且，PET显像使活体研究人体心脏的生理变化、代谢过程成为可能，是研究心血管生理、心血管疾病的病理生理的一种不可替代的手段。

第一章　方　法　学

当前，大多数核心脏病学检查使用单晶体或多晶体γ相机，以单晶体γ相机（Anger相机）的应用最广泛。单晶体γ相机适用于大多数核心脏病学显像，包括心肌灌注显像、平衡法（门控）血池心血管造影（RNA)、亲梗死显像等。SPECT是通过单探头或多探头γ相机绕患者旋转得到断层图像。断层显像通过一定厚度的断面来显示数据，能更好地定量区分心肌和非心肌组织以及冠状动脉血管床。多晶体的γ相机分辨率低，但敏感度高，因此，可用于"首次通过法"放射性核素显像。核心脏病学检查使用的另一类仪器是正电子相机或PET。PET由多环探头组成，这些探头环绕胸腔旋转探测正电子发射示踪剂发射的高能光子（511 keV）而得到一系列心脏的断层图像。对于心脏SPECT和PET，国际上已有标准的断层图像重建的命名和显示格式，重建的断层图像包括短轴、垂直长轴和水平长轴三个断面。

一、单光子显像

（一）心肌灌注显像

正常心肌细胞具有选择性地摄取某些碱性或非碱性离子的能力。心肌对它们的摄取量主要取决于局部心肌血流量。当冠状动脉狭窄或阻塞，导致心肌缺血或坏死时，心肌对它们的摄取减少或不摄取。核心脏病学显像的独特之处是能反映局部心肌血流分布。心肌放射性分布不均匀与冠状动脉狭窄相关（图4-1）。心肌显像可以在静息或运动试验，双嘧达莫（潘生丁）、腺苷或多巴酚丁胺等药物负荷试验时进行。心肌灌注显像通常与运动试验相结合。在运动试验最高峰时，静脉注射心肌灌注显像剂，患者再坚持运动30～60s。

当患者不能进行运动试验时，可以用药物“负荷试验”来代替，如双嘧达莫（潘生丁）、腺苷或多巴酚丁胺。不稳定型心绞痛和急性心肌梗死的患者可以进行静息心肌显像，根据静息显像判断静息缺血或灌注减低但仍然存活的心肌，必要时，再进行运动试验或药物负荷试验下心肌显像。

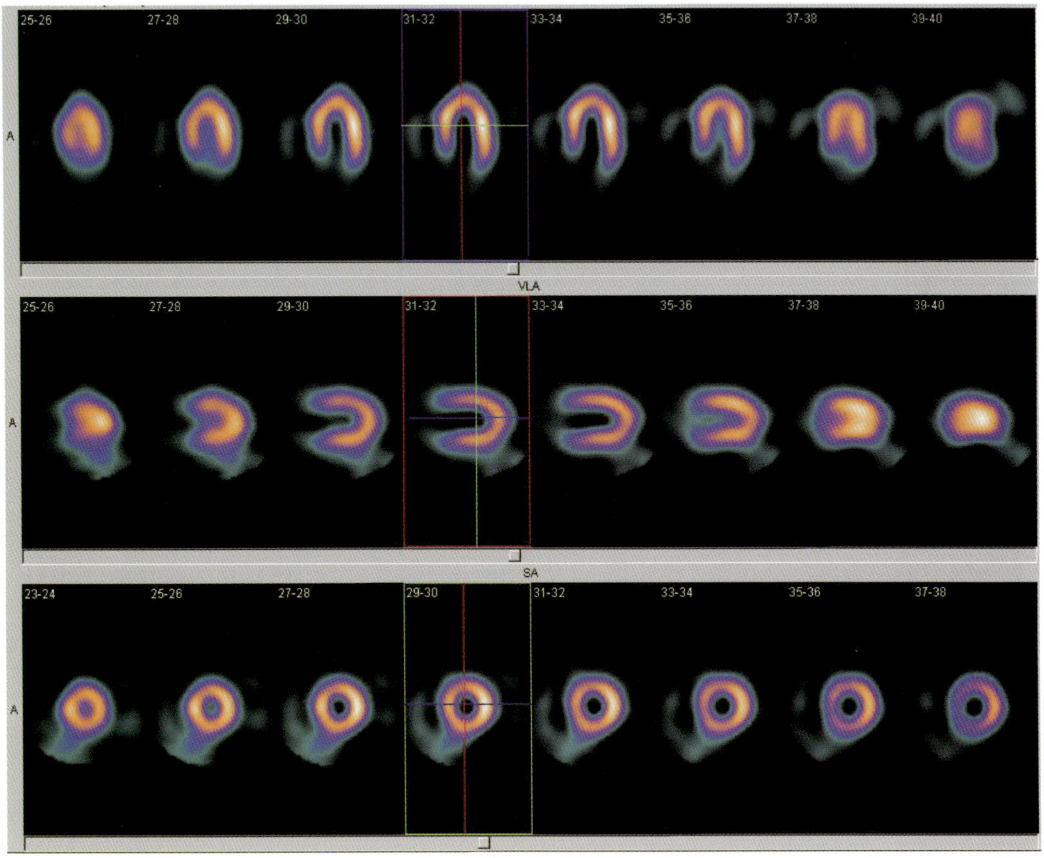

图 4-1 正常心肌灌注 SPECT 显像

^{201}Tl 是临床应用最早、最广泛的心肌血流灌注显像剂。^{201}Tl 能被存活的心肌提取。静脉注射后，^{201}Tl 的分布与局部心肌血流量成正比。正常心肌于运动高峰时摄取 ^{201}Tl 最多，以后，^{201}Tl 从心肌洗脱，放射性活度逐渐减少；缺血心肌由于局部血流减少，在运动高峰时，^{201}Tl 摄取降低，在运动试验后的即刻显像，表现为节段性的放射性稀疏或缺损，但是，因为缺血心肌 ^{201}Tl 清除减低，所以，3～4h 后再显像时，缺血心肌的局部放射性活度可能与正常心肌接近，表现为“再分布”（redistribution）；梗死的心肌或瘢痕组织对 ^{201}Tl 无明显的摄取，在运动试验后的即刻和 3～4h“再分布”显像，均表现为放射性稀疏或缺损，或无“再分布”。但是，部分在常规再分布显像（3～4h 显像）表现为无再分布的灌注异常节段，在 18～24h 后延迟再分布显像或再注射显像时可表现为有再分布。即刻显像时肺对 ^{201}Tl 的摄取，可以评估运动试验引起的肺静脉压力的增高。

近年来，一些 ^{99m}Tc 标记的示踪剂，如 ^{99m}Tc-MIBI、^{99m}Tc-tetrofosmin 和 ^{99m}Tc-teboroxime、^{99m}Tc-Noet 被用于心肌灌注显像。由于 ^{99m}Tc 的半衰期仅为 6h（而 Tl 为 73h），

因此可以通过增加注射剂量来提高心肌断层显像的质量，获得高质量的门控心肌断层显像。此外，^{99m}Tc 还具有发射能量高、放射线散射少的物理特性。当心肌血流正常、下降或中度增加（比静态血流高近 2 倍）时，心肌对 ^{201}Tl 或 ^{99m}Tc-MIBI、^{99m}Tc-tetrofosmin 的摄取与血流有很好的相关性，但是，当血流增加至比静态血流高 2～2.5 倍以上时，仅靠心肌对这些示踪剂的摄取结果可能低估心肌血流。此外，^{99m}Tc-MIBI、^{99m}Tc-tetrofosmin 在初期摄取后洗脱很低，无明显的再分布。与 ^{201}Tl 相比，^{99m}Tc 标记的 MIBI、tetrofosmin 的主要特点是，它们没有明显的再分布，因此，对于诊断心肌缺血，需要分别在负荷试验时和静息状态下注射 ^{99m}Tc MIBI 或 ^{99m}Tc-tetrofosmin，进行二次显像，以区别负荷试验引起的灌注缺损与固定的灌注缺损。^{99m}Tc-teboroxime 是另一个在美国常用的灌注显像示踪剂。因为其洗脱快，所以需在注药后 2～8min 显像。^{99m}Tc-NOET 是另一种新的心肌灌注显像剂，据报道，它与 ^{201}Tl 类似，有再分布，但是，它的临床应用价值尚有待于进一步的研究。由于 ^{99m}Tc 的供应比 ^{201}Tl 方便得多，因此，它们特别适合于发展中国家和地区。在我国，绝大多数医院应用 ^{99m}Tc 标记的 MIBI 和 tetrofosmin 进行心肌显像。

负荷试验类型

运动试验是最常用的负荷试验方式，适用于大多数患者。通常采用活动平板或踏车试验，患者应达到一定的运动试验量（达到最大预期心率的 85%以上），并于运动高峰时，注射示踪剂。

各种类型的药物负荷试验的共同点是引起冠状动脉血流的不均匀分布。冠状动脉血流的增加通过以下两种机制：一种是直接引起冠状动脉血管扩张（包括腺苷、潘生丁和 ATP）；另一种是通过心肌耗氧量的增加导致继发性冠状动脉血管扩张（如多巴酚丁胺）。

在潘生丁、腺苷负荷试验前 6～12 h，患者应避免进食含咖啡因的饮料，12～24 h 前，停用含茶碱的药物。口服潘生丁可增加腺苷水平及副作用，因此，在腺苷负荷试验前 24 h，应停用潘生丁。钙通道阻滞剂和 β 受体阻滞剂能减弱多巴酚丁胺引起的心率增快，在多巴酚丁胺负荷试验前应停用。静滴腺苷和多巴酚丁胺需用输液泵；而潘生丁可直接用注射器注射。双嘧达莫（潘生丁）试验时，静脉缓慢注射潘生丁 0.14mg/(kg・min)，持续 4min，在开始静滴潘生丁后第 7 分钟，即滴完后 3min 静脉推注显像剂。腺苷试验时，静脉恒速滴注腺苷 140μg/(kg・min)，持续 6min，于静脉滴注腺苷 3min 末时，静脉注射显像剂。也可以采用递增剂量法，如对某些不稳定型心绞痛或急性心肌梗死的高危患者，可以从 50μg/(kg・min)，逐渐增加至 75、100、140μg/(kg・min)，若患者不能忍受，可以减小剂量。在注射潘生丁、腺苷期间或之后，可以进行握力运动或低负荷运动试验，然后，注射显像剂。运动试验与潘生丁、腺苷试验相结合的优点是：（1）增加心率及收缩压，易于诱发心肌缺血；（2）减低肝脏等脏器对显像剂的摄取，改善靶器官/本底的放射性比值；(3) 减少与低血压有关的副作用。对于支气管哮喘患者，应用潘生丁、腺苷是禁忌。

多巴酚丁胺负荷试验时，以 10μg/(kg・min) 的速度开始滴注多巴酚丁胺，每 3min 增加 10μg/(kg・min)，如能耐受，最大量可达 40μg/(kg・min)，总的试验时间不超过 12min（若发生副作用，则需时更短）。如患者在试验前有低血压、高血压、室性早搏、不稳定型心绞痛，可缓慢增加剂量。多巴酚丁胺负荷试验超声心动图时，即使心率达到次极量限度，仍常规用阿托品，但是，进行多巴酚丁胺心肌灌注显像时，不建议常规使用阿托品。多巴酚丁胺一般仅用于不适宜潘生丁、腺苷的患者。

显像方案与类型

1. ^{201}Tl 心肌显像

(1) 负荷试验、3～4h 再分布显像：于运动试验或药物负荷试验后 10min，开始“即刻”显像。应当注意，运动试验后的“即刻”显像过晚，可能因为早期再分布而低估心肌缺血的程度和范围；但是，运动试验后显像过早，可能因心脏位移（heart creep）而产生假阳性。一般来说，“即刻”显像应在运动试验后 10～15min 开始；再分布显像一般在运动试验后 3～4h 进行。在即刻显像和再分布显像之间，要求患者尽可能空腹。

(2) 负荷试验、延迟再分布显像：除再分布显像在静脉注射 ^{201}Tl 后 18～24h 进行外，其余同负荷试验、3～4h 再分布显像。与常规 3～4h 再分布显像相比，延迟再分布显像能增强对缺血但存活的心肌的检测。但在临床上，由于延迟再分布显像时，心肌放射性明显减低，获得高质量的心肌显像图像往往比较困难，虽然可以通过延长数据采集时间来增加计数，提高图像的统计学可靠性，但是，对于患者来说，耐受图像采集时间往往比较困难，所以，它的常规临床应用价值是有限的。

(3) 负荷试验、再注射（reinjection）^{201}Tl 显像：一些研究发现，缺血、存活的心肌在 3～4h 再分布显像无再分布，可能是因为 ^{201}Tl 再分布不仅取决于即刻显像时的灌注缺损程度和继后的局部心肌血流量，而且取决于继后血清中的 ^{201}Tl 浓度。近年来，一些研究者报道，在运动试验或药物负荷试验后 3～4h，在静脉再注射 37～50mBq（1～1.5mCi）^{201}Tl 后 10min 进行再注射显像。对于估价心肌活力，再注射显像是一种相对理想的方法。再注射显像显示为不可逆性缺损的患者，可以再进行 18～24h 延迟再分布显像、静态注射 ^{201}Tl 后的静态显像和 3～4h 延迟显像。

(4) 负荷试验、静态显像：于运动试验或药物负荷试验后 10min 行即刻显像；48～72h 后，在静息状态下，静脉注射 1.5mCi ^{201}Tl 后 10min，行静态心肌显像。

2. ^{99m}Tc-MIBI 心肌显像

(1) 一天法

①静态、负荷试验显像：A. 静息状态下，静脉注射 ^{99m}Tc-MIBI；B. 嘱患者在注射 ^{99m}Tc-MIBI 后 30min 饮下 250ml 牛奶；C. 注射 ^{99m}Tc-MIBI 后 60～90min 行静态心肌平面或 SPECT 显像；D. 嘱患者在给药后 3h 返回行运动试验；E. 患者行运动试验，运动试验终止前 1min 静脉注射 ^{99m}Tc-MIBI；F. 嘱患者在运动试验后 15～30min 喝 250ml 牛奶；G. 在第二次注射 ^{99m}Tc-MIBI 后 30～60min，行心肌平面或 SPECT 显像。

②负荷试验、静态显像：A. 患者行运动试验，运动试验终止前 1min 静脉注射 ^{99m}Tc-MIBI；B. 嘱患者在运动试验后 15～30min 喝 250ml 牛奶；C. 在注射 ^{99m}Tc-MIBI 后 30～60min 行心肌平面或 SPECT 显像；D. 3～4h 后，于静息状态下静脉注射 ^{99m}Tc-MIBI；E. 嘱患者在注射 ^{99m}Tc-MIBI 后 30min 喝 250ml 牛奶；F. 注射 ^{99m}Tc-MIBI 后 1h 行平面或 SPECT 显像。

(2) 两天法

先行负荷试验，负荷试验后 1～2 天行静态显像。如负荷试验心肌显像正常，可以不做静态显像。

①负荷试验显像：患者行运动试验，运动试验终止前 1min 静脉注射 ^{99m}Tc-MIBI，嘱患者在运动试验后 15～30min 喝 250ml 牛奶，在注射 ^{99m}Tc-MIBI 后 30～60min 行心肌平面或 SPECT 显像。

②静态显像：在静息状态下，静脉注射 ^{99m}Tc-MIBI，嘱患者在注射 ^{99m}Tc-MIBI 后 30min 喝 250ml 牛奶，在注射 ^{99m}Tc-MIBI 后 60～90min 行静态心肌平面或 SPECT 显像。

③ ^{201}Tl、^{99m}Tc-MIBI 顺序显像：静息状态下，静脉注射 74mBq（2mCi）^{201}Tl 后采集静态显像；行负荷试验，静脉注射 925mBq（25mCi）Tc-MIBI，1h 后，采集负荷试验显像。

3. ^{99m}Tc-tetrofosmin 心肌显像

（1）一天法

①静态、负荷试验显像：A. 在静息状态下，静脉注射 ^{99m}Tc-tetrofosmin；B. 嘱患者在注射 ^{99m}Tc-tetrofosmin 后 15min 喝 250ml 牛奶，以促进肝、胆囊的放射性的清除；C. 注射 ^{99m}Tc-tetrofosmin 后 30～60min 行静态心肌平面或 SPECT 显像；D. 嘱患者在给药后 3h 返回行运动试验；E. 患者行运动试验，运动试验终止前 1min，静脉注射 ^{99m}Tc-tetrofosmin；F. 嘱患者在运动试验后 15～30min 喝 250ml 牛奶，以促进肝、胆囊的放射性的清除；G. 在第二次注射 ^{99m}Tc-tetrofosmin 后 30～45min，行心肌平面或 SPECT 显像。

②负荷试验、静态显像：A. 患者行运动试验，运动试验终止前 1min，静脉注射 ^{99m}Tc-tetrofosmin；B. 嘱患者在运动试验后 15min，喝 250ml 牛奶；C. 在注射 ^{99m}Tc-tetrofosmin 后 30～45min，行心肌平面或 SPECT 显像；D. 3～4h 后，静息状态下，静脉注射 ^{99m}Tc-tetrofosmin；E. 嘱患者在注射 ^{99m}Tc-tetrofosmin 后 15min，喝 250ml 牛奶；F. 注射 ^{99m}Tc-tetrofosmin 后 30～60min，行平面或 SPECT 显像。

（2）两天法

先行负荷试验，负荷试验后 1～2 天行静态显像。如负荷试验心肌显像正常，可以不做静态显像。

①负荷试验显像：患者行运动试验，运动试验终止前 1min 静脉注射 ^{99m}Tc-tetrofosmin，嘱患者在运动试验后 15～30min，喝 250ml 牛奶，在注射 ^{99m}Tc-tetrofosmin 后 30～60min，行心肌平面或 SPECT 显像。

②静态显像：在静息状态下，静脉注射 ^{99m}Tc-tetrofosmin，嘱患者在注射 ^{99m}Tc-tetrofosmin 后 30min，喝 250ml 牛奶，在注射 ^{99m}Tc-tetrofosmin 后 60～90min，行静态心肌平面或 SPECT 显像。

③ ^{201}Tl、^{99m}Tc-tetrofosmin 顺序显像：静息状态下，静脉注射 74mBq（2mCi）^{201}Tl 后，采集静态显像；行负荷试验，静脉注射 925mBq（25mCi）^{99m}Tc-tetrofosmin，1h 后，采集负荷试验显像。

4. 硝酸酯心肌显像

在静态注射 Tl ^{201} 或 Tc ^{99m} 标记显像剂前，给予患者硝酸甘油或硝酸酯，其余的步骤与上述静态心肌显像方案相似。根据文献报道，各种给药途径的效果似乎是相似的。

数据采集与重建

1. 平面显像：常用的平面显像体位有三个：前后位（ANT）、30°～45°左前斜位（LAO）或70°左前斜位。根据情况，可加左侧位（L. Lat），30°右前斜位（RAO）。采集矩阵为64×64或128×128，根据γ相机视野大小，可选用适当的放大（Zoom）因子，如1.5～2.5。每个体位采集计数至少50万。对于负荷试验，再分布/静态显像的对比，两次显像体位应尽可能相同。对于负荷试验、3～4h再分布显像测定心肌^{201}Tl洗脱率，运动试验后“即刻”、3～4h再分布显像的采集时间应当相等。

2. SPECT显像：通常，自45°右前斜位至45°左后斜位采集180°弧度，采集30～60个投影，也可以采集360°弧度，^{99m}Tc-MIBI或^{99m}Tc-tetrofosmin心肌显像时，宜自45°左后斜位至45°右前斜位。每个投影采集时间为20～40s，矩阵为64×64，根据γ相机视野大小，选用适当的放大（Zoom）因子。

3. 门电路心肌显像：门控心肌SPECT和非门控心肌SPECT的不同之处在于，门控心肌SPECT数据采集时，应用ECG作为门控信号，一次投影，每个心动周期可采集8～16帧图像（临床上通常采集8帧），RR窗值为100%；而非门控心肌SPECT只采集一帧图像。因此，前者每个投影图像的信息量明显地少于后者，统计学涨落大。为了解决这个问题，一般说来，需要增加显像剂的剂量、延长投影数据的采集时间，以增加图像的计数或信息量。这是在进行门控心肌SPECT显像时值得注意的问题。另外，与平衡法放射性核素心血管造影相似，如果患者有明显的心律不齐，门控心肌SPECT显像可能会不理想。

（二）心脏功能测定

1. 首次通过法放射性核素心血管造影：首次通过法放射性核素造影是快速采集^{99m}Tc（或其他合适的示踪剂）“弹丸”通过静脉系统回流至右心房、右心室、肺动脉、肺静脉、左心房、左心室、主动脉时的图像。因为采样率低于R－R间期，在弹丸通过左心室和右心室过程中可采集多个心动周期。通过对放射性-时间曲线可测出左、右心室的射血分数（EF），也可以评估心室及肺动脉的血容量以及局部室壁运动。首次通过法的独特性在于可以利用左、右心室不同的显影时间来测量右心室EF，并对感兴趣区运用数学方法对左向右分流进行定量分析。

2. 门控平衡法心血池放射性核素造影（RNA）：平衡法或门控血池通常用^{99m}Tc标记的红细胞作为示踪剂。因为^{99m}Tc一直在血液循环中，故可在几小时内采集图像。图像的采集常与心电图的QRS波同步，将2～10min内获得的所有心动周期的相对应的帧叠加起来。平衡法心血池RNA能得到可靠的左、右心室射血分数及室壁运动情况（图4-2）。另外，心室容量、负荷试验情况下肺血流量的变化、瓣膜反流情况也可以测定。平衡法心血池RNA可以通过平面或SPECT显像得到。

3. 门控心肌SPECT显像：可以同时估价心肌血流灌注、局部室壁运动和心室功能。许多研究表明，门控心肌^{99m}Tc-MIBI，^{99m}Tc-tetrofosmin和^{201}Tl测定的EF都是是可靠的，它还可以比较准确地测定心室容积。门控心肌SPECT显像可以帮助识别乳房衰减和膈肌衰减所造成的伪影。

（三）心肌代谢显像

近年来，一些发射单光子的放射性核素标记的脂肪酸，如^{123}I标记IPPA、BMIPP等

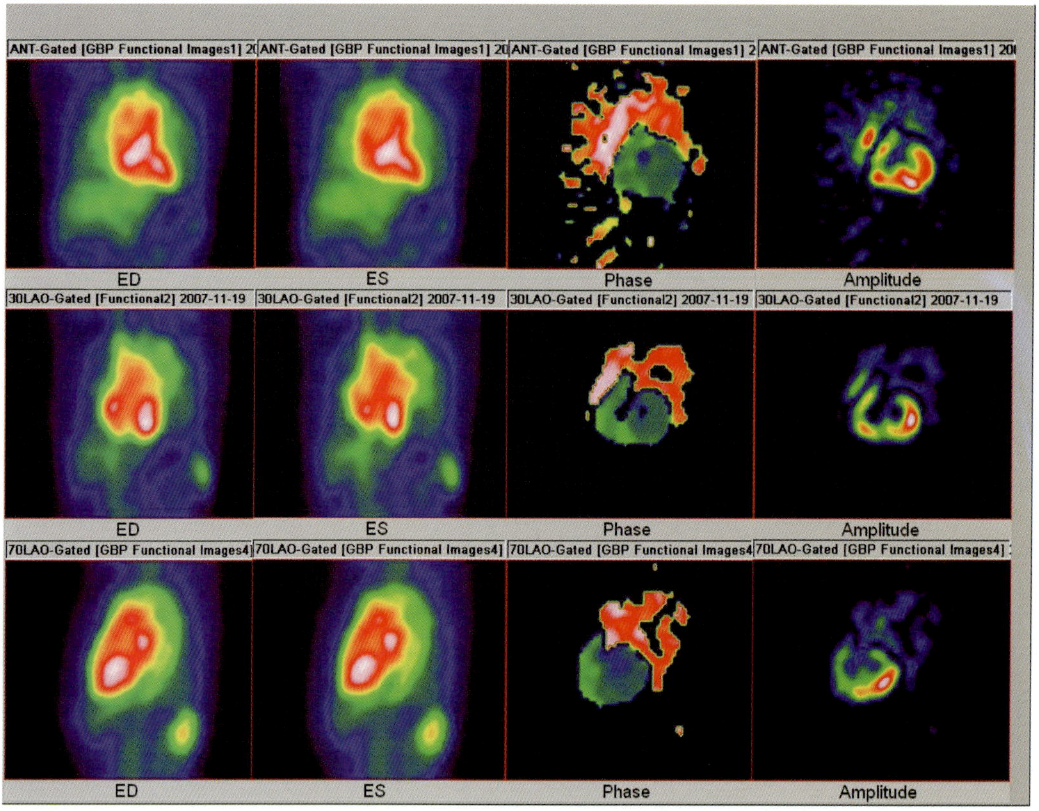

图 4-2 门控平衡法心血池放射性核素造影

被应用于人体心肌代谢显像，这些放射性药物的应用可能使心肌代谢显像得到更广泛的临床应用。另外，应用 SPECT 进行 FDG 代谢显像更可能使 FDG 代谢显像得到较广泛的临床应用。

（四）亲梗死心肌显像

放射性核素显像的另一特点是可以通过 ^{99m}Tc（亚锡化）焦磷酸盐（PYP）和放射性标记的抗肌凝蛋白抗体来进行心肌梗死显像。在静脉注射 ^{99m}Tc-PYP 后 48～72h，^{99m}Tc-PYP 在梗死区浓集最明显。

二、正电子断层显像（PET）

正电子断层显像的示踪剂通过湮没辐射产生 2 个方向相反的 511keV 高能光子。可通过符合探测接受这些同时产生的电子对，故 PET 可明显地排除随机或散射的光子。与 SPECT 相比，符合探测高能光子可以提高空间分辨率，而且，由于符合探测能进行衰减校正，PET 显像可以对局部放射性进行真正的定量分析，从而可以对生理和代谢过程进行评估。这种定量分析还因为 PET 的高空间分辨率而进一步实现。PET 可被用于定量评估许多生理过程，包括局部心肌血流、代谢、氧的消耗、受体活性及细胞膜功能。已有许多正电子发射示踪剂在临床应用。如 ^{15}O（半衰期 2min），^{13}N（半衰期 10min），^{11}C（半衰期 20min），^{18}F（半衰期 110min）。这些标记物通常与一个有生理活性的分子结合。

在生理状态下，棕榈酸占血液中循环脂肪酸的 25%～30%，它在血液中与清蛋白结合，是心肌能量代谢的主要底物。正常情况下，心肌的总能量产物的40%～80%来自脂肪酸氧化，其中大约一半来自棕榈酸的氧化，在心肌缺血时，心肌的能量代谢从脂肪酸和葡萄糖的有氧氧化转向葡萄糖的无氧酵解。心肌对 ^{11}C-棕榈酸的摄取是通过被动扩散实现的，在心肌细胞内，脂肪酸从清蛋白上转移到细胞内的载体蛋白上，以原形存在或被硫脂化。^{11}C-乙酸被用于心肌正电子断层显像（PET）以评心肌有氧代谢。在心肌细胞内，乙酸首先通过一个合成酶被转化为乙酰辅酶A，后者经三羧酸循环氧化为 ^{11}C-CO_2。因此，^{11}C-CO_2的清除反映心肌的血流和代谢状态。^{18}F-脱氧葡萄糖（FDG）被广泛地用于心肌PET显像用于评估心肌的葡萄糖代谢。在静脉注射后，^{18}F-FDG被存活的心肌细胞摄取，在心肌细胞内，被磷酸化成为 ^{18}F-FDG-6-磷酸，但不进入进一步的葡萄糖分解代谢。^{18}F-FDG在心肌细胞内的蓄积量与心肌对葡萄糖的转运和磷酸化成正比。

三、其他显像

心脏对血压或精神紧张的反应是通过自主神经系统和心脏受体，如胆碱能和肾上腺素能受体来实现的，胆碱能受体包括烟碱和毒蕈碱受体；肾上腺素能受体包括肾上腺受体。受体系统的异常可以通过标记有受体激活剂或拮抗剂的心脏受体显像来检测。^{18}F-FMR和 ^{11}C-HED都是代谢稳定的去甲肾上腺素假性神经递质。应用 ^{18}F-FMR或 ^{11}C-HED可以获得清晰的心脏的肾上腺素能神经分布的图像。^{11}C-HED是目前唯一被获准临床应用的节前交感神经PET显像的显像剂，可用于评估人体的心脏交感神经活性。节后神经显像剂有：^{11}C-螺环哌啶酮（MQNB），一种毒蕈碱受体拮抗剂；^{11}C-CGP-12177，一种亲水性去甲肾上腺素受体拮抗剂。后者已被临床上用于PET显像评估肾上腺素能受体。^{123}I或 ^{131}I标记的去甲肾上腺素类似物间碘苄胍（MIBG），可与心肌细胞的 β_1 受体结合，从而，显示心脏中该受体的分布。MIBG显像可以应用 γ 照相机或SPECT来进行，已被应用于协助诊断心肌病、心律失常和心力衰竭等。

第二章　临床应用

一、冠心病的诊断

心肌血流灌注显像是通过正常与缺血心肌的血流灌注的差别，反映心肌缺血的有无，以及它的范围和程度。一般来说，冠状动脉存在明显的狭窄，在静息状态下，也不至于引起心肌缺血；在运动试验时，正常的冠状动脉血流量可增加 2～3 倍，而狭窄的冠状动脉不能随生理负荷增加的需要而相应增加心肌血流量，造成心肌氧的供需之间不平衡。这时，心肌灌注显像则显示放射性稀疏或缺损（图 4-3 至图 4-7）。因此，应用放射性核素心肌显像诊断冠心病，单纯应用静态心肌显像是不适合的，通常需要与运动试验相结合（表 4-1）。在不能进行运动试验的患者或运动试验不适合的患者，可以进行药物负荷试验（表 4-2），如双嘧达莫（潘生丁）、腺苷、多巴酚丁胺等（图 4-8，图 4-9）。

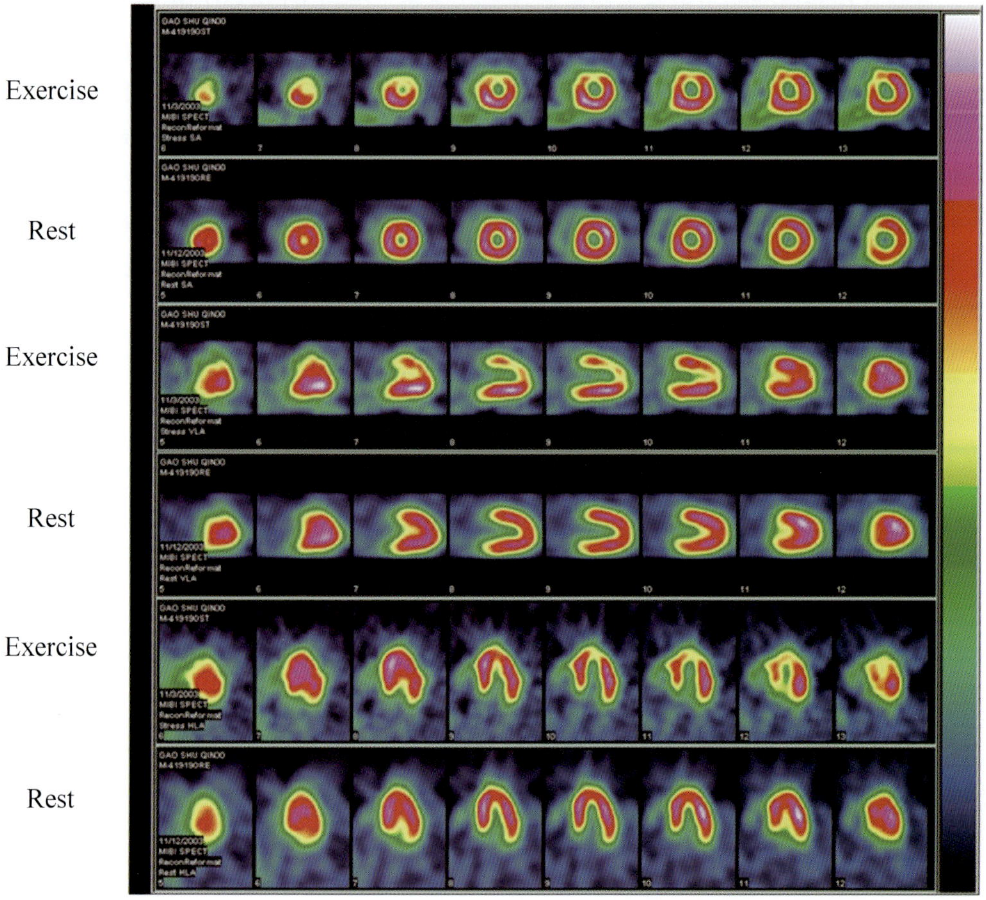

图 4-3　运动试验、静态心肌灌注显像显示：左心室前壁和间壁心肌缺血

表 4-1　运动试验心肌灌注显像的适应证

诊断冠心病
估价冠状动脉狭窄的功能意义
药物或介入治疗的疗效判断
危险性分级
评估冠状动脉造影正常的患者的心肌缺血

表 4-2　药物负荷试验心肌灌注显像的适应证

患者不能进行运动试验
术前患者的危险性分级
急性心肌梗死后早期的危险性分级
左束支传导阻滞
心脏起搏

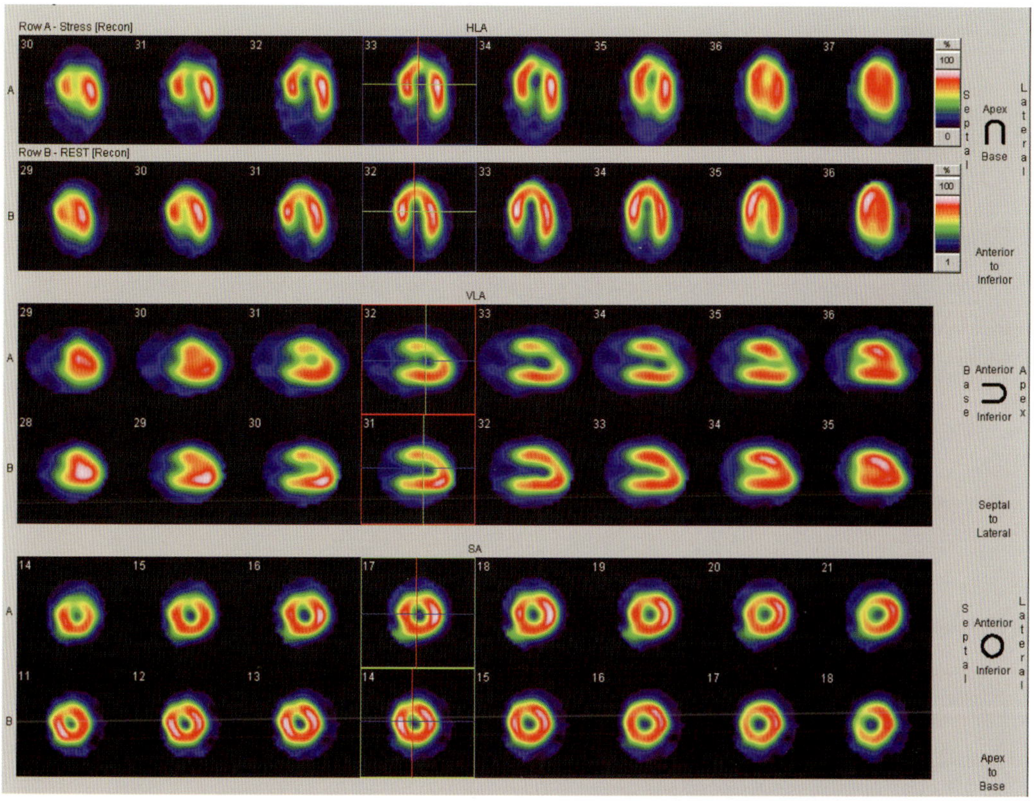

图 4-4　运动试验、静态心肌灌注显像显示：左心室心尖和前壁心肌缺血

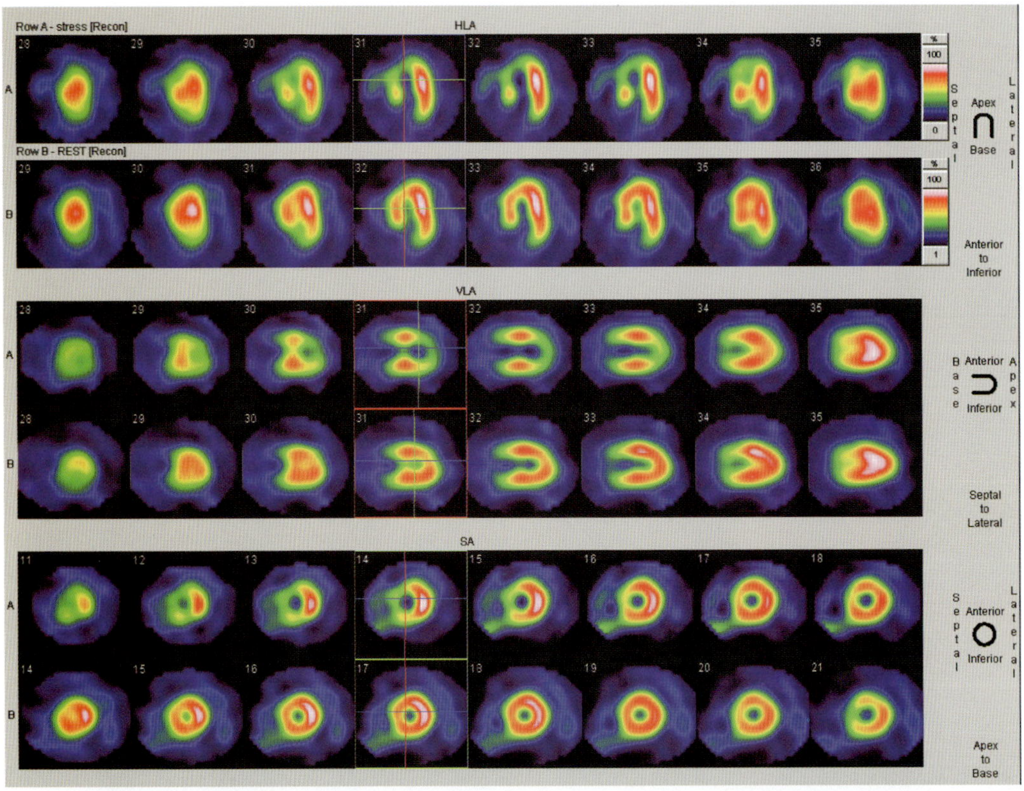

图 4-5 运动试验、静态心肌灌注显像显示：左心室心尖、前壁和间壁心肌缺血

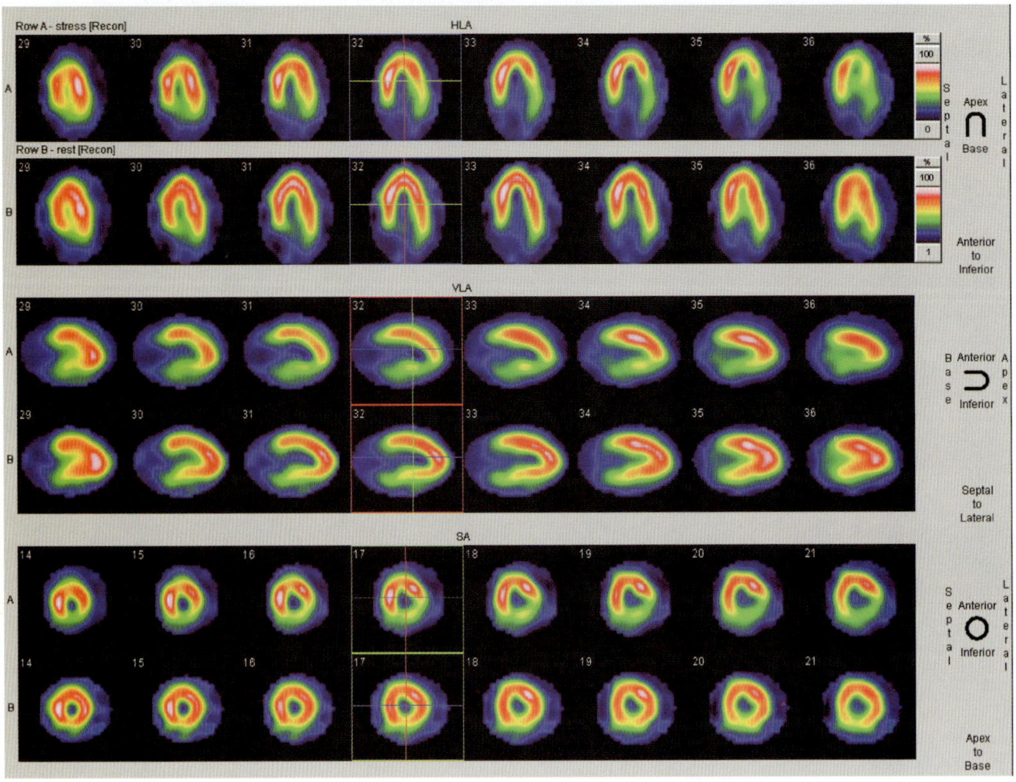

图 4-6 运动试验、静态心肌灌注显像显示：左心室外侧壁和下壁心肌缺血

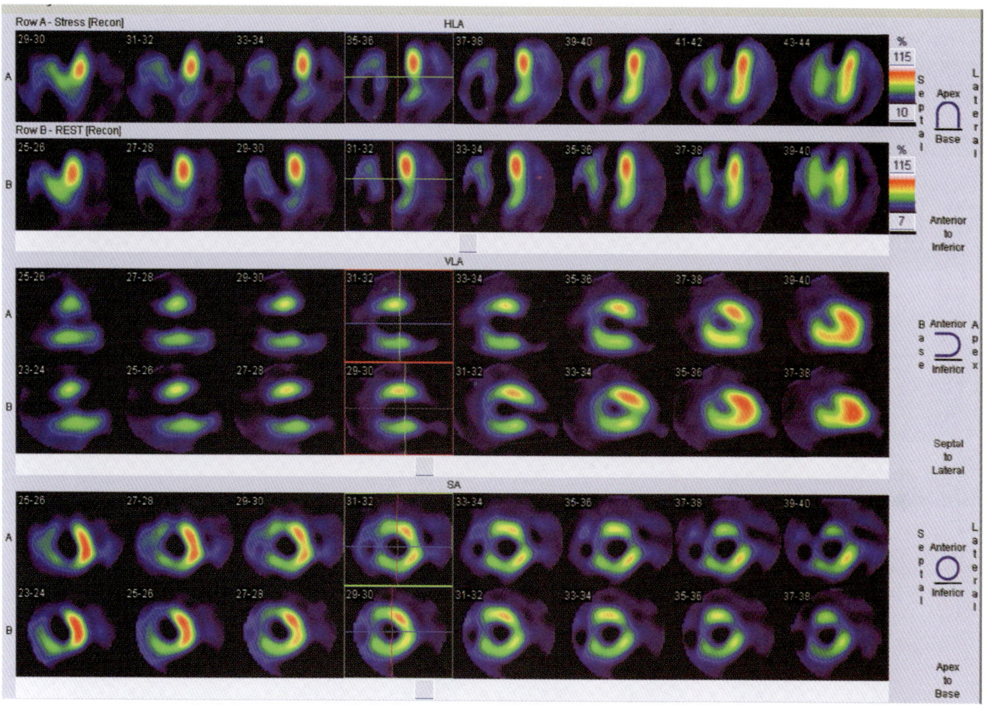

图 4-7 陈 XX，男，67 岁，运动/静息心肌灌注显像：左室心尖、前壁、间隔心肌梗死

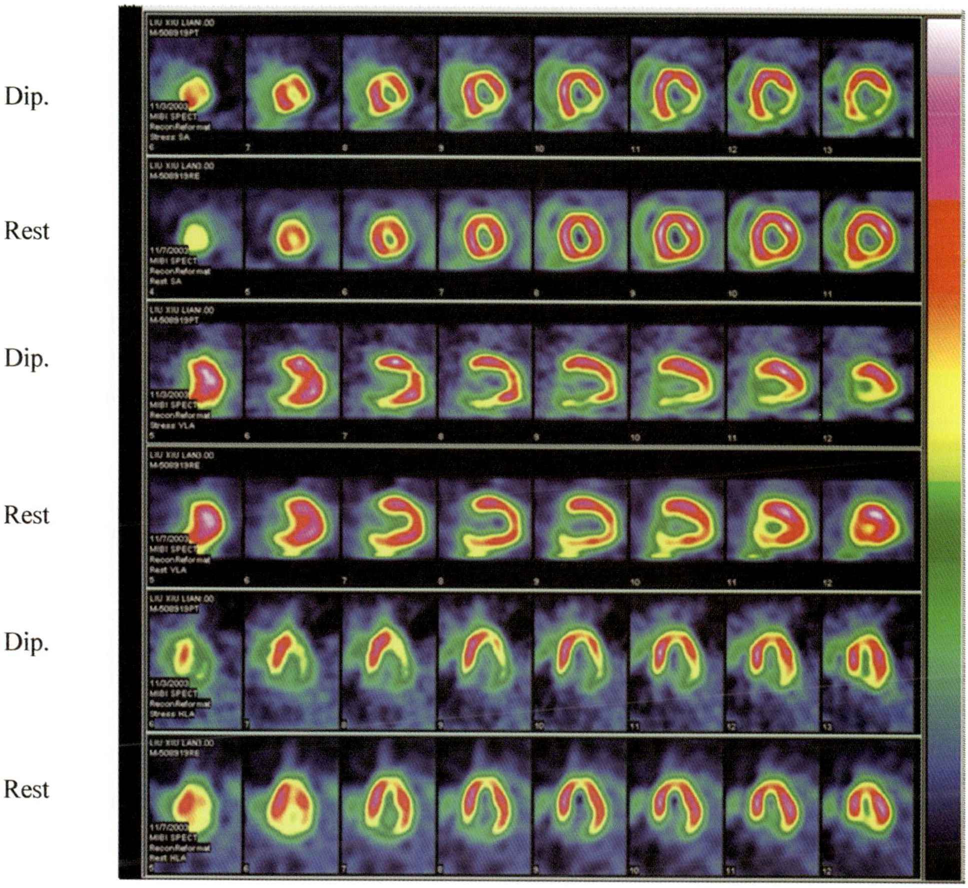

图 4-8 潘生丁负荷试验、静态心肌灌注显像显示：左心室下壁和侧壁心肌缺血

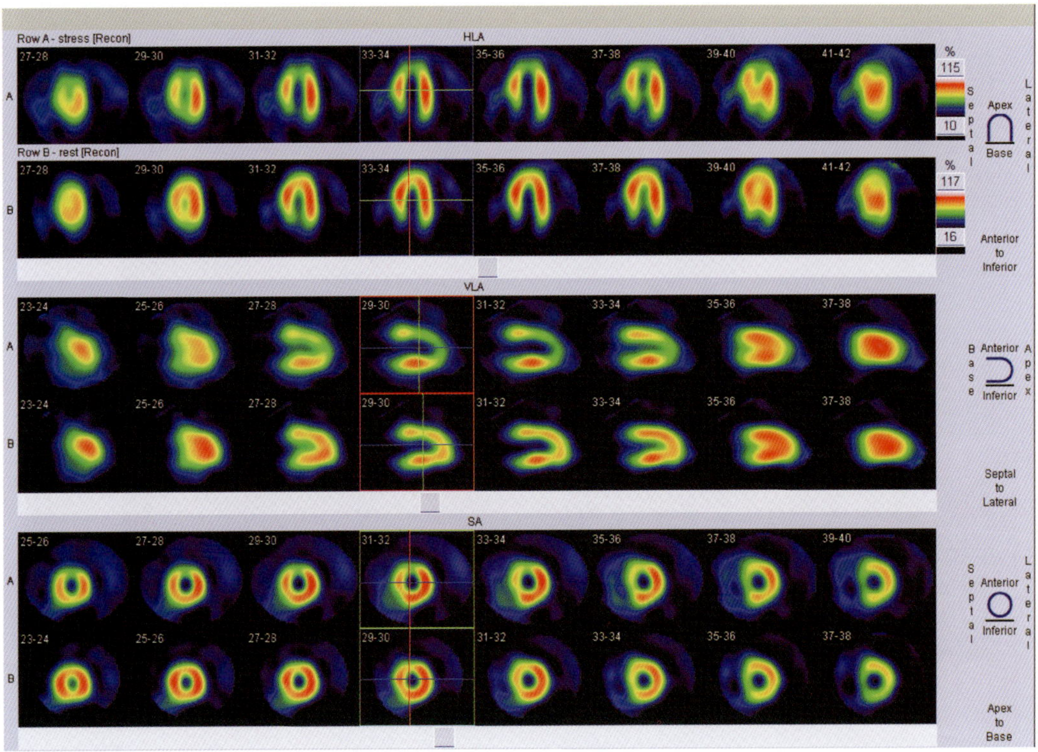

图 4-9　戴 XX，女，41 岁腺苷负荷试验/静息心肌灌注显像：左室心尖、前壁心肌缺血

自 1973 年，^{201}Tl 心肌灌注显像于临床应用以来，它在冠心病诊断上的价值已得到了充分的肯定。心肌灌注显像已是国际上公认的诊断冠心病的最可靠的无创性的检测方法（表 4-3 至表 4-8），它明显地优于心电图（ECG）运动试验。文献报道了 4000 例患者通过运动试验、再分布心肌灌注显像肉眼分析与冠状动脉造影诊断冠心病的结果。在这些研究中，心肌灌注显像诊断冠心病的灵敏度平均为 82%，特异性平均为 88%。在同一患者组，运动试验 ECG 的灵敏度为 50%～80%。刘秀杰等曾报道了阜外医院 50 例患者行运动试验 ^{201}Tl 心肌灌注显像与冠状动脉造影的对比，运动试验 ^{201}Tl 心肌显像对于诊断冠心病的敏感性为 94%，特异性为 82%。根据心肌平面或断层图像的心肌灌注缺损的部位，还可以判断冠状动脉狭窄的部位。^{99m}Tc 标记 MIBI 或 tetrofosmin 心肌显像与 ^{201}Tl 心肌灌注显像检测冠心病的准确性是相近的。文献报道，双嘧达莫（潘生丁）负荷试验心肌 SPECT 显像诊断冠心病的灵敏性为 89%，特异性为 78%；腺苷负荷试验心肌 SPECT 显像的灵敏性为 88%，特异性为 85%。多巴酚丁胺负荷试验对于诊断冠心病，也有较高的灵敏性和特异性。由此可见，药物负荷试验心肌灌注显像与运动试验心肌灌注显像诊断冠心病的准确性没有明显的差别。

近年来，一些临床研究表明，衰减校正、门控心肌灌注断层显像可以提高心肌灌注显像诊断冠心病的特异性。Namdar 等 报道了一组 25 例患者的 PET/CT 冠状动脉 CT 血管造影和静息/腺苷负荷试验心肌灌注显像结果。PET/CT 诊断冠心病的灵敏性为 90%，特异性为 98%。我们的一项最新的研究结果显示，在运动试验高峰，给患者静脉注射 ^{18}F-FDG 后进行心肌 FDG 代谢显像可准确地诊断冠心病（图 4-10），其对于诊断心肌缺血的准确性优于运动试验心肌 SPECT 灌注显像。

表 4-3 心肌灌注显像诊断冠心病的准确性

	病例数	灵敏性	特异性
ECG 运动试验	24047	68%	77%
运动试验 SPECT	28751	89%	80%
药物负荷试验 SPECT	1000	85%	91%

表 4-4 当前临床指南对心肌灌注显像在疑似或确诊的冠心病患者中应用的建议

临床症状	建议	发布团体	级别	证据水平
慢性胸痛	对于检查前有冠心病中度可能的患者，诊断冠心病：不能进行运动试验，静息 ECG 异常	ESC ACC/AHA	Ⅰ	B
	确定靶血管病变	ESC ACC/AHA	Ⅰ	B
	评估冠状动脉狭窄的血流动力学	ESC ACC/AHA	Ⅰ	B
	PCI 或 CABG 术后评价	ESC ACC/AHA	Ⅰ	B
急性胸痛	检测静息状态下的心肌缺血	ESC ACC/AHA	Ⅱb，Ⅱa	B
	检测 UA/NSTEMI 后低到中度危险患者的心肌缺血	ESC ACC/AHA	Ⅰ	B
	检测未确诊患者的心肌缺血	ESC ACC/AHA	Ⅰ	B
	评估 STEMI 后梗死范围和“处于危险状态”心肌	ESC ACC/AHA	Ⅰ	B
术前危险评估	择期、非心脏手术术前危险分层	ACC/AHA	Ⅰ	C
心力衰竭	检查心肌缺血和评估心肌存活	ACC/AHA ESC 研究组报告	Ⅱa	B
	诊断冠心病	ACC/AHA	Ⅱb	C

ACC，美国心脏病学会；AHA，美国心脏协会；ESC，欧洲心脏病学会

表 4-5 放射性核素显像在慢性缺血性心脏病中的应用

适应证	显像方法	分级
1. 诊断有症状的患者及筛选无症状的心肌缺血患者	运动试验或药物负荷试验心肌灌注显像，包括 PET *	Ⅰ
	运动试验 RNA	Ⅱa
2. 心室功能的评估（运动试验/静息）	RNA	Ⅰ
	门控 ^{99m}Tc-MIBI 显像	Ⅱb
3. 对左心室功能低下的患者于血管重建术前评估存活心肌	静息-再分布 ^{201}Tl 显像	Ⅰ
	静息-再分布-再注射 ^{201}Tl 显像	Ⅰ
	^{18}F-FDGPET 显像	Ⅰ
	多巴酚丁胺 RNA	Ⅱb
	运动试验后 RNA	Ⅱb
	服硝酸甘油 RNA	Ⅱb
4. PTCA 术前确定心肌缺血的范围	运动试验或药物负荷试验心肌灌注显像	Ⅰ
	运动试验 RNA	Ⅱa
5. 非心脏手术前危险性分级	药物负荷试验或运动试验灌注显像	Ⅰ
6. 筛选无症状且心肌缺血可能性小的患者	所有显像方法	Ⅲ

心血管显像技术在各种疾病中的应用以下列分类方法表示：Ⅰ. 适用，且有效；Ⅱ. 可以接受，但临床应用价值还未完全确定；Ⅱa. 有相当的证据支持其应用；Ⅱb. 是有帮助的，但缺乏足够的依据；Ⅲ. 一般情况下不适合。

*注：在选用 PET 显像时，必须考虑到，与 ^{99m}Tc 及 ^{201}Tl 心肌显像相比，PET 在价格、显像剂方面的问题与效果。

表 4-6 放射性核素显像对慢性缺血性心脏病的严重程度、预后判断、危险性分级的评价

适应证	显像方法	分级
左心室功能的评价	静息或运动试验 RNA	Ⅰ
	门控 ^{99m}Tc-MIBI 心肌灌注显像	Ⅱb
确定心肌缺血的部位与程度	药物负荷试验或运动试验心肌灌注显像	Ⅰ

表 4-7 心肌显像诊断冠心病的灵敏度的影响因素

增加灵敏度	减低灵敏度
心肌瘢痕	LCX 病变
达到较高的运动负荷或心率	冠状动脉分支病变
老年人	单支冠状动脉狭窄
多处冠状动脉狭窄	冠状动脉侧支循环
冠状动脉狭窄>90%	冠状动脉轻度狭窄
近心端狭窄	低运动负荷且无症状
伴有异常 ST 段改变	抗心绞痛药物治疗
定量分析	

表 4-8 心肌显像诊断冠心病的特异性的影响因素

软组织衰减	左束支传导阻滞
乳房	心肌肥厚
胸廓侧壁脂肪	电轴左偏/电轴右偏
横膈	患者移动
消化道放射性重叠	泛源野不均匀性
心肌“热点”	短轴和极坐标靶心图重建误差
心尖变异	旋转中心误差
非冠状动脉病变	

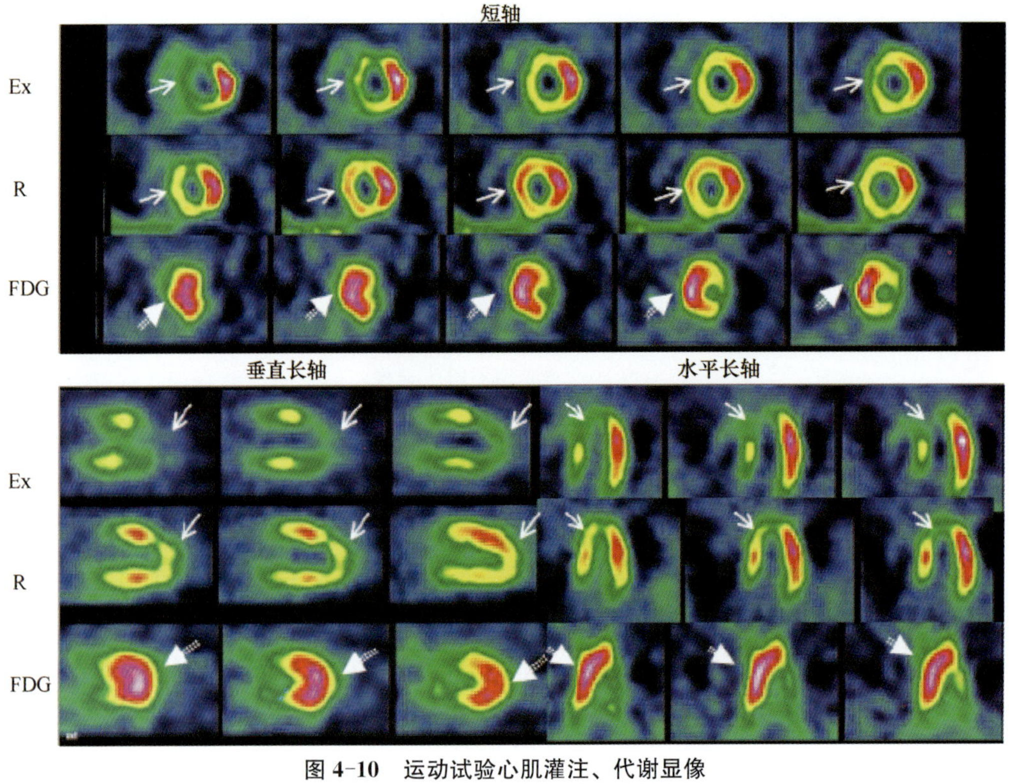

图 4-10 运动试验心肌灌注、代谢显像

运动试验放射性核素心血管造影也常被用来诊断冠心病，文献报道，运动试验放射性核素心血管造影优于 ECG 运动试验，其诊断冠心病的灵敏性、特异性分别为 90% 、80%。一些对比研究显示，运动试验放射性核素心血管造影与 ^{201}Tl 心肌显像的灵敏性、特异性是相似的。但是，在临床上，一些技术性、病理性因素可能影响它的准确性，目前它在诊断冠心病中的应用已不及心肌灌注显像。

临床研究显示，PET 心肌灌注显像对于诊断冠心病具有很高的灵敏性和特异性，包括无症状的患者，或平衡的三支病变的患者。文献报道，负荷试验 PET 心肌灌注显像的灵敏性为 94%～98%，特异性为 86%～100%。但是，由于 PET 显像存在高费用问题，而且，常规负荷试验心肌灌注显像也具有较高的灵敏性和特异性，因此，PET 心肌灌注显像不是临床上常用的诊断冠心病的方法。

心肌灌注显像异常可见于一些其他非冠状动脉性心脏病：肥厚型心肌病、系统性红斑狼疮、高血压病伴左室肥厚、糖尿病性心脏病、Duchenn 心肌萎缩、原发性扩张型心肌病、冠状动脉起源异常、心脏肿瘤等。

二、急性冠状动脉综合征

在临床症状典型、酶学检查异常和心电图改变明显的患者，诊断急性心肌梗死是不困难的。因此，心肌显像不是诊断急性心肌梗死的首选检查方法，特别是对于急性心肌梗死可能性大的患者（表 4-9）。但是，大约 10%的急性心肌梗死患者的临床症状、酶学检查和心电图改变不典型。对于相当一部分因急性胸痛而就诊的患者，因为临床上不能除外急性心肌梗死，因此，对这些患者必须留观。另据报道，在因急性胸痛而到急症室就诊的患者中，相当一部分患者的胸痛是由于非心脏的原因所引起的。近年来的一些研究显示，在急诊室，进行静态心肌灌注显像对于急性胸痛患者的临床处理具有很重要的价值。静态心肌灌注显像异常的患者，需要进行进一步的诊断和治疗；静态心肌灌注显像正常可以除外急性心肌梗死和不稳定型心绞痛，这些患者可以安全地回家，必要时，再进行负荷试验心肌灌注显像来确定有无心肌缺血或明显的冠状动脉狭窄。

心肌灌注显像在急性心肌梗死患者中的应用还有：检测心肌梗死后的心肌缺血，评估心肌活力和心肌梗死患者的预后（表 4-10）。长期以来，有创性的冠状动脉造影和冠状动脉血管重建被认为是心肌梗死患者的最有效的诊断、治疗方案。最近，美国的一项多中心临床试验（VANQWISH）结果清楚地表明，应用心肌显像的心肌缺血指导的“保守性”诊断与治疗方案是安全而有效的。

表 4-9　放射性核素对诊断急性心肌梗死的应用

适应证	方法及示踪剂	分类*
1. 右室梗死	静息 RNA	Ⅱa
	^{99m}Tc-PYP	Ⅱa
2. 常规方法未能诊断的心肌梗死（近期）	静息心肌灌注显像	Ⅱb
	^{99m}Tc-PYP	Ⅱb
3. 常规方法未能诊断的心肌梗死（远期）	^{99m}Tc-PYP	Ⅱa
4. 急性心肌梗死的常规诊断	所有显像方法	Ⅲ

注：RNA 可以通过 ^{99m}Tc 标记的示踪剂采集首次通过显像。

表 4-10　核素显像评价急性心肌梗死患者的危险度、预后及疗效

适应证	显像方法	分类
1. 静息左、右心室功能	静息 RNA	Ⅰ
2. 负荷试验时的心肌缺血的范围/程度	负荷试验心肌灌注显像	Ⅰ
	负荷试验 RNA	Ⅱa
3. 存活心肌的判断	见表 4-5：放射性核素显像在慢性缺血性心脏病中的应用	Ⅱa
4. 梗死面积的判断	静息心肌灌注显像	Ⅱa
5. 急诊评估危险性	静息 ^{99m}Tc-MIBI 心肌灌注显像	Ⅱa
6. 评估被救活的心肌	多次静息 ^{99m}Tc-MIBI 心肌灌注显像对照	Ⅱa

三、心肌活力的评估

在冠状动脉狭窄的患者，不可逆的心肌损害（心肌梗死或瘢痕）和（或）可逆性的心肌缺血（如心绞痛），均可导致心肌收缩功能异常。放射性核素心室造影和超声心动图证明，在冠状动脉血管重建（CABG、PTCA）后，慢性冠状动脉狭窄患者的静态左心室局部室壁运动和整体功能得到改善。在冠状动脉血流减低的情况下，存活心肌功能的持久性（persistent）损害被称为心肌冬眠（hibernating myocardium）。当心肌血流（氧的供应）恢复正常或心肌耗氧量减少时，“冬眠”心肌的收缩功能就会恢复。心肌冬眠表现为心室局部室壁运动异常，相应节段的心肌灌注减低，心肌功能也减低，但心肌细胞是存活的。在心室功能异常是由于局部心肌缺血或心肌冬眠所引起的情况下，冠状动脉血管重建可以改善局部室壁运动和整体心室功能；当心室功能异常是由于心肌梗死或瘢痕所引起，则冠状动脉血管重建不能改善局部和整体心室功能。尽管冠状动脉血管重建的方法在不断改进和完善，像 CABG 等手术仍然是相当危险的，特别是在心室功能严重受损的患者。由此可见，因为冠状动脉血管重建可能改善局部和整体心室功能，就对所有心室功能异常的冠状动脉狭窄患者施行 CABG 或 PTCA 显然是不合适的。评估心肌是否存活可以帮助选择出能得益于冠状动脉血管重建的患者，因此，它具有极其重要的临床价值。

放射性核素显像是临床上应用最广泛的评估心肌活力的方法。目前，在临床上，静态-再分布 ^{201}Tl 显像和负荷试验-再注射 ^{201}Tl 心肌显像是最常用的，静态、再分布（静态注射 ^{201}Tl 后 5min 和 3～4h）显像，与运动试验、再注射 ^{201}Tl 心肌显像评估心肌存活的准确性是相似的。Bonow 等对比了 16 例冠心病患者的再注射 ^{201}Tl 心肌 SPECT 显像和 FDG 心肌 PET 显像的结果，发现对于评估心肌活力，再注射 ^{201}Tl 心肌 SPECT 和 FDG 心肌 PET 代谢显像是可以相比的。对于静态 ^{99m}Tc -MIBI 或 ^{99m}Tc-tetrofosmin 心肌显像评估心肌活力的价值，尚有些争论。Pagley 等的研究发现，静态、再分布 ^{201}Tl 显像显示心肌存活患者在冠状动脉血管重建后其心脏事件发生率比心肌不存活患者明显降低。门控心肌 SPECT 显像、定量分析和衰减校正可能提高心肌 SPECT 显像评估心肌活力的准确性。

1993 年，何作祥等报道了硝酸酯增强 ^{201}Tl 心肌 SPECT 显像评估心肌活力的灵敏性（图 4-11）。此后，一些作者对硝酸酯心肌显像评估心肌活力进行了研究，报道了类似的结果。与静态显像相比，硝酸酯 ^{99m}Tc-MIBI 心肌灌注显像明显地增强了检测心肌活力的灵敏性。一些研究显示，硝酸酯心肌显像对于预测冠状动脉血管重建后局部室壁运动的改

善具有较高的准确性（表 4-11）。最近，我们发现硝酸酯 ^{99m}Tc-MIBI 心肌灌注显像显示为，灌注异常但心肌存活且接受冠状动脉血管重建的患者比接受药物治疗的患者的心脏事件发生率明显降低；而对于无明显存活心肌的、接受药物治疗和冠状动脉血管重建患者的心脏事件发生率相似。

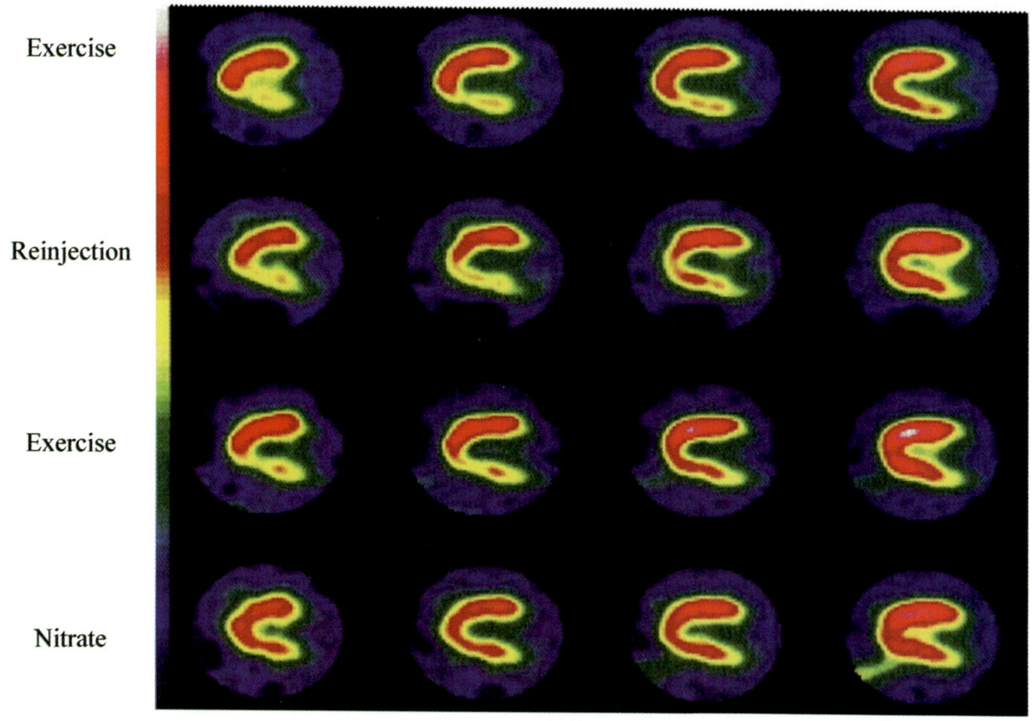

图 4-11　一例冠心病患者的运动试验、硝酸酯-再注射 ^{201}Tl 心肌 SPECT 显像与运动试验、单纯再注射 ^{201}Tl 心肌 SPECT 显像的对比。图像显示，在单纯再注射 ^{201}Tl 心肌 SPECT 显像显示为不可逆性灌注异常区，在硝酸酯-再注射 ^{201}Tl 心肌 SPECT 显像显示其为可逆性的

表 4-11　硝酸酯心肌显像预测冠状动脉血管重建后左心室局部室壁运动改善的准确性 *

作者	病例数	LVEF（%）	灵敏性	特异性
Senior，1995	22	26±8	92%	78%
Bisi，1994	19	35±10	91%	88%
Bisi，1995	28	36±10	95%	88%
Maurea，1995	8	—	88%	89%
Li，1996	13	—	82%	76%
Li，1996	27	35±14	83%	81%

*引自 He ZX et al. J Nucl Cardiol，1998，5：527-532（35）.

最新的荟萃分析显示，在左心功能异常的冠心病患者中，对于心肌存活患者，冠状动脉再血管化与内科治疗相比使年心脏事件的发生率减少 79.6%，反之，对于没有存活心肌的患者，经冠状动脉再血管化与内科治疗后心脏事件发生率是相似的。

PET 灌注/代谢显像被公认是评估心肌存活的最可靠的方法。特别是对于心肌梗死、心室功能严重受损的患者。在冠状动脉狭窄患者，血流灌注减低、FDG 摄取正常或相对增加（灌注-代谢不匹配）标志着心肌缺血但仍然存活（图 4-12）；血流灌注减低、FDG 摄取亦减低（灌注-代谢匹配）标志心肌细胞不再存活。一些研究表示，PET 灌注/代谢显像预测冠状动脉狭窄患者于冠状动脉再血管化治疗后心室功能变化的阳性预测值为 73%～85%，阴性预测值为 74%～92%，而且，对于判断患者的预后具有重要的价值（表 4-12，表 4-13）。

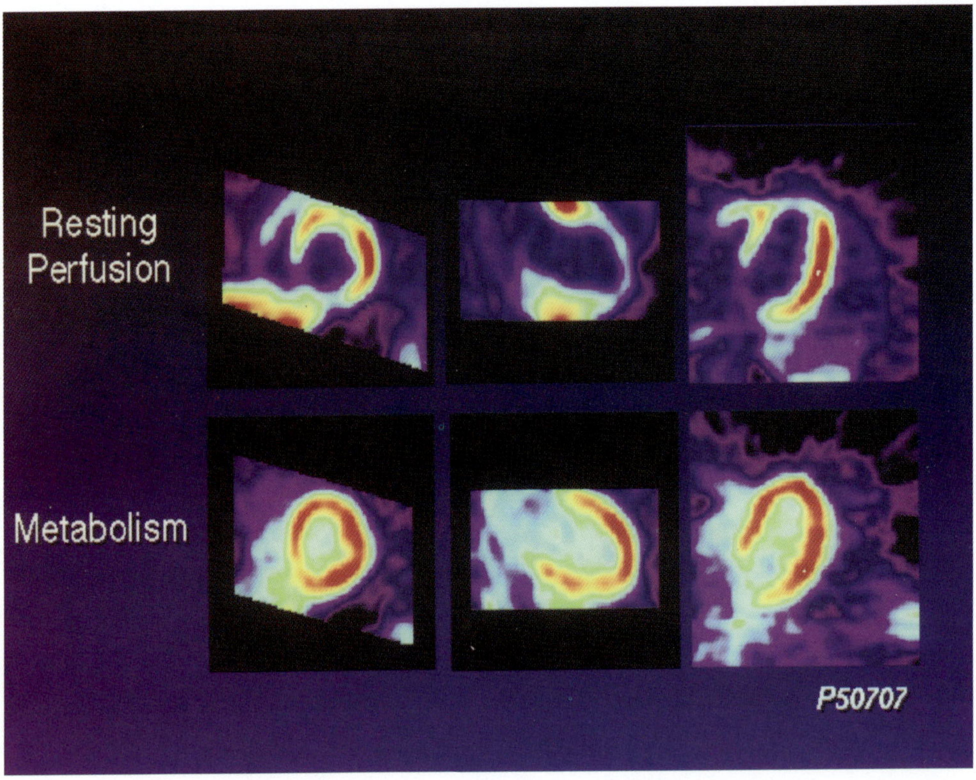

图 4-12　心肌灌注/代谢 PET 显像显示：左心室前壁、心尖心肌灌注-代谢不匹配，表明心肌存活

表 4-12　各种显像方法评估心肌存活的灵敏性和特异性

	病例数	灵敏性（%）	95%可信区间	特异性（%）	95%可信区间
^{99m}Tc- MIBI	207	83	78～87	69	63～74
^{201}Tl 再注射	209	86	83～89	47	43～51
^{201}Tl 静态、再分布	145	90	87～93	54	49～60
^{18}F- FDG PET	332	88	84～91	73	69～77

表 4-13　心肌 PET 显像显示心肌存活患者经冠状动脉血管重建或内科治疗的结局

		FGD（+）		FDG（—）		
		血管重建	内科治疗	血管重建	内科治疗	心脏事件
Eitzman，1992（36）	病例数	26	18	14	24	死亡，MI
	心脏事件	3（12%）	9（50%）	1（7%）	3（13%）	
Yoshida，1993（37）	病例数	20	5	6	4	死亡
	心脏事件	2（10%）	0（0%）	3（50%）	2（50%）	
Di Carli，1994（33）	病例数	26	17	17	33	死亡
	心脏事件	3（12%）	7（50%）	1（6%）	3（8%）	
Lee，1994（38）	病例数	49	21	19	40	死亡，MI
	心脏事件	8（16%）	13（62%）	2（10%）	7（18%）	

应当指出，血流-代谢匹配并不代表在该节段完全没有存活（或正常）的心肌细胞，例如，心内膜下瘢痕组织可与心外膜下正常心肌同时存在。血流-代谢不匹配的心肌节段，在心肌血流完全恢复正常后，心肌功能也不一定完全恢复正常，这是因为在功能异常的心肌节段，正常的心肌、冬眠的心肌和瘢痕组织通常是同时存在的，在心肌血流灌注恢复正常后，心肌功能的恢复程度取决于该心肌节段内这三种组分的分布状态。

常规心肌灌注显像方法简便、费用相对便宜，是临床上评估心肌活力的比较实用的方法。由于心肌 PET 代谢显像的费用昂贵，而且技术相对复杂，应用 PET 的单位较少，目前，它不可能被常规地应用于临床。然而，应用 SPECT 进行 FDG 代谢显像有可能使 FDG 代谢显像得到较广泛的临床应用。在临床上，需要进行心肌存活的评估时，应当首先选择常规心肌放射性核素显像（图 4-13，图 4-14）。

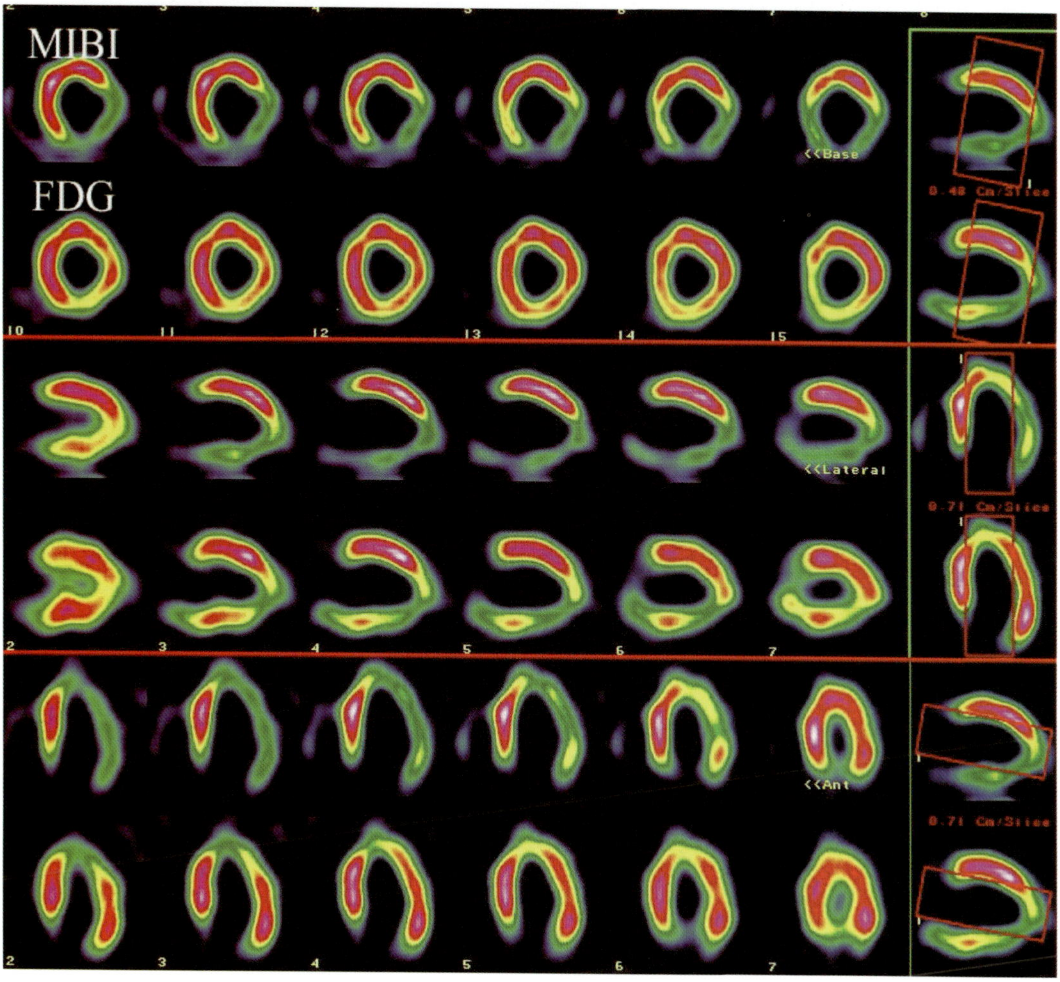

图 4-13 肌灌注/代谢 SPECT 显像显示：左心室外侧壁和下壁心肌灌注-代谢不匹配，表明心肌存活

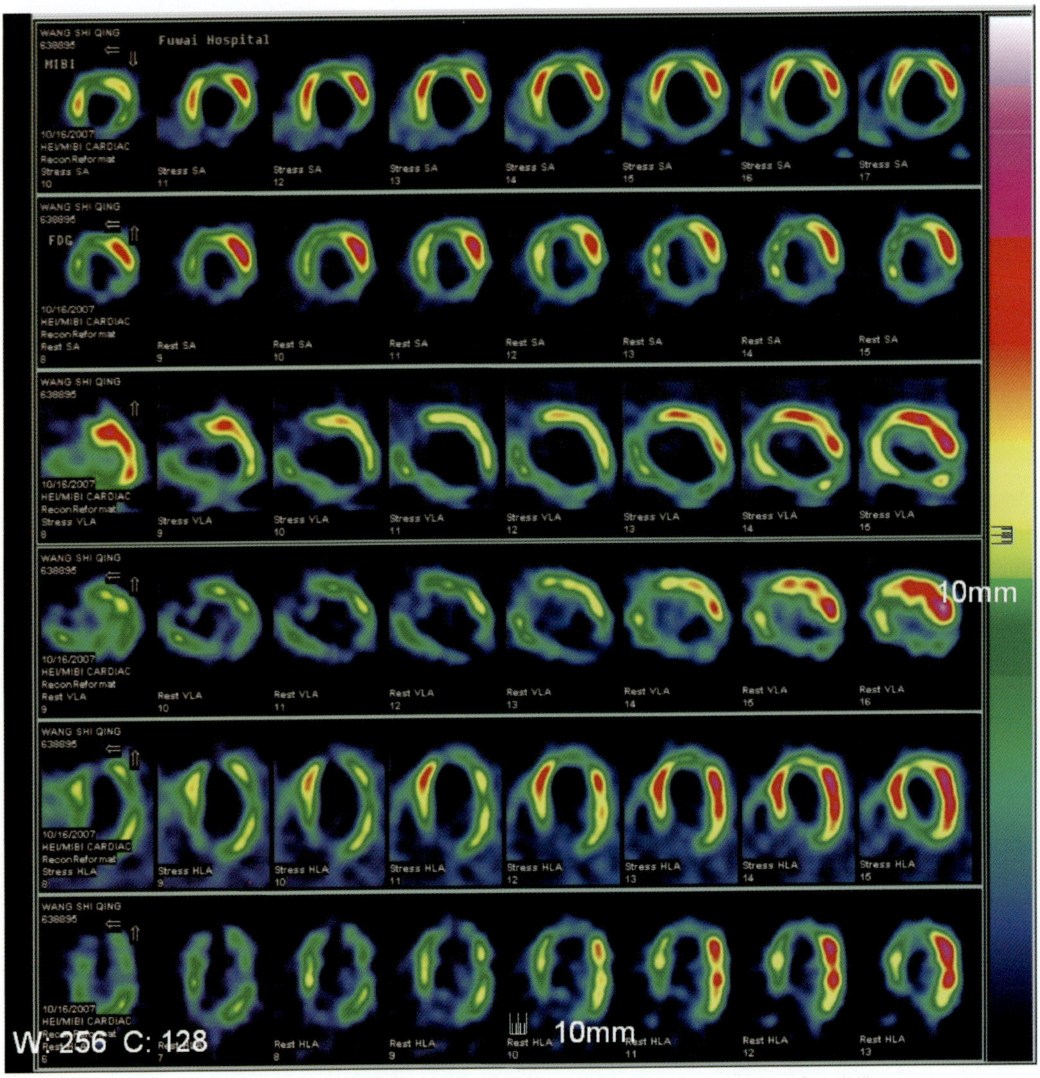

图 4-14 王 XX，男，45 岁 DISA：左室心尖、下后壁无存活心肌

四、预后的判断

心肌灌注显像评估预后的价值已得到了广泛的临床资料证明。大量的临床资料表明，心肌灌注显像正常预示病人的预后良好，心脏事件的发生率小于每年 1%，与正常人群相似。即使冠状动脉造影显示冠状动脉存在狭窄，心肌灌注显像正常的患者的预后也是很好的。心肌显像也可以判断识别出处于“高危险状态”的冠心病患者。这些患者的心肌显像表现为：

(1) 多发性的可逆性灌注缺损累及两个或多个冠状动脉血管床，定量分析为大面积的灌注缺损；

(2) 运动试验后肺对 Tl^{201} 的摄取增加；

(3) 运动试验后左心室心腔一过性扩大。

在确诊或可疑冠心病患者，心肌灌注显像显示的心肌灌注缺损的节段数或范围和可逆性灌注缺损的程度是心脏事件的独立预测因子。Ladenheim 等报道：运动试验耐力好，达到预期最大心率的 85%，灌注显像无异常者，心肌梗死或其他严重并发症的发生率仅为每年

0.3%；而运动试验耐力差，3 个或更多个节段心肌灌注异常，心脏事件的发生率高达每年 26%～78%。Pollock 等报道，临床资料与平面心肌灌注显像参数相结合比临床资料与冠状动脉造影参数相结合能提供更重要的预后资料。Iskandrian 等发现，即使已经有了患者冠状动脉造影的结果，运动试验 ^{201}Tl 心肌 SPECT 显像仍可提供递增的预后资料。

静态射血分数对急性心肌梗死患者的预后评估是有价值的。阜外医院曾测定了 68 例急性心肌梗死病人在发病 48h 内的左室射血分数，并定期随诊到 242 天，其中 5 例死亡。射血分数＜30%者，半年内死亡率为 31%；射血分数＞30%者，无一例死亡。1983 年，Jones 等报道了运动试验中左室射血分数参数的预后意义，运动试验中，射血分数降低组比对照组死亡率高 20%。美国国立卫生研究所（NIH）报道，三支血管病变、运动试验中出现 ST 段降低和射血分数减低的冠心病患者，4 年死亡率为 29%；而对照组（三支血管病变、运动试验中无心肌缺血表现者）的死亡率为 0，因此，运动试验中射血分数参数对评估冠心病患者的预后是有价值的。

五、介入治疗的适应证的选择及术后疗效的判断

介入治疗前，心肌灌注显像被广泛地应用于评价心肌缺血的范围和程度以及心肌活力。介入治疗后进行心肌灌注显像可以评估冠状动脉旁路移植术、经皮冠状动脉腔内成形术（PTCA）等介入治疗的疗效，在临床上，心肌灌注显像的主要临床应用是评估介入治疗后的心肌缺血，如检测冠状动脉旁路移植术后“搭桥的”或自身的冠状动脉病变、经皮冠状动脉腔内成形术后的冠状动脉再狭窄等（表 4-14）。

表 4-14 放射性核素显像对慢性缺血性心脏病疗效的评价

适应证	显像方法	分类
1. 药物治疗的疗效评价	静息或运动试验 RNA	Ⅱa
2. 对 PTCA 术后有胸痛的患者进行冠状动脉再狭窄的评价	药物负荷试验或运动试验心肌灌注显像 运动试验 RNA	Ⅰ Ⅱa
3. 对 CABG 术后有胸痛的患者进行心肌缺血的评价	药物负荷试验或运动试验心肌灌注显像 运动试验 RNA	Ⅰ Ⅱa
4. PTCA 或 CABG 术后无症状，但运动试验心电图异常的患者静息心电图异常但运动试验不能确定有心肌缺血的患者	药物负荷试验或运动试验心肌灌注显像 运动试验 RNA	Ⅰ Ⅱa
5. PTCA 或 CABG 术后无症状的患者的常规复查	所有显像方法	Ⅲ

如上所述，在 CABG 术前，放射性核素显像可以检测冠状动脉狭窄，鉴别缺血但存活的心肌和瘢痕（不再存活的）组织，以及评估左、右心室功能，从而选择出能得益于冠状动脉血管重建的患者；特别是在 CABG 术后，作为一种无创性方法，放射性核素显像可用于随访患者的左心室心肌血流灌注、功能和代谢的恢复，以及 CABG 术后的冠状动脉病变等。

大组随机对照临床研究 COURAGE 试验表明，对于稳定型心绞痛患者来说，PCI 的治疗效果与内科药物治疗没有区别。但是，亚组分析显示，在 PCI 治疗前 SPECT 显示有明显心肌缺血的患者，PCI 治疗优于内科药物治疗组。而且，无论是 PCI 组，还是，内科药物治疗组，治疗后的 SPECT 显示正常或心肌缺血范围明显较少的患者的结局要好于治疗后心肌缺血范围无明显减少的患者。这组研究结果表明，稳定型心绞痛患者 PCI 术前的

危险分层是十分重要的。

1. 术后随访心肌血流灌注、功能和代谢的恢复

一些研究评估了CABG对静态左心室功能的影响，CABG术后，有的病例的左心室射血分数增高，有的病例的左心室射血分数无变化，还有的病例的左心室射血分数降低。在大多数研究中，左心室整体射血分数平均值变化不明显。这些差别的原因可能有术前左心室功能正常的患者在CABG术后静态LVEF无改善；(2) 围术期心肌梗死，而常规方法未能检出，导致左心室功能降低；(3) 对于术前静态左心室功能异常的患者，CABG术后功能改善只发生在静态心肌缺血的病人身上，如果静态功能异常是由于瘢痕所致，则不可能改善；(4) CABG术后心肌顿抑。

Kent等对一组23例患者研究了CABG对运动试验诱发的LVEF降低和局部室壁运动异常的影响，术前，平均LVEF值在正常范围。术后静态LVEF无明显变化，17例患者运动试验LVEF改善，术前所见运动试验诱发功能异常的心肌节段的室壁运动改善。Austin等研究了14例患者，CABG术前，术后8天，3个月静态、运动试验时LVEF结果。他们发现，运动试验左心室功能改善可在CABG术后8天开始。在^{123}I IPPA多中心临床研究中，我们测定了122例冠状动脉狭窄患者在CABG前、后的LVEF。在整个研究组，CABG术后LVEF改善的几率为29%。术后LVEF改善的发生率在术前LVEF为35%～49%的患者中为28%；在术前LVEF为20%～34%的患者中为27%；在术前LVEF<20%的患者中为38%。

Tamaki等研究了22例患者，CABG术后5～7周的^{18}F-FDG心肌PET显像显示，术前室壁运动异常、FDG摄取增加的19个心肌节段中的6个(32%)在术后心肌FDG摄取仍然增加，这6个节段中，3个(50%)节段的室壁运动无改善。术后心肌FDG摄取恢复正常的13个节段的室壁运动均明显改善。这表明，冠状动脉血管重建后，直到心肌对葡萄糖的利用恢复正常后，曾经缺血的心肌功能才可能恢复正常。Marwick等研究了16例心肌梗死患者，^{82}Rb和^{18}F-FDG心肌PET显像在冠状动脉血管重建术前和术后(4.9±2.6)个月进行，术前有85个节段心肌灌注和功能低下。术后随访时，35个节段心肌灌注和节段功能明显改善，其中25个节段的FDG摄取恢复正常，但是其余10个节段的FDG摄取仍然增加，与术后FDG摄取恢复正常的节段相比，术后FDG摄取仍然异常的心肌节段的术前心肌灌注和FDG摄取异常的程度更加严重。这表明，冠状动脉血管重建后，曾经缺血、功能异常的心肌，在心肌灌注、功能恢复正常后，心肌代谢异常可能仍然持续一段时间。

2. 术后新的冠状动脉病变的检测

在CABG后，症状复发或出现新的症状时，需要判断这种症状是由于冠状动脉病变所致，还是其他原因所致。如果是冠状动脉病变所致，需要判断是接受了移植的冠状动脉血管病变，移植的血管的病变，未移植的冠状动脉的原有病变的进展，还是其他未移植的冠状动脉的新的病变。在这种情况下，临床症状、ECG运动试验的可靠性往往是比较低的，运动试验心肌显像是很有价值的。它可以判断胸痛是否由于心肌缺血所致；根据心肌血流灌注异常的部位与接受了移植的冠状动脉供血区的对应关系，可以判断心肌缺血是由于接受了“搭桥”的冠状动脉或“桥”(grafting)本身的病变，还是由于未移植的冠状动脉的病变所致。一些研究报道，运动试验^{201}Tl心肌显像检测CABG术后冠状动脉狭窄的灵敏度约为80%。个别研究报道，^{82}Rb心肌PET灌注显像的准确性可能稍高。在解释CABG术后患者的心肌

显像时，应当认识到，在 CABG 术后，心肌的灌注异常部位与冠状动脉病变部位对应是复杂的，如冠状动脉远端血管状的血流灌注比近段血管状的血流灌注好等。

3. 术后预后判断

迄今为止，已有包含 4 组、共 2000 多例患者的研究报道。这些研究评价了运动试验 SPECT 显像评估 CABG 术后患者预后的价值。多因素回归分析表明，在 CABG 术后，负荷试验心肌 SPECT 显像是预测患者的心脏事件，心脏性死亡、非致死性心肌梗死等的一个独立预测因子，为临床资料、心电图运动试验和冠状动脉造影，提供了独立的、递增的预后资料。

六、冠心病与心肌病的鉴别诊断

原发性扩张型心肌病为弥散性的心肌退行性变，间质内可有灶性纤维化，因此，心肌显像可见放射性分布不均匀，同时有心腔扩大、心室壁变薄等表现（图 4-15）；心肌灌注

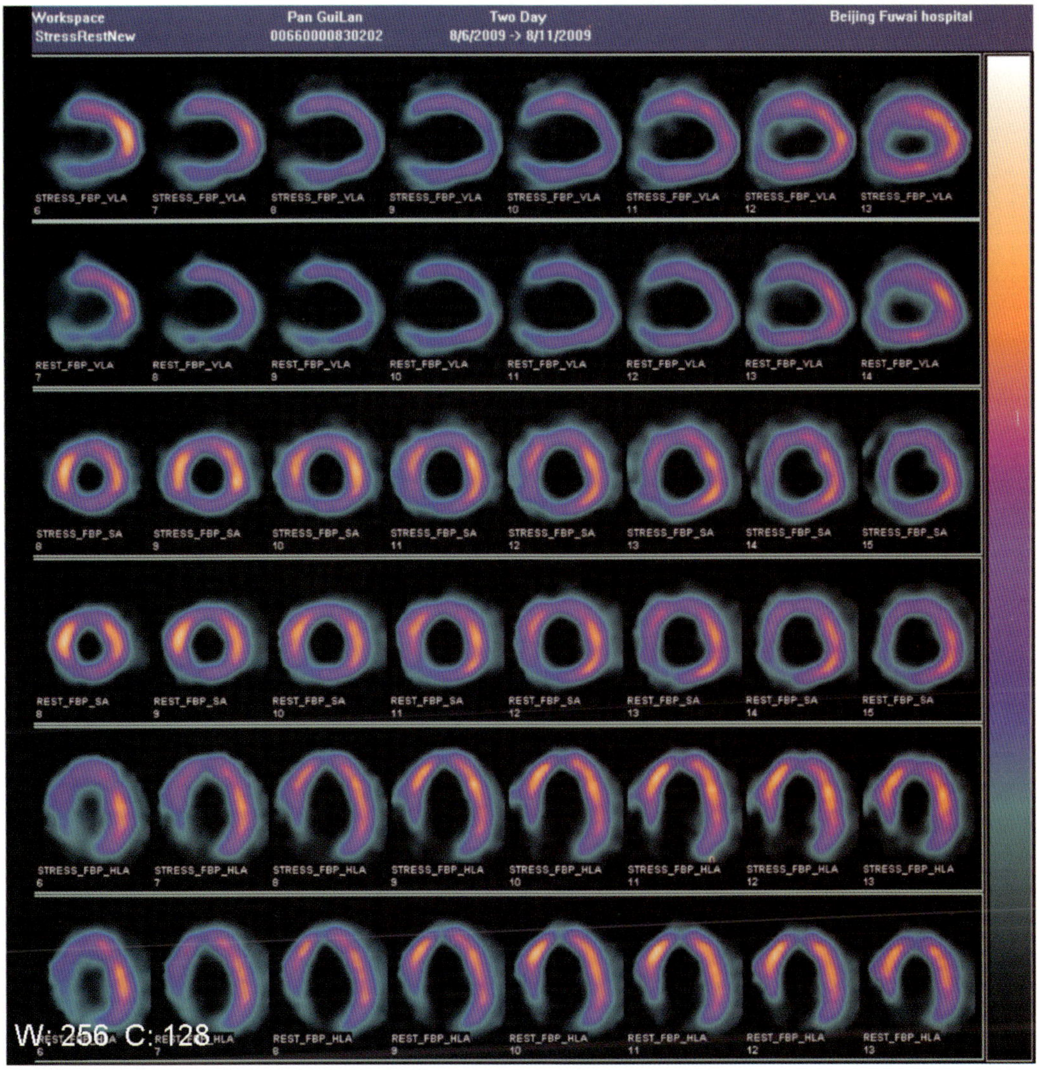

图 4-15 扩张型心肌病患者心肌 SPECT 显像

显像正常或异常，灌注缺损通常为“不可逆性的”、不呈冠状动脉血管状分布。缺血性心肌病为冠状动脉严重粥样硬化的结果，因而心肌灌注显像的表现为按冠状动脉血管床分布的节段性缺损。肥厚型心肌病患者的心肌显像表现为心肌普遍性肥厚，心室腔变小。非对称性肥厚型心肌病可见某一室壁心肌增厚，放射性浓聚，而其他室壁则表现相对放射性稀疏。在非缺血性心肌病患者中，心肌灌注异常通常是血流灌注、代谢匹配的；心肌血流灌注、代谢不匹配通常为缺血性心肌病。结合心肌灌注、代谢和放射性核素心血管造影有利于对缺血性和非缺血性心肌病进行鉴别诊断。

（何作祥）

参 考 文 献

1. Zaret BL, Wackers FJ. Nuclear cardiology (1). N. Engl. J. Med, 1993, 329 (11): 775-83.
2. Zaret BL, Wackers FJ. Nuclear cardiology (2). N. Engl. J. Med, 1993, 329 (12): 855-63.
3. Klocke FJ, Baird MG, Lorell BH, et al. ACC/AHA/ASNC guidelines for the clinical use of cardiac radionuclide imaging—executive summary: a report of the American College of Cardiology/American Heart Association Task Force on Practice Guidelines (ACC/AHA/ASNC Committee to Revise the 1995 Guidelines for the Clinical Use of Cardiac Radionuclide Imaging). Circulation, 2003, 108 (11): 1404-18.
4. Marcassa C, Bax JJ, Bengel F, et al. Clinical value, cost-effectiveness, and safety of myocardial perfusion scintigraphy: a position statement. Eur Heart J, 2008, 29 (4): 557-63.
5. 中华心血管病杂志编辑委员会中华医学会心血管病学分会. 慢性稳定性心绞痛诊断与治疗指南. 中华心血管病杂志, 2007, 35 (3): 195-206.
6. Schelbert HR. The usefulness of positron emission tomography. Curr Probl Cardiol, 1998, 23 (2): 69-120.
7. Pohost GM, Zir LM, Moore RH, et al. Differentiation of transiently ischemic from infarcted myocardium by serial imaging after a single dose of thallium-201. Circulation, 1977, 55 (2): 294-302.
8. Boucher CA, Zir LM, Beller GA, et al. Increased lung uptake of thallium-201 during exercise myocardial imaging: clinical, hemodynamic and angiographic implications in patients with coronary artery disease. Am J Cardiol, 1980, 46 (2): 189-96.
9. 何作祥. 药物负荷试验心肌灌注显像. 中华心血管病杂志, 2008, 36 (11).
10. Thomas GS, Miyamoto MI. Should simultaneous exercise become the standard for adenosine myocardial perfusion imaging?. Am J Cardiol, 2004, 94: 3D-10D.
11. Updated imaging guidelines for nuclear cardiology procedures, part 1. J Nucl Cardiol, 2001, 8: G5-58.
12. Imaging guidelines for nuclear cardiology procedures, part 2. American Society of Nuclear Cardiology. J Nucl Cardiol, 1999, 6: G47-84.
13. Mannting F, Morgan-Mannting MG. Gated SPECT with technetium-99m-sestamibi for assessment of myocardial perfusion abnormalities. J Nucl Med, 1993, 34 (4): 601-8.
14. DePuey EG, Rozanski A. Using gated technetium-99m-sestamibi SPECT to characterize fixed myocardial defects as infarct or artifact. J Nucl Med, 1995, 36 (6): 952-5.
15. Verani MS, Taillefer R, Iskandrian AE, et al. 123I-IPPA SPECT for the prediction of enhanced left ventricular function after coronary bypass graft surgery. Multicenter IPPA Viability Trial Investigators. 123I-iodophenylpentadecanoic acid. J Nucl Med, 2000, 41 (8): 1299-307.
16. Marshall RC, Tillisch JH, Phelps ME, et al. Identification and differentiation of resting myocardial ischemia and infarction in man with positron computed tomography, 18F-labeled fluorodeoxyglucose and N-13 ammonia. Circulation, 1983, 67 (4): 766-78.
17. 何作祥. 心肌灌注显像的临床应用. 中华心血管病杂志, 2004, 32 (7): 665-7.
18. Beller GA. Diagnostic accuracy of thallium-201 myocardial perfusion imaging. Circulation, 1991, 84 (3 Suppl): I1-6.

19. 田月琴，王金城，何作祥，等. 腺苷负荷试验心肌灌注显像诊断冠心病的临床价值. 中华心血管病杂志，2005，33 (1)：58-61.
20. Taillefer R, DePuey EG, Udelson JE, et al. Comparative diagnostic accuracy of Tl-201 and Tc-99m sestamibi SPECT imaging (perfusion and ECG-gated SPECT) in detecting coronary artery disease in women. J Am Coll Cardiol, 1997, 29 (1): 69-77.
21. Namdar M, Hany TF, Koepfli P, et al. Integrated PET/CT for the assessment of coronary artery disease: a feasibility study. J Nucl Med, 2005, 46: 930-5.
22. He ZX, Shi RF, Wu YJ, et al. Direct imaging of exercise-induced myocardial ischemia with fluorine-18-labeled deoxyglucose and Tc-99m-sestamibi in coronary artery disease. Circulation, 2003, 108 (10): 1208-13.
23. Jain D, He ZX. Direct imaging of myocardial ischemia: a potential new paradigm in nuclear cardiovascular imaging. J Nucl Cardiol, 2008, 15 (5): 617-30.
24. 孙晓昕，何作祥. 非粥样硬化性冠状动脉狭窄的影像学评价. 中华心血管病杂志，2008，36 (3)：280-2.
25. Gibbons RJ, Abrams J, Chatterjee K, et al. ACC/AHA 2002 guideline update for the management of patients with chronic stable angina—summary article: a report of the American College of Cardiology/American Heart Association Task Force on Practice Guidelines (Committee on the Management of Patients With Chronic Stable Angina). Circulation, 2003, 107: 149-58.
26. Boden WE, O RR, Crawford MH, et al. Outcomes in patients with acute non-Q-wave myocardial infarction randomly assigned to an invasive as compared with a conservative management strategy. Veterans Affairs Non-Q-Wave Infarction Strategies in Hospital (VANQWISH) Trial Investigators. N. Engl. J. Med, 1998, 338 (25): 1785-92.
27. Camici PG, Prasad SK, Rimoldi OE. Stunning, hibernation, and assessment of myocardial viability. Circulation, 2008, 117 (1): 103-14.
28. Wijns W, Vatner SF, Camici PG. Hibernating myocardium. N Engl J Med, 1998, 339 (3): 173-81.
29. Pagley PR, Beller GA, Watson DD, et al. Improved outcome after coronary bypass surgery in patients with ischemic cardiomyopathy and residual myocardial viability. Circulation, 1997, 96 (3): 793-800.
30. He ZX, Darcourt J, Guignier A, et al. Nitrates improve detection of ischemic but viable myocardium by thallium-201 reinjection SPECT. J Nucl Med, 1993, 34 (9): 1472-7.
31. Allman KC, Shaw LJ, Hachamovitch R, et al. Myocardial viability testing and impact of revascularization on prognosis in patients with coronary artery disease and left ventricular dysfunction: a meta-analysis. J Am Coll Cardiol, 2002, 39 (7): 1151-8.
32. Tillisch J, Brunken R, Marshall R, et al. Reversibility of cardiac wall-motion abnormalities predicted by positron tomography. N Engl J Med, 1986, 314 (14): 884-8.
33. Di CM, Davidson M, Little R, et al. Value of metabolic imaging with positron emission tomography for evaluating prognosis in patients with coronary artery disease and left ventricular dysfunction. Am J Cardiol, 1994, 73 (8): 527-33.
34. Bax JJ, Wijns W, Cornel JH, et al. Accuracy of currently available techniques for prediction of functional recovery after revascularization in patients with left ventricular dysfunction due to chronic coronary artery disease: comparison of pooled data. J Am Coll Cardiol, 1997, 30 (6): 1451-60.
35. He ZX, Verani MS. Evaluation of myocardial viability by myocardial perfusion imaging: should nitrates be used?. J Nucl Cardiol, 1998, 5 (5): 527-32.
36. Eitzman D, al-Aouar Z, Kanter HL, et al. Clinical outcome of patients with advanced coronary artery

disease after viability studies with positron emission tomography [see comments]. J Am Coll Cardiol, 1992, 20 (3): 559-65.

37. Yoshida K, Gould KL. Quantitative relation of myocardial infarct size and myocardial viability by positron emission tomography to left ventricular ejection fraction and 3-year mortality with and without revascularization. J Am Coll Cardiol, 1993, 22 (4): 984-97.
38. Lee KS, Marwick TH, Cook SA, et al. Prognosis of patients with left ventricular dysfunction, with and without viable myocardium after myocardial infarction. Relative efficacy of medical therapy and revascularization. Circulation, 1994, 90 (6): 2687-94.
39. Brown KA. Prognostic value of thallium-201 myocardial perfusion imaging. A diagnostic tool comes of age. Circulation, 1991, 83 (2): 363-81.
40. Yang MF, Dou KF, Liu XJ, et al. Prognostic value of normal exercise 99mTc-sestamibi myocardial tomography in patients with angiographic coronary artery disease. Nucl Med Commun, 2006, 27: 333-8.
41. Ladenheim ML, Pollock BH, Rozanski A, et al. Extent and severity of myocardial hypoperfusion as predictors of prognosis in patients with suspected coronary artery disease. J Am Coll Cardiol, 1986, 7 (3): 464-71.
42. Pollock SG, Abbott RD, Boucher CA, et al. Independent and incremental prognostic value of tests performed in hierarchical order to evaluate patients with suspected coronary artery disease. Validation of models based on these tests. Circulation, 1992, 85 (1): 237-48.
43. Iskandrian AS, Chae SC, Heo J, et al. Independent and incremental prognostic value of exercise single-photon emission computed tomographic (SPECT) thallium imaging in coronary artery disease. J Am Coll Cardiol, 1993, 22 (3): 665-70.
44. Jones RH, Floyd RD, Austin EH, et al. The role of radionuclide angiocardiography in the preoperative prediction of pain relief and prolonged survival following coronary artery bypass grafting. Ann. Surg, 1983, 197 (6): 743-54.
45. Miller DD, Verani MS. Current status of myocardial perfusion imaging after percutaneous transluminal coronary angioplasty. J Am Coll Cardiol, 1994, 24 (1): 260-6.
46. Patel MR, Dehmer GJ, Hirshfeld JW, et al. ACCF/SCAI/STS/AATS/AHA/ASNC 2009 Appropriateness Criteria for Coronary Revascularization: A Report of the American College of Cardiology Foundation Appropriateness Criteria Task Force, Society for Cardiovascular Angiography and Interventions, Society of Thoracic Surgeons, American Association for Thoracic Surgery, American Heart Association, and the American Society of Nuclear Cardiology: Endorsed by the American Society of Echocardiography, the Heart Failure Society of America, and the Society of Cardiovascular Computed Tomography. Circulation, 2009, 119 (9): 1330-52.
47. Boden WE, O RR, Teo KK, et al. Optimal medical therapy with or without PCI for stable coronary disease. N Engl J Med, 2007, 356 (15): 1503-16.
48. Shaw LJ, Berman DS, Maron DJ, et al. Optimal Medical Therapy With or Without Percutaneous Coronary Intervention to Reduce Ischemic Burden. Results From the Clinical Outcomes Utilizing Revascularization and Aggressive Drug Evaluation (COURAGE) Trial Nuclear Substudy. Circulation, 2008.
49. Kent KM, Borer JS, Green MV, et al. Effects of coronary-artery bypass on global and regional left ventricular function during exercise. N Engl J Med, 1978, 298 (26): 1434-9.
50. Austin EH, Oldham HN, Sabiston DC, et al. Early assessment of rest and exercise left ventricular function following coronary artery surgery. Ann Thorac Surg, 1983, 35 (2): 159-69.

51. Tamaki N, Yonekura Y, Yamashita K, et al. Positron emission tomography using fluorine-18 deoxyglucose in evaluation of coronary artery bypass grafting. Am J Cardiol, 1989, 64 (14): 860-5.

52. Marwick TH, MacIntyre WJ, Lafont A, et al. Metabolic responses of hibernating and infarcted myocardium to revascularization. A follow-up study of regional perfusion, function, and metabolism. Circulation, 1992, 85 (4): 1347-53.

53. Marwick TH, Lafont A, Go RT, et al. Identification of recurrent ischemia after coronary artery bypass surgery: a comparison of positron emission tomography and single photon emission computed tomography. Int J Cardiol, 1992, 35 (1): 33-41.

54. Nallamothu N, Johnson JH, Bagheri B, et al. Utility of stress single-photon emission computed tomography (SPECT) perfusion imaging in predicting outcome after coronary artery bypass grafting. Am J Cardiol, 1997, 80 (12): 1517-21.

55. Mody FV, Brunken RC, Stevenson LW, et al. Differentiating cardiomyopathy of coronary artery disease from nonischemic dilated cardiomyopathy utilizing positron emission tomography. J Am Coll Cardiol, 1991, 17 (2): 373-83.